Rebecca Fischer-Betz, Monika Østensen (Hrsg.)

Rheumatische Erkrankungen in der Schwangerschaft

Rheumatische Erkrankungen in der Schwangerschaft

Herausgegeben von
Rebecca Fischer-Betz, Monika Østensen

DE GRUYTER

Herausgeber

Priv.-Doz. Dr. med. Rebecca Fischer-Betz
Universitätsklinikum Düsseldorf
Poliklinik für Rheumatologie
Moorenstr. 5, 40225 Düsseldorf
E-Mail: rebecca.fischer@med.uni-duesseldorf.de

Prof. Dr. med. Monika Østensen
St. Olavs Hospital
Norwegian National Advisory Unit
on Pregnancy and Rheumatic Diseases
Olav Kyrresgt. 13
7006 Trondheim, Norwegen
E-Mail: monika.ostensen@gmail.com

ISBN 978-3-11-046068-1
e-ISBN (PDF) 978-3-11-046166-4
e-ISBN (EPUB) 978-3-11-046141-1

Der Verlag hat für die Wiedergabe aller in diesem Buch enthaltenen Informationen mit den Autoren große Mühe darauf verwandt, diese Angaben genau entsprechend dem Wissensstand bei Fertigstellung des Werkes abzudrucken. Trotz sorgfältiger Manuskriptherstellung und Korrektur des Satzes können Fehler nicht ganz ausgeschlossen werden. Autoren und Verlag übernehmen infolgedessen keine Verantwortung und keine daraus folgende oder sonstige Haftung, die auf irgendeine Art aus der Benutzung der in dem Werk enthaltenen Informationen oder Teilen davon entsteht.

Die Wiedergabe der Gebrauchsnamen, Handelsnamen, Warenbezeichnungen und dergleichen in diesem Buch berechtigt nicht zu der Annahme, dass solche Namen ohne weiteres von jedermann benutzt werden dürfen. Vielmehr handelt es sich häufig um gesetzlich geschützte, eingetragene Warenzeichen, auch wenn sie nicht eigens als solche gekennzeichnet sind.

Library of Congress Cataloging-in-Publication Data
A CIP catalog record for this book has been applied for at the Library of Congress.

Bibliografische Information der Deutschen Nationalbibliothek
Die Deutsche Nationalbibliothek verzeichnet diese Publikation in der Deutschen Nationalbibliografie; detaillierte bibliografische Daten sind im Internet über http://dnb.dnb.de abrufbar.

© 2017 Walter de Gruyter GmbH, Berlin/Boston
Coverabbildung: corbis
Satz: PTP-Berlin, Protago-TEX-Production GmbH, Berlin
Druck und Bindung: CPI books GmbH, Leck
♾ Gedruckt auf säurefreiem Papier
Printed in Germany

www.degruyter.com

Vorwort der Herausgeber

Frauen mit rheumatischen Erkrankungen erfüllen sich weiterhin seltener ihren Kinderwunsch im Vergleich zu anderen Frauen. Das liegt unter anderem an unzureichenden oder auch widersprüchlichen Informationen zu den Risiken von Schwangerschaften und einer medikamentösen Therapie für Mutter und Kind.

Etwa 3 % der Frauen im gebärfähigen Alter leiden an einer entzündlichen rheumatischen Krankheit, wobei die rheumatoide Arthritis (RA), die Spondylarthropathien (SpA) und der systemische Lupus erythematodes (SLE) zahlenmäßig in Mitteleuropa am häufigsten vertreten sind. Krankheiten wie die Systemsklerose, die Dermato/Polymyositis und die systemischen Vaskulitiden kommen zwar selten bei Frauen im gebärfähigen Alter vor, stellen aber bei Eintritt einer Schwangerschaft häufig vermehrt Probleme dar.

Der Einfluss der verschiedenen rheumatologischen Erkrankungen auf den Verlauf einer Schwangerschaft ist unterschiedlich. Bei einigen Erkrankungen, z. B. dem SLE ist das Risiko von Schwangerschaftskomplikationen erhöht. Andere Erkrankungen, wie die RA oder die SpA haben dagegen weniger Einfluss auf den Verlauf einer Schwangerschaft selbst. Zudem können die mit einer Schwangerschaft einhergehenden immunologischen Veränderungen unterschiedliche Auswirkungen auf die Aktivität der Erkrankung in der Schwangerschaft haben und das Risiko für Schübe insgesamt erhöhen (SLE) oder eher verringern (RA). Oft ist eine medikamentöse Therapie dauerhaft notwendig und trägt überhaupt erst dazu bei, dass sich eine Frau gesund genug fühlt, um eine Schwangerschaft einzugehen und ein Kind zu versorgen. Die Furcht, durch Einnahme von Medikamenten der Schwangerschaft und dem Kind zu schaden ist leider sowohl bei Patientinnen wie auch bei dem medizinischen Fachpersonal weit verbreitet und führt oft zu unnötigem Abbruch einer wirksamen Therapie oder sogar zu einem nicht indizierten Schwangerschaftsabbruch.

Ein zunehmendes Verständnis zum Verlauf rheumatischer Erkrankungen in der Schwangerschaft erlaubt heute eine optimierte und individuelle Einschätzung bereits vor Konzeption. Fachärzten der Rheumatologie, Inneren Medizin und Allgemeinmedizin fehlt oft die Erfahrung in der Betreuung von schwangeren Patientinnen oder der Frauen mit Kinderwunsch. Auf der anderen Seite sind auch die meisten Geburtshelfer nicht vertraut mit den wechselseitigen Beziehungen rheumatischer Erkrankungen und einer Schwangerschaft und der spezifischen medikamentösen Behandlung. Bei der Erstellung dieses Buches war es daher unsere Intention, klinisch tätigen Kollegen insbesondere dieser Fachbereiche Informationen und Orientierungen zur Beratung und Betreuung ihrer Patientinnen zu geben.

Mit der Hilfe von kompetenten und erfahrenen Kollegen aus verschiedenen Fachgebieten wird in diesem Buch eine Zusammenstellung des aktuellen Wissensstandes gegeben.

DOI 10.1515/9783110461664-001

In den ersten zwei Kapiteln werden die präkonzeptionelle Beratung der Patientin mit Kinderwunsch und die Physiologie der Schwangerschaft dargestellt. In den Kapiteln drei bis sieben werden die häufigsten rheumatischen Erkrankungen, ihr Verlauf während der Schwangerschaft und mögliche Komplikationen beschrieben. Es folgt eine Übersicht über seltene rheumatische Erkrankungen, dann die Darstellung geburtshilflicher Probleme bei Frauen mit rheumatischen Krankheiten und schließlich die medikamentöse Behandlung während der Schwangerschaft und Stillzeit. Die Kapitel 11 und 12 befassen sich mit Möglichkeiten des Fertilitätserhalts durch die Reproduktionsmedizin und dem Nutzen von Schwangerschaftsregistern. Das Buch schließt mit der Sicht einer Patientin, die ihre persönliche Erfahrung mit den Problemen einer Schwangerschaft darstellt.

Wir hoffen durch die verschiedenen Beiträge die Beratungs- und Behandlungskompetenz der medizinischen Fachleute, die Patientinnen mit rheumatischer Erkrankung in der Phase der Familienplanung betreuen, zu stärken und auf diese Weise zu unterstützen.

Rebecca Fischer-Betz und Monika Østensen

Inhalt

Autorenverzeichnis

Kerstin Behr
KerstinBehr@gmx.de
Kapitel 13

Prof. Dr. med. Alexandra P. Bielfeld
Universitätsklinikum Düsseldorf
Klinik für Frauenheilkunde und Geburtshilfe
Universitäres interdisziplinäres
Kinderwunschzentrum Düsseldorf (UniKiD)
Moorenstraße 5, 40225 Düsseldorf
bielfeld@unikid.de
Kapitel 1

Prof. Dr. med. Luigi Raio Bulgheroni
Inselspital Bern
Universitätsklinik für Frauenheilkunde
Effingerstraße 102, 3010 Bern, Schweiz
luigi.raio@insel.ch
Kapitel 9

Radboud J. E. M. Dolhain, MD, PhD
Associate Professor of Rheumatology
Erasmus MC, University Medical Centre
Rotterdam
Department of Rheumatology
Office Nb-852, PO Box 2040
3000 CA Rotterdam, The Netherlands
r.dolhain@erasmusmc.nl
Kapitel 3

Prof. Dr. med. Thomas Dörner
Charité-Universitätsmedizin Berlin
Klinik mit Schwerpunkt Rheumatologie und
Klinische Immunologie
Charitéplatz 1, 10117 Berlin
thomas.doerner@charite.de
Kapitel 7

Priv-Doz. Dr. med. Rebecca Fischer-Betz (Hrsg.)
Universitätsklinikum Düsseldorf
Poliklinik für Rheumatologie
Moorenstr. 5, 40225 Düsseldorf
rebecca.fischer@med.uni-duesseldorf.de
Kapitel 5

Priv-Doz. Dr. med. Frauke Förger
Universitätsklinik für Rheumatologie,
Immunologie und Allergologie
Zentrum für Schwangerschaft bei
Rheumaerkrankungen
Inselspital Bern
Freiburgstraße 4, 3010 Bern, Schweiz
Frauke.Foerger@insel.ch
Kapitel 4

Priv-Doz. Dr. med. Jörg Henes
Universitätsklinikum Tübingen
Zentrum für Interdisziplinäre Klinische
Immunologie, Rheumatologie und
Autoimmunerkrankungen – INDIRA
Otfried-Müller-Straße 10, 72076 Tübingen
Joerg.Henes@med.uni-tuebingen.de
Kapitel 8

Dr. med. Melanie Henes
Universitätsfrauenklinik Tübingen
Kinderwunschzentrum
Calwerstrasse 7, 72076 Tübingen
melanie.henes@med.uni-tuebingen.de
Kapitel 8

Dr. med. Maria Hoeltzenbein
Charité – Universitätsmedizin Berlin, CVK
Pharmakovigilanzzentrum Embryonaltoxikologie
Augustenburger Platz 1, 13353 Berlin
maria.hoeltzenbein@charite.de
Kapitel 10

Prof. Dr. med. Jan Krüssel
Universitätsklinikum Düsseldorf
Klinik für Frauenheilkunde und Geburtshilfe
Universitäres interdisziplinäres
Kinderwunschzentrum Düsseldorf (UniKiD)
Moorenstraße 5, 40225 Düsseldorf
kruessel@unikid.de
Kapitel 11

Priv-Doz. Dr. med. Martin Müller
Universitätsklinik für Frauenheilkunde
Inselspital Bern
Effingerstraße 102, 3010 Bern, Schweiz
martin.mueller@insel.ch
und
Department of Obstetrics, Gynecology,
and Reproductive Sciences
Yale University School of Medicine,
333 Cedar Street New Haven, CT 06520-8063
martin.muller@yale.edu
Kapitel 9

Prof. Dr. med. Monika Østensen (Hrsg.)
St. Olavs Hospital
Norwegian National Advisory Unit
on Pregnancy and Rheumatic Diseases
Olav Kyrresgt. 13
7006 Trondheim, Norwegen
monika.ostensen@gmail.com
Kapitel 10

Dr. med. Thomas Rose
Charité-Universitätsmedizin Berlin
Klinik mit Schwerpunkt Rheumatologie und
Klinische Immunologie
Charitéplatz 1, 10117 Berlin
Thomas.Rose@charite.de
Kapitel 7

Prof. Dr. med. Ekkehard Schleußner
Universitätsklinikum Jena
Klinik für Geburtsmedizin
Am Klinikum 1, 07749 Jena
ekkehard.schleussner@med.uni-jena.de
Kapitel 2

Prof. Dr. med. Christof Specker
Kliniken Essen-Süd
Katholisches Krankenhaus St. Josef
Zentrum für Innere Medizin
Klinik für Rheumatologie und Klinische
Immunologie
Propsteistraße 2, 45239 Essen
christof.specker@sjk.uk-essen.de
Kapitel 6

Dr. med. Anja Strangfeld
Deutsches Rheuma-Forschungszentrum Berlin
Forschungsbereich Epidemiologie
Charitéplatz 1, 10117 Berlin
strangfeld@drfz.de
Kapitel 12

Abkürzungsverzeichnis

ACE	Angiotensin-Converting-Enzym
aCL	Anticardiolipinantikörper
ACR	*American College of Rheumatology*
ACTH	*adrenocorticotropic hormone*
AMH	Anti-Müller-Hormon
AOSD	adultes Still-Syndrom
aPL	Antiphospholipid-Antikörper
APS	Antiphospholipid-Syndrom
ASD	Vorhofseptumdefekt
ASS	Acetylsalicylsäure
BMI	Body-Mass-Index
BSRBR	*British Society for Rheumatology Biologics Register*
BWS	Brustwirbelsäule
CDC	*Centers for Disease Control*
CHB	*congenital heart block*
COX	Cyclooxygenase
CRH	*Corticotropin-Releasing-Hormone*
CTG	Kardiotocographie
CYC	Cyclophosphamid
DM	Dermatomyositis
DMARD	*disease modifying anti-rheumatic drug*
ERAP1	Endoplasmatisches-Reticulum-Aminopeptidase 1
EULAR	*European League against Rheumatism*
FcRn	neonataler Fc-Rezeptor
FMF	familiäres Mittelmeerfieber
FSH	follikelstimulierendes Hormon
GFR	glomeruläre Filtrationsrate
GPA	Granulomatose mit Polyangiitis
HCG	humanes Choriongonadotropin
HCQ	Hydroxychloroquin
HDL	*high density* lipoproteins
HLA	Humanes Leukozyten-Antigen
ITP	Immunthrombozytopenie
IU	*International Unit*
IUGR	*intrauterine growth restriction*, dt. intrauterine Wachstumsretardierung
IVF	*In-vitro*-Fertilisation
IVIG	intravenöse Immunglobuline
JAK	Janus-Kinase
LAK	Lupusantikoagulans
LH	luteinisierendes Hormon
LMWH	*low molecular weight heparin*, dt. niedermolekulares Heparin
LN	Lupusnephritis
MMF	Mycophenolsäure
MTX	Methotrexat
NSAR	nichtsteroidale Antirheumatika
PAI	*plasminogen inhibitor*

DOI 10.1515/9783110461664-002

PAPP-A	*Pregnancy-associated plasma protein A*
PATCH	*Preventive Approach to Congenital Heart Block With Hydroxychloroquine*
PE	Präeklampsie
PlGF	*Plazenta Growth Factor*
PM	Polymyositis
POF	*premature ovarian failure*
PROMISSE	*Predictors of Pregnancy Outcome: Biomarkers in Antiphospholipid Antibody Syndrome and Systemic Lupus Erythematosus*
RAAS	Renin-Angiotensin-System
RABBIT	Rheumatoide Arthritis-Beobachtung der Biologika-Therapie
RRNL	*Registry for Neonatal Lupus*
sFlt-1	*soluble fms-like tyrosine kinase-1*
SGA	*Small for Gestational Age*
SLE	Systemischer Lupus erythematodes
SLEDAI	*Systemic Lupus Erythematosus Disease Activity Index*
SLEPDAI	*Systemic Lupus Erythematosus Pregnancy Disease Activity Index*
SpA	Spondyloarthritiden
SSc	Systemische Sklerose
SSW	Schwangerschaftswoche
T3	Triiodothyronine
T4	Thyroxine
TAFI	*thrombin activatable fibrinolytic inhibitor*
TAK	Takayasu-Arteriitis
Tbc	Tuberkulose
TBG	Thyroxin-bindendes Globulin
TNF	Tumor-Nekrose-Faktor
TSH	Thyroidea-stimulierendes Hormon
UFH	unfraktioniertes Heparin
VSD	Ventrikelseptumdefekt

Alexandra P. Bielfeld

1 Präkonzeptionelle Beratung bei Kinderwunsch – die gynäkologische Sicht

Lag in den alten Bundesländern Deutschlands das Durchschnittsalter der Erstgebärenden 1975 noch bei 24 Jahren, so ist es seitdem deutlich angestiegen und seit den
2000er Jahren relativ stabil bei knapp 30 Lebensjahren. Zudem zeigt sich, dass seit
Beginn der 1990er Jahre der Anteil später Erstgeburten bei Frauen über 35 Jahren stetig zunimmt. Innerhalb von zwölf Jahren hat sich die Anzahl fast verdreifacht und
macht mittlerweile mehr als 20 % der Frauen insgesamt aus [1]. Darüber hinaus stieg
auch die Anzahl der besonders späten Erstgebärenden mit einem Alter über 40 Jahren deutlich an. Hatten 1991 nur unter 1 % der erstgeborenen Kinder eine Mutter von
40 Jahren und älter, waren es im Jahr 2003 bereits fast 4 %. Diese Zunahme der älteren Erstgebärenden scheint keine Ausnahmeerscheinung darzustellen, sondern eher
auf eine Verschiebung oder fast mehr noch auf eine Etablierung der normalen späten
Erstgeburt hinzuweisen. Damit erhöht sich auch der Anteil an Frauen, bei denen zu
diesem Zeitpunkt bereits eine chronische Erkrankung vorliegt. Hierdurch erklärt sich
die zunehmende Relevanz der präkonzeptionellen Beratung, da nun schon auf Grund
des Anstiegs des mütterlichen Alters eine gewisse Risikokonstellation vorliegt, die im
Falle einer zusätzlichen chronischen Erkrankung multipliziert wird. Demgegenüber
steht die Tatsache, dass im Jahr 2012 in Deutschland 22 % der Frauen im Alter zwischen 40 und 44 Jahren kinderlos waren [2]. Weltweit sind knapp 50 Millionen Paare
ungewollt kinderlos. Regional und in Abhängigkeit vom Entwicklungsstatus der Län-
der finden sich dahingehend jedoch deutliche Unterschiede [3].
   Da die Familienplanung in vielen westlichen Ländern immer später realisiert wird
und insbesondere ab 35 Jahren die weibliche Fertilität abnimmt, steht die Medizin vor
der Herausforderung, diesem Trend entgegenzuwirken. Die häufig falsche Vorstellung
der Bevölkerung über die Schwangerschaftswahrscheinlichkeiten mit zunehmendem
Alter macht eine differenzierte Aufklärung bereits in früheren Lebensabschnitten notwendig. Die Schwangerschaftswahrscheinlichkeit einer gesunden 30-jährigen Frau
liegt bei 30 %, die einer 35-jährigen Frau bei nur noch 10 % pro Zyklus bei regelmäßigem Geschlechtsverkehr. Das Risiko für Spontanaborte bei 30- bis 35-jährigen Frauen
beträgt hingegen schon 17–23 % im Gegensatz zu 20- bis 30-jährigen Frauen, bei denen
die Fehlgeburtenrate zwischen 9 und 17 % liegt. Auch hier kann die präkonzeptionelle
Beratung schon lange vor einem tatsächlichen Kinderwunsch ansetzen und positiv re-
gulierend eingreifen.
   Mit dem Angebot der präkonzeptionellen Beratung sollen Lebensstil-, Verhaltens-
und medizinische Risiken für die Etablierung einer erfolgreichen Schwangerschaft
und die Gesundheit von Mutter und Kind während und nach der Schwangerschaft
zunächst erkannt und darüber hinaus möglichst behoben oder zumindest optimiert

DOI 10.1515/9783110461664-003

werden [4]. Lifestyle-Faktoren wie Nikotinabusus, ungesunde Ernährung, gepaart mit zu wenig körperlicher Aktivität, die zu Adipositas führt, sowie chronische Vorerkrankungen können insbesondere dann, wenn sie seit Jahren bestehen, zu deutlichen Einschränkungen der Fertilität führen. Darüber hinaus können sie das Risiko für Komplikationen in der Schwangerschaft erhöhen, die im schlimmsten Fall zu einer deutlich zu frühen Beendigung einer Schwangerschaft zwingen und die eine kindliche Frühgeburtlichkeit mit den Risiken von körperlichen und geistigen Beeinträchtigungen mit sich bringt. Gerade in der Phase zwischen Tag 17 und 56 *post conceptionem*, in der häufig erst die Erstvorstellung beim Frauenarzt stattfindet, manifestieren sich bereits kongenitale Fehlbildungen, die nicht mehr korrigierbar sind [5]. Aber nicht nur der Start ins Leben eines Neugeborenen kann damit kompliziert werden, sondern darüber hinaus das ganze spätere Leben durch die abgelaufene fetale Programmierung, die gerade in Hinsicht auf metabolische und vaskuläre Erkrankungen prägt [6].

Daher kommt der präkonzeptionellen Beratung eine sehr vielschichtige und bedeutende Rolle zu, die die Gesundheit der nachfolgenden Generationen entscheidend beeinflussen kann. Tatsächlich nutzen allerdings auch längst nicht alle gesunden Frauen diese Möglichkeit [7] – häufig, da ihnen gar nicht bewusst ist, dass die reproduktive Phase nicht so lang andauert wie meist vermutet und dass sie gegebenenfalls darüber hinaus ein Risiko durch eine vorbestehende Erkrankung oder ungünstige Lebensführung aufweisen. Hingegen ist bekannt, dass Frauen, die eine präkonzeptionelle Beratung erhielten, signifikant häufiger ein ungünstiges Verhalten ablegten oder einschränkten und sich gleichermaßen komplizierte Schwangerschaftsverläufe reduziert haben [8]. Im Folgenden soll speziell auf die präkonzeptionelle Beratung bei Frauen mit Vorerkrankungen aus dem rheumatischen Formenkreis eingegangen werden, da durch die Fortschritte in der Therapie entzündlich-rheumatischer Erkrankungen der letzten Jahre der Anteil an Frauen, die sich trotz rheumatischer Erkrankung ihren Kinderwunsch erfüllen wollen, deutlich gestiegen ist.

Die präkonzeptionelle Beratung von Patientinnen mit rheumatischen Erkrankungen fängt bei der Kontrazeptionsberatung an. Auch wenn rheumatische Erkrankungen sehr unterschiedlich auf eine Schwangerschaft reagieren, ist bekannt, dass eine Schwangerschaft unproblematischer verläuft, je stabiler die Patientin im Vorfeld ist. Dies bedeutet, dass die Patientin vorab so medikamentös eingestellt ist, dass sie nicht aus einem Krankheitsschub heraus schwanger wird und Medikamente einnimmt, die mit einer Schwangerschaft vereinbar sind, statt erst bei positivem Schwangerschaftstest die Medikation abzusetzen oder umzustellen, was möglicherweise zu einem Krankheitsschub und damit zu einer Verschlechterung der Ausgangssituation führen könnte. Eine sichere Kontrazeption ist daher zur Vermeidung einer ungeplanten Schwangerschaft wichtig. Hier besteht nach wie vor großer Aufklärungsbedarf, da immer noch eine Vielzahl an Schwangerschaften bei Patientinnen mit rheumatischen Erkrankungen ungeplant entsteht.

Grundsätzlich gilt, dass die meisten rheumatischen Erkrankungen (Rheumatoide Arthritis, Spondyloarthritiden) die Wahl des Kontrazeptivums nicht beeinflussen.

Frauen mit SLE jedoch kann nicht grundsätzlich eine östrogenhaltige Pille empfohlen werden, sondern nur bei fehlender Thrombophilie und stabiler Erkrankungssituation [9, 10]. Darüber hinaus sollen Frauen, die bereits in der Anamnese eine thrombembolische Komplikation hatten oder die eine erhöhte Gerinnungsbereitschaft des Blutes durch z. B. Antiphospholipid-Antikörper aufweisen, keine östrogenhaltigen Antibabypillen einnehmen. Östrogenfreie Alternativen sind Intrauterinpessare (Kupfer oder Gestagen freisetzende Spirale), Gelbkörperhormon freisetzende Subkutanimplantate, rein progesteronhaltige Minipillen oder Barrieremethoden. Im Rahmen der Kontrazeptionsberatung sollte allerdings schon darauf hingewiesen werden, dass zumindest für die rheumatoide Arthritis (RA) eine verlängerte *Time-to-Pregnancy* und für SLE-Patientinnen ein negativer Einfluss der Krankheitsaktivität auf die Zyklusregelmäßigkeit bekannt ist [11]. Hierbei sind vor allem der negative Einfluss der Erkrankungsaktivität auf den Menstruationszyklus mit Störung der Hypophysen-Ovarien-Achse zu nennen sowie eine veränderte Implantation und hormonelle Veränderung durch Medikamenteneinfluss wie NSAIDs zu diskutieren [11]. Ob die Patientinnen außerdem über eine assoziierte niedrigere Eierstockreserve verfügen, ist derzeit noch unklar. Allerdings wurde bei Patientinnen mit RA dokumentiert, dass mehr als 40 % ein über einjähriges Zeitintervall bis zur Konzeption benötigen. Hier spielen die Krankheitsaktivität und eine höher dosierte Kortisontherapie eine Rolle [12]. Bei Patientinnen mit einem Antiphospholipid-Syndrom kommt hinzu, vor allem wenn es mit SLE gepaart ist, dass die Rate an frühen, aber auch späten Fehlgeburten erhöht ist [13, 14]. Die Auto-Antikörper aPL, LA, a-CL und Anti-β2 Glykoprotein 1 sind dabei mit dem Auftreten von habituellen Aborten assoziiert [15].

Ebenfalls sehr differenziert muss eine Beratung über die Basismedikation der Patientin durchgeführt werden, da häufig aus einem Sicherheitsbedürfnis jegliche Form der medikamentösen Behandlung abgesetzt wird, was jedoch dazu führen kann, dass die Patientin einen Schub vor der Konzeption oder in der Schwangerschaft erleidet, was es zu vermeiden gilt. Daher ist es sinnvoll, schon bei der Festlegung des Therapieregimes den potenziellen Schwangerschaftswunsch anzusprechen, um möglichst direkt ein Regime zu wählen, welches in einer Schwangerschaft beibehalten werden kann. Zudem sollte darüber aufgeklärt werden, zunächst drei Monate abzuwarten, ob unter dem neu angesetzten Therapieregime eine Stabilisierung eintritt bzw. weiterbesteht, bevor eine Schwangerschaft angestrebt wird. Wichtig ist daher, dass sich der Gynäkologe und der Rheumatologe im Vorfeld absprechen, um die anti-rheumatische Therapie auf ihre Sicherheit für Mutter und Kind hin zu überprüfen.

Bei Kinderwunsch sind zum Beispiel Sulfasalazin, Azathioprin, Cyclosporin, Hydroxychloroquin, Chloroquin, Tacrolimus und Colchicin einsetzbar, zudem Kortison und bis zur spätestens 32. Schwangerschaftswoche nichtsteroidale Antiphlogistika [16]. Abgesetzt werden sollten vor Planung einer Schwangerschaft Methotrexat, Cyclophosphamid und Mycophenolat-Mofetil (Kap. 11), [16]. Für die Gruppe der TNFα-Inhibitoren galt bisher, dass sie vor Eintritt einer Schwangerschaft abgesetzt werden sollten, wenn andere Alternativen zur Verfügung stehen. Andererseits zeigen aktuelle

Auswertungen der Literatur von der *European League against Rheumatism* (EULAR), dass eine niedrige Krankheitsaktivität von größtem Einfluss auf die Schwangerschaft ist, so dass nach Abwägung der individuellen Situation auch TNFα-Inhibitoren zumindest bis zum Eintritt einer Schwangerschaft weiter eingesetzt werden können [16]. Patientinnen sollten dann über zusätzliche Ultraschallkontrollen aufgeklärt werden, darüber hinaus sollen Kinder, deren Mütter in der 2. Schwangerschaftshälfte Biologika eingenommen haben, *post partum* erst einige Monate nach der letzten Gabe mit Lebendimpfstoffen geimpft werden [17].

Insgesamt gilt, dass die meisten Kinder von Frauen mit rheumatischen Erkrankungen gesund zur Welt kommen. Allerdings ist bei SS-A-positiven Müttern das erhöhte Risiko eines fetalen AV-Blocks und eines neonatalen Lupussyndroms bekannt (Kap. 7) [18, 19]. Ob es nach Entbindung zu einem Krankheitsschub und/oder zu einer permanenten Verschlechterung der Erkrankung durch die Schwangerschaft kommt, ist sehr unterschiedlich und wird detaillierter in den nachfolgenden Kapiteln erläutert.

In der präkonzeptionellen Beratung sollte diskutiert werden, wie das Eintreten einer Schwangerschaft über die Anpassung der Medikamente hinaus optimiert werden kann. Dazu gehört die Folsäuresupplementation. Über die Folsäuresupplementation besteht eine effektive Präventionsmöglichkeit für viele angeborene Defekte wie die Neuralrohrdefekte, Lippen-Kiefer-Gaumenspalten, Herzfehler und Fehlbildungen der ableitenden Harnwege [5]. Die perikonzeptionelle Folsäureeinnahme von mindestens 0,4 mg Folsäure pro Tag sollte mindestens einen Monat, optimalerweise drei Monate vor Schwangerschaftseintritt beginnen. Bei Frauen mit erhöhtem anamnestischem Risiko (wie vorangegangener Geburt eines Kindes mit Neuralrohrdefekt) wird die zehnfache Tagesdosis empfohlen [5]. Bei Frauen, die Sulfasalazin einnehmen, wird geraten, die Folsäureeinnahme parallel zu der Therapie auf z. B. 2–5 mg/d zu erhöhen, um dem, wenn auch geringen Risiko eines Neuralrohrdefekts entgegenzuwirken [20]. Ebenso sollte bei Patientinnen, die vor einer Konzeption Methotrexat absetzen, eine erhöhte Folsäuresupplementation nach Absetzen bis in das erste Schwangerschaftstrimenon hinein empfohlen werden. Zur Überprüfung der adäquaten Dosierung kann im Zweifelsfall der Folsäurespiegel herangezogen werden. Weiterhin potenziell relevant im Hinblick auf die Planung einer Schwangerschaft ist die ausreichende Versorgung mit Vitamin D. Neben der Kalziumhomöostase und dem Phosphatstoffwechsel des Knochens scheint Vitamin D auch für die Funktion der Plazenta wichtig zu sein und möglicherweise das Risiko einer Frühgeburt oder Präeklampsie zu reduzieren. Die Datenlage ist laut der aktuellsten Cochrane-Analyse jedoch noch nicht aussagekräftig genug, so dass eine Vitamin-D-Einnahme nicht grundsätzlich ohne vorherige Überprüfung des 25-Hydroxy-Vitamin-D-Spiegels im Blut empfohlen werden sollte, speziell, da die gleichzeitige Einnahme von Vitamin D und Kalzium in dieser Metaanalyse sogar eher zu einer Frühgeburtlichkeit geführt hat [21]. Wünschenswert ist eine 25-Hydroxy-Vitamin-D-Konzentration von mindestens 50 nmol/l im Serum. Gerade bei Patientinnen mit rheumatischen Erkrankungen, die häufig langfristige

Steroideinnahmen haben, ist die Überprüfung des 25-Hydroxy-Vitamin-D-Spiegels im Serum mit subsequenter Supplementation bei Mangelzuständen äußerst sinnvoll – dies nicht nur für die Knochengesundheit, sondern eben auch für einen möglichen günstigen Effekt auf den Verlauf der Schwangerschaft. Die Richtlinien für die tägliche Supplementationsdosis fallen ebenfalls noch etwas uneinheitlich aus. Während die Deutsche Ernährungsgesellschaft 2012 die empfohlene Tagesdosis für Erwachsene, Schwangere und Stillende auf 800 IU pro Tag angehoben hat [22], empfiehlt die *European Food Safety Authority* sogar eine Einnahme von 4000 IU/d [23].

Ebenfalls ein wichtiges Thema der präkonzeptionellen Beratung stellt die Überprüfung des Impfstatus dar. Hier sind vor allem Infektionen bzw. stattgehabte Impfungen gegen Varizellen, Röteln, Masern, Mumps und Pertussis zu überprüfen. Liegt kein sicherer Impfschutz vor, sollte die Patientin, wenn sie keine Immunsuppressiva erhält, geimpft und eine Schwangerschaft danach für einen Monat vermieden werden, da es sich um Lebendimpfstoffe handelt. Gegen Hepatitis A und B gibt es so genannte Totimpfstoffe, die auch in der Schwangerschaft verabreicht werden können. Ein Impfstoff gegen Hepatitis C liegt derzeit noch nicht vor. Wenn es keinen Impfschutz bei Feststellung einer Schwangerschaft gibt, eine Impfung aber sinnvoll erscheint, kann auch während der Schwangerschaft, bevorzugt im zweiten Schwangerschaftsdrittel, geimpft werden, da die meisten spontanen Aborte in der Frühschwangerschaft auftreten und sonst fälschlicherweise mit der Impfung in Zusammenhang gebracht werden könnten. Ist eine schwangere oder stillende Frau mit dem Hepatitis-B-Virus infiziert, ist eine Übertragung auf das Kind nicht ausgeschlossen. Das Risiko besteht sowohl vor, während als auch nach der Geburt beim Stillen. Da bei 80 % der infizierten Kinder die Erkrankung chronisch verläuft, soll das Neugeborene unmittelbar nach der Geburt eine aktive und eine passive Impfung gegen Hepatitis B erhalten, wodurch in über 95 % der Fälle eine Infektion des Kindes verhindert werden kann [24].

Grundsätzlich gilt es, durch den Impfschutz nicht nur Komplikationen in der Schwangerschaft vorzubeugen, sondern auch eine Leihimmunität, den so genannten Nestschutz, für das Neugeborene aufzubauen. Dies kann jedoch bei einer Patientin mit einer rheumatischen Erkrankung schwierig sein, da viele Immunsuppressiva eine Kontraindikation für eine Impfung mit Lebendimpfstoffen darstellen. Wird die Patientin jedoch früh genug darüber informiert, kann sie ggf. mit dem betreuenden Rheumatologen eine Impfung in der Umstellungszeit des Medikamentenregimes besprechen, da dann in den ersten drei Monaten sowieso keine Schwangerschaft angestrebt werden sollte. Darüber hinaus sollte eine serologische Untersuchung auf Toxoplasmose und Zytomegalie präkonzeptionell erfolgen, um seronegative Frauen über die Expositionsprophylaxe aufzuklären. Eine Grippeschutzimpfung ist ebenfalls empfehlenswert, da gerade Schwangere häufig schwerwiegender erkranken als gleichaltrige nicht schwangere Frauen. Ist vor der Schwangerschaft keine Grippeschutzimpfung erfolgt, sollte dies möglichst im zweiten Schwangerschaftsdrittel nachgeholt werden. Bei erhöhter gesundheitlicher Gefährdung infolge chronischer Grunderkrankungen sollte jedoch bereits im ersten Schwangerschaftsdrittel geimpft werden [24].

Im Gespräch mit der Patientin sollten neben der Erkrankung aus dem rheumatischen Formenkreis weitere spezielle Risiken wie Adipositas, Diabetes mellitus, Herzerkrankungen, Hypertonie, Schilddrüsenerkrankungen, Gerinnungsstörungen und Komplikationen in vorherigen Schwangerschaften angesprochen werden. Die adäquate Schilddrüsenfunktion der Mutter ist im ersten Schwangerschaftsdrittel von herausragender Bedeutung sowohl für die erfolgreiche Etablierung einer Schwangerschaft als auch für die Kindesgesundheit. Durch die Wirkung des Schwangerschaftshormons HCG erhöht die Schilddrüse die Hormonproduktion um bis zu 50 %. Für die Synthese von T3 und T4 wird Jod benötigt, so dass der tägliche Bedarf in der Regel nicht mehr durch die Nahrungsaufnahme gewährleistet wird und eine Supplementierung von täglich bis zu 260 µg sinnvoll ist. Liegt allerdings eine chronische Entzündung der Schilddrüse vor, wie bei den Autoimmunthyreoiditiden, von denen die Hashimoto-Threoiditis und der Morbus Basedow am häufigsten vorkommen, hilft die Gabe von Jod nur bedingt. Der Mangel an Schilddrüsenhormon wird zunächst durch die gesteigerte Expression von Thyreotropin kompensiert, um so T3 und T4 noch im Normbereich zu halten. Erst wenn dies nicht mehr möglich ist, kommt es zu einer Bedrohung der kindlichen Gesundheit, die in einer Intelligenzminderung resultieren kann. Bei den Autoimmunthyreoiditiden, die gehäuft als Komorbidität bei Patientinnen mit rheumatischen Erkrankungen vorkommen, besteht außerdem ein erhöhtes Abortrisiko. Der Komorbidität von Autoimmunthyreoiditis und rheumatischen Erkrankungen, z. B. SLE oder rheumatoider Arthritis, liegen wahrscheinlich gemeinsame pathogenetische Mechanismen und genetische Auffälligkeiten zu Grunde [25]. Als Therapie wird, an den TSH-Wert angepasst, exogenes Schilddrüsenhormon zugeführt. Der Zielwert des TSH liegt dabei zwischen 1 und 2 µIU/ml.

Unter den häufigen Komorbiditäten bei Patientinnen mit rheumatischen Erkrankungen befinden sich zudem die Hypertonie und Thrombosen. Die Prävalenz der Hypertonie bei Frauen mit Kinderwunsch ist nicht nur auf Grund der Patientinnen mit rheumatischen Erkrankungen gestiegen, sondern auch wegen des insgesamt höheren Durchschnittsalters der Schwangeren. Die häufig eingesetzten ACE-Hemmer und AT1-Antagonisten sollten möglichst im Vorfeld auf Grund der potenziellen fetalen Nephrotoxizität auf das Medikament der ersten Wahl – α-Methyldopa – umgestellt werden. Auch selektive β1-Rezeptorblocker können eingesetzt werden, bergen aber gerade im letzten Schwangerschaftsdrittel ein erhöhtes Risiko für die Ausbildung einer fetalen Wachstumsretardierung und bedürfen dann gegebenenfalls noch einmal einer Umstellung. Da die Hypertonie grundsätzlich das Risiko der fetalen Wachstumsretardierung und der Präeklampsie fördert, ist eine stabile Blutdruckeinstellung vor Anstreben einer Schwangerschaft für deren unproblematischen Verlauf unbedingt notwendig. SLE-Patientinnen mit einer Nierenbeteiligung haben ein erhöhtes Risiko für eine Präeklampsie. Ihnen sollte eine Prophylaxe mit niedrig dosiertem Aspirin (50–150 mg/d) ab dem ersten Schwangerschaftsdrittel, ggf. im Rahmen einer Kinderwunschtherapie schon früher zur Verbesserung der Implantationsbedingungen, empfohlen werden, um das Präeklampsie-Risiko zu senken [26, 27] (Kap. 5). Auch eine Patientin mit Antiphospholipid-Antikörpern sollte eine entsprechende Prophylaxe aufgrund des erhöhten Risikos für Aborte und eine Präeklampsie erhalten [27, 28] (Kap. 6).

Bezüglich der Gerinnungsstörungen bedingt eine Schwangerschaft ein etwas erhöhtes Risiko für thrombophile Ereignisse. Bei Patientinnen mit Antiphospholipid-Antikörpern ist daher eine Thromboseprophylaxe mit niedermolekularen Heparinen bis zum Abschluss des Wochenbettes indiziert (Kap. 6). Allerdings kann die Indikation zur Thromboseprophylaxe bei Patientinnen mit RA und SLE generell etwas großzügiger gestellt werden, wenn die Patientin gerade einen aktiven Krankheitszustand hat.

Bezüglich der vorgeburtlichen Diagnostik gilt, dass Patientinnen mit rheumatischen Erkrankungen, genauso wie gesunden Frauen, ein Ultraschall-Screening in der 12. bis 14. Schwangerschaftswoche (SSW) angeboten werden sollte. Die ultrasonographische Messung der Nackentransparenz mit gleichzeitiger biochemischer Bestimmung von *Pregnancy-associated plasma protein A* (PAPP-A) und der freien β-Untereinheit des humanen Schwangerschaftshormons Choriongonadotropin (freies HCG) sowie als Ultraschall-Zusatzmarker die Darstellung des Ductus venosus, des Nasenbeins, der Trikuspidalklappe und des Gesichtswinkels dienen dazu, die prozentuale Wahrscheinlichkeit zu berechnen, dass das untersuchte Kind an einer Trisomie 13, 18 oder 21 leidet [29, 30]. Darüber hinaus wird allen Frauen ein so genanntes Organ-Ultraschall Screening in der 21. SSW angeboten. Patientinnen mit SS-A/Ro- und/oder SS-B/La-Antikörpern sollte darüber hinaus empfohlen werden, ab der 16. SSW in regelmäßigen Abständen eine Ultraschalluntersuchung des kindlichen Herzens durchzuführen, um das Auftreten eines AV-Blocks frühzeitig zu bemerken (Kap. 7).

Tab. 1.1: Diskussionspunkte des präkonzeptionellen Beratungsgesprächs.

Kontrazeption	Welche? Wie lange?
Konzeptionschancen	altersbezogen, in Bezug auf chronische Grunderkrankungen
Lifestyle-Faktoren	Nikotin-, Alkohol-, Drogenabusus, Body-Mass-Index, Sport
Folsäuresupplementation	Wann? Wie viel?
Impfstatus	ausreichend geimpft? Wie lange Kontrazeption nach Lebendimpfungen?
Medikamenteneinnahme	Überprüfung auf Eignung in der Schwangerschaft, frühzeitige Umstellung
Chronische Erkrankungen	Hypothyreose, Hypertonus, Thrombosen, rheumatische Erkrankungen, kardiologische Erkrankungen, Z. n. Transplantation, Z. n. Chemotherapie/Radiatio
Vorgeburtliche Diagnostik	zusätzliche empfehlenswerte Maßnahmen über die in den Richtlinien für Schwangere herausgehenden Untersuchungen entsprechend der jeweiligen Grunderkrankung der Patientin (z. B. bei SLE oder Antiphospholipidsyndrom)

Zusammenfassend gilt, dass die präkonzeptionelle Beratung für alle Frauen ein wichtiges Werkzeug darstellt, um die Rahmenbedingungen für eine Schwangerschaft individuell zu optimieren. Bei Patientinnen mit rheumatischen Erkrankungen ist es wichtig, die Erkrankungsschwere und -aktivität, den Bedarf an Medikamenten, das Risiko einer Schwangerschaft sowie die Fertilität zu klären. Vor allem aber muss das Gespräch dazu dienen, die Patientin dahingehend aufzuklären, dass eine niedrige Krankheitsaktivität den größten Einfluss auf eine Schwangerschaft ausübt und es daher notwendig ist, mit der Patientin ein geeignetes Medikamentenprofil für eine Schwangerschaft und Stillzeit zu erstellen, um bestmögliche Bedingungen für Mutter und Kind zu erreichen. Empfohlene Gesprächspunkte der präkonzeptionellen Beratung sind in Tab. 1.1 aufgelistet.

1.1 Literatur

[1] Pötzsch O. Geburten in Deutschland. Stat Bundesamt. 2012.

[2] Pötzsch O, Weinmann J, Haustein T. Geburtentrends und Familiensituation in Deutschland. 2013; 1–78.

[3] Mascarenhas MN, Flaxman SR, Boerma T, Vanderpoel S, Stevens GA. National, regional, and global trends in infertility prevalence since 1990: a systematic analysis of 277 health surveys. PLoS Med. 2012 Jan 18 [cited 2015 Sep 30]; 9(12): e1001356.

[4] Witt K, Huntington MK. Preconception Counseling. S D Med. 2016 Mar [cited 2016 Jul 27]; 69(3): 103–107.

[5] Schmidt M. Präkonzeptionelle Beratung von Risikopatientinnen. Frauenarzt. 2013; 430–434.

[6] Röbl-Mathieu M. Preconception Counselling. Frauenarzt. 2013; 966–973.

[7] Callegari LS, Ma EW, Schwarz EB. Preconception care and reproductive planning in primary care. Med Clin North Am. 2015 May [cited 2016 Jul 27]; 99(3): 663–682.

[8] Williams L, Zapata LB, D'Angelo D V, Harrison L, Morrow B. Associations between preconception counseling and maternal behaviors before and during pregnancy. Matern Child Health J. 2012 Dec [cited 2016 May 31]; 16(9): 1854–1861.

[9] Petri M., Kim MY, Kalunian KC, Grossman J, Hahn B, Sammaritano LR, et al. Combined oral contraceptives in women with systemic lupus erythematosus. N Engl J Med 2005; 353(24): 2550–2558.

[10] Sánchez-Guerrero J, Uribe AG, Jiménez-Santana L, Mestanza-Peralta M, Lara-Reyes P, Seuc AH, et al. A trial of contraceptive methods in women with systemic lupus erythematosus. N Engl J Med. 2005; 353(24): 2539–2549.

[11] Ostensen M. Rheumatoid arthritis: The effect of RA and medication on female fertility. Nat Rev Rheumatol. 2014 Sep [cited 2016 Jul 27]; 10(9): 518–519.

[12] Brouwer J, Hazes JMW, Laven JSE, Dolhain RJEM. Fertility in women with rheumatoid arthritis: influence of disease activity and medication. Ann Rheum Dis. 2015 Oct [cited 2016 Jul 27]; 74(10): 1836–1841.

[13] Danowski A, de Azevedo MNL, de Souza Papi JA, Petri M. Determinants of risk for venous and arterial thrombosis in primary antiphospholipid syndrome and in antiphospholipid syndrome with systemic lupus erythematosus. J Rheumatol. 2009 Jun [cited 2016 Apr 30]; 36(6): 1195–1199.

[14] Cervera R, Serrano R, Pons-Estel GJ, et al. Morbidity and mortality in the antiphospholipid syndrome during a 10-year period: a multicentre prospective study of 1000 patients. Ann Rheum Dis. 2015 Jun [cited 2016 Jul 27]; 74(6): 1011–1018.

[15] Carp HJA, Meroni PL, Shoenfeld Y. Autoantibodies as predictors of pregnancy complications. Rheumatology (Oxford). 2008 Jun [cited 2016 Jul 27]; 47 Suppl 3: iii6–8.

[16] Götestam Skorpen C, Hoeltzenbein M, Tincani A, et al. The EULAR points to consider for use of antirheumatic drugs before pregnancy, and during pregnancy and lactation. Ann Rheum Dis. 2016 May [cited 2016 Jul 27]; 75(5): 795–810.

[17] EmbryoTox. https://www.embryotox.de.

[18] Figura A, Patschan S, Bock N MG. Rheumatologische Erkrankungen in der Schwangerschaft. Der Gynäkologe. 2015; 117–123.

[19] Ambrosi A, Wahren-Herlenius M. Congenital heart block: evidence for a pathogenic role of maternal autoantibodies. Arthritis Res Ther [Internet]. 2012 Jan [cited 2016 Jul 27]; 14(2): 208.

[20] Flint J, Panchal S, Hurrell A, et al. BSR and BHPR guideline on prescribing drugs in pregnancy and breastfeeding – Part I: standard and biologic disease modifying anti-rheumatic drugs and corticosteroids. Rheumatology (Oxford) [Internet]. 2016 Jan 10 [cited 2016 Jun 21].

[21] De-Regil LM, Palacios C, Lombardo LK, Peña-Rosas JP. Vitamin D supplementation for women during pregnancy. Cochrane Database Syst Rev. 2016 Jan 14; (1): CD008873.

[22] German Nutrition Society (2012) New reference values for vitamin D. Ann Nutr Metab 60, 241–246.

[23] 62nd EFSA Panel on Dietric Products Nutrition and Allergies (2012) Scientific opinion on the tolerable upper intake level of vitamin D. EFSA J 10, 2813.

[24] Empfehlungen der Stiko des Robert Koch-Instituts. www.rki.de.

[25] Lazurova I, Jochmanova I, Benhatchi K, Sotak S. Autoimmune thyroid disease and theumatoid arthritis: relationship and the role of genetics. Immunol Res 2014; 60: 193–200.

[26] Askie LM, Duley L, Henderson-Smart DJ, Stewart LA. Antiplatelet agents for prevention of pre-eclampsia: a meta-analysis of individual patient data. Lancet (London, England) [Internet]. 2007 May 26 [cited 2016 Apr 29]; 369(9575): 1791–1798.

[27] Østensen M, Andreoli L, Brucato A, et al. State of the art: Reproduction and pregnancy in rheumatic diseases. Autoimmun Rev [Internet]. 2015 May [cited 2016 Jul 27]; 14(5): 376–386.

[28] de Jesus GR, Agmon-Levin N, Andrade CA, et al. 14th International Congress on Antiphospho-lipid Antibodies Task Force report on obstetric antiphospholipid syndrome. Autoimmun Rev [Internet]. 2014 Aug [cited 2016 Jul 27]; 13(8): 795–813.

[29] Snijders RJ, Noble P, Sebire N, Souka A, Nicolaides KH. UK multicentre project on assessment of risk of trisomy 21 by maternal age and fetal nuchal-translucency thickness at 10–14 weeks of gestation. Fetal Medicine Foundation First Trimester Screening Group. Lancet (London, England) [Internet]. 1998 Aug 1 [cited 2016 Jul 27]; 352(9125): 343–346.

[30] Spencer K, Cowans NJ, Avgidou K, Nicolaides KH. First-trimester ultrasound and biochemical markers of aneuploidy and the prediction of impending fetal death. Ultrasound Obstet Gynecol [Internet]. 2006 Oct [cited 2016 May 4]; 28(5): 637–643.

Ekkehard Schleußner

2 Physiologische Veränderungen in der Schwangerschaft

Eine Schwangerschaft ist vom Beginn an mit einer Vielzahl morphologischer und physiologischer, psychischer und sozialer Veränderungen verbunden, die eine Anpassung des mütterlichen Organismus darstellen, um dem neuen Leben optimale Voraussetzungen für dessen Wachstum und Entwicklung bis zur Geburt zu gewährleisten. Die physiologischen Schwangerschaftsveränderungen stellen durch die frühe Fruchtanlage, später den Fetus und vor allem die Plazenta aktiv gesteuerte hormonelle oder immunologische Regulationsprozesse dar, können jedoch auch Ausdruck passiver Anpassung an die wachsende Belastung im Schwangerschaftsverlauf sein.

Von diesen Adaptationsprozessen sind nicht nur die Genitalorgane, sondern alle Organsysteme betroffen, um die mütterlichen Ressourcen für die fetale Versorgung zu mobilisieren. Dies kann die Grundlage schwangerschaftsspezifischer Erkrankungen sein, aber auch den Aktivitätszustand vorbestehender chronischer Erkrankungen modulieren oder deren Neumanifestation während Schwangerschaft oder Wochenbett triggern.

Das Wissen um diese physiologischen Veränderungen ermöglicht dadurch erst eine adäquate Betreuung von Schwangeren mit vorstehenden Dispositionen und Erkrankungen.

Im Folgenden werden die physiologischen maternalen Veränderungen der Genitalorgane, des kardiovaskulären Systems, der Nieren- und Lungenfunktion, der metabolischen und endokrinen Regulation dargestellt. Der Schwerpunkt wird aber auf die immunologischen Adaptationsprozesse während der Schwangerschaft gelegt.

2.1 Veränderung des Genitalsystems

Die mütterliche Gewichtszunahme im Schwangerschaftsverlauf beträgt ca. 10–12 kg (Abb. 2.1), davon ist aber nur etwa die Hälfte auf das Wachstum des Kindes, der Plazenta oder der Fruchtwassermenge zurückzuführen. Das Uterusgewicht nimmt durch Hypertrophie und Hyperplasie der Muskelmasse unter dem Östrogeneinfluss um den Faktor 100 zu [1]. Gleichzeitig erhöht sich die uterine Durchblutung von 50 ml/min auf über 600 ml/min am Schwangerschaftsende. Durch diese Hyperperfusion wird sowohl dieses Wachstum ermöglicht als auch eine ausreichende plazentare Perfusion und damit fetale Versorgung sichergestellt.

Die spontane Kontraktilität des Myometriums wird vor allem unter dem Progesteroneinfluss bereits in den ersten Schwangerschaftswochen stark reduziert, so dass die Gebärmutter bis zum Geburtsbeginn weich und weitgehend wehenfrei bleibt.

DOI 10.1515/9783110461664-004

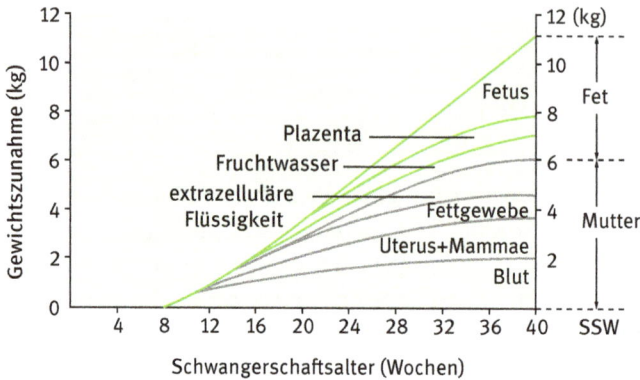

Abb. 2.1: Gewichtszunahme in der Schwangerschaft und die Verteilung auf die einzelnen Kompartimente, nach [2].

Das ovarielle Corpus luteum gravidarum wird durch das von der Fruchtanlage produzierte humane Choriongonadotropin HCG über die ersten zwei Schwangerschaftsmonate stimuliert, um die essentielle schwangerschaftserhaltende Hormonsynthese von Östrogen und Progesteron zu gewährleisten. Danach übernimmt die nun differenziert entwickelte Plazenta diese Funktion, die Ovarien werden downreguliert und bleiben bis in die Stillzeit in einer Funktionsruhe.

Dagegen entwickelt sich das Brustdrüsengewebe unter Östrogeneinfluss bereits ab dem ersten Schwangerschaftsdrittel, so dass die Mammae an Größe und Festigkeit zunehmen. Die Milchbildung wird jedoch durch die vom plazentaren Östrogen bedingte Hemmung des laktogenen Hormons Prolaktin bis nach der Geburt überwiegend unterdrückt.

2.2 Kardiovaskuläre und hämodynamische Veränderungen

Die ausgeprägten Veränderungen betreffen vor allem eine Expansion des Flüssigkeitsvolumens des Körpers um bis zu 8 l insgesamt und speziell des Blutvolumens um etwa 40 % (1–1,5 l) durch eine steroidbedingte Salz- und Wasserretention, die auch mit einer Hämodilution („physiologischen Schwangerschaftsanämie" bis 11 mg/dl [6,8 mmol/l]) einhergeht [3].

Gleichzeitig sinkt wiederum unter Progesteroneinfluss der periphere Gefäßwiderstand, wodurch sowohl die fetoplazentare Einheit als auch die mütterlichen Organe besser perfundiert werden und so den wachsenden Ansprüchen im Schwangerschaftsverlauf gerecht werden können.

Bereits ab der Frühschwangerschaft kann eine Erhöhung der mütterlichen Herzfrequenz um 15–20 Schläge/min im Sinne einer physiologischen Sinustachykardie beobachtet werden. Aus diesen Veränderungen resultiert ein Anstieg des Herzminutenvolumens um 30–50 % (bis zu 1,8 l/min). Dieser Anstieg beruht in der Frühschwangerschaft vor allem auf einer Zunahme des Schlagvolumens um 10–35 %, wohingegen dies mit zunehmender Schwangerschaftsdauer von der zunehmenden Herzfrequenz gesteuert wird. Die Ejektionsfraktion des Herzens bleibt dabei jedoch weitgehend unverändert. Morphologisch führt diese starke Beanspruchung zu einer Herzvergrößerung mit einer relativen Linksherzbelastung und Septumverdickung [4].

Klinisch können sich diese physiologischen Veränderungen in subjektivem Herzrasen, Palpitationen und auffälligen Auskultationsbefunden (Systolika!) äußern, die nicht fehlinterpretiert und zu unnötigen diagnostischen Maßnahmen und vor allem Beunruhigung der Schwangeren führen dürfen!

Trotz der geschilderten erheblichen hämodynamischen Veränderungen bleibt der Blutdruck im physiologischen Schwangerschaftsverlauf relativ stabil und die zirkadiane Rhythmik erhalten. Bereits im ersten Schwangerschaftsdrittel sinken sowohl der systolische Druck um ca. 12 mmHg und der diastolische Druck um 10–20 mmHg wie auch der arterielle Mitteldruck moderat ab.

2.3 Nierenfunktion und harnableitendes System

Auf Grund der geschilderten hormonellen und hämodynamischen Veränderungen wird die Nierenfunktion im Schwangerschaftsverlauf erheblich beeinflusst.

Die häufigsten klinischen Symptome in der Schwangerschaft, die jedoch in der Regel von den Schwangeren gut toleriert werden, sind
– häufiger Harndrang und erhöhte Miktionsfrequenz (Polakisurie),
– Nykturie,
– Dysurie,
– sowohl Drang- als auch Stressinkontinenz,
– häufigere Harnwegsinfekte.

Das gesteigerte Herzminutenvolumen bei gleichzeitiger Senkung des periphereren Widerstandes resultiert in einer bis zu 80%igen Steigerung der renalen Perfusion, die zu einer erhöhten glomerulären Filtrationsrate (GFR) führt, die am Beginn des 2. Schwangerschaftsdrittels mit etwa 40–50 % Zunahme ihr Maximum erreicht, um dann im weiteren Schwangerschaftsverlauf wieder langsam abzufallen. Auf Grund der erhöhten GFR vermindert sich auch das Serumkreatinin um etwa 0,4 mg/dl, wie ebenfalls die Konzentrationen anderer harnpflichtiger Substanzen erniedrigt sind [5].

Als Folge der Hyperperfusion vergrößern die Nieren ihr Volumen um bis zu 30 %. Bei bis zu 80 % der Schwangeren tritt eine Stauung des meist rechten, seltener beider Ureter auf, die auf eine Progesteron-vermittelte Relaxation wie auch zunehmende Kompression durch den wachsenden Uterus zurückgeführt werden kann. Die in den meisten Fällen asymptomatische Stauung I° ist nicht pathologisch zu werten und bedarf keiner weiteren Diagnostik und Therapie. Höhergradige Stauungen mit oder ohne klinische Symptome sind jedoch häufiger Ursache von HWI bis hin zu manifesten Pyelonephritiden. In diesen Fällen ist eine Entstauungstherapie mittels Lagerung, mit Spasmolytika und bis hin zu Stentableitungen angezeigt. Auch asymptomatische Bakteriurien sind in der Schwangerschaft antibiotisch zu behandeln, da diese zu vorzeitiger Wehentätigkeit und einer erhöhten Frühgeburtsrate führen.

In der Schwangerschaft kann es zu einer Glukosurie kommen, da durch die erhöhte GFR und die damit erhöhte filtrierte Glukosemenge bei unveränderter Glukose-Reabsorption eine geringe physiologische Restglukosurie entstehen kann. Deshalb ist die Bestimmung der Uringlukose ungeeignet, um einen Gestationsdiabetes zu diagnostizieren, wofür der in der ca. 25. SSW obligatorische orale Glukosetoleranztest eingesetzt wird.

Ebenso ist eine geringe Proteinurie in der Schwangerschaft als physiologisch anzusehen. Niedermolekulares Albumin passiert die glomeruläre Filtration und bei bis zu 20 % der Schwangeren ist die tubuläre Rückabsorption der Proteine unzureichend. Nur der Nachweis von mehr als einer Spur (+) Eiweiß im Urinschnelltest ist daher als suspekt einzustufen und erfordert die Messung der quantitativen Eiweißausscheidung im 24-Stunden-Sammelurin. Eine darüber hinausgehende Proteinurie bietet einen wichtigen Hinweis für die Entwicklung einer Präeklampsie als schwerwiegende Schwangerschaftskomplikation.

2.4 Respiratorisches System

Auf Grund der hormonellen Veränderungen während der Schwangerschaft wird zum einen Progesteron-induziert die zentrale Atemsteuerung beeinflusst, und zum anderen finden sich eine Östrogen-induzierte Hyperämie, Hypersekretion und ein Schleimhautödem im oberen Respirationstrakt mit Maximum im 3. Schwangerschaftsdrittel. Als Folge tritt häufiger Nasenbluten auf, und bis zu 20 % der Schwangeren entwickeln eine Rinopathia gravidarum mit Schwellung der Nasenschleimhäute, behinderter Nasenatmung und vermehrtem Sekret. Eine Therapie ist im Allgemeinen nicht erforderlich.

Es ist bekannt, dass unter Progesteroneinfluss die CO_2-Sensitivität der zentralen Atemregulation erniedrigt und so eine physiologische Hyperventilation hervorgerufen wird, während gleichzeitig durch einen über den Schwangerschaftsverlauf zunehmenden Zwerchfellhochstand die Residualkapazität um etwa 20 % sinkt. Deshalb klagen bis zu 70 % der Schwangeren auch über subjektive Atemnot insbesondere unter Belastung, ohne dass dies ein pathologisches Symptom darstellt [6].

Um den während der Schwangerschaft um ca. 25 % steigenden Sauerstoffbedarf von Mutter und Fetus decken zu können, nimmt das Atemminutenvolumen um 20–50 % bis zum Geburtstermin zu und auch das Atemzugvolumen erhöht sich um etwa 40 %. Die Atemfrequenz steigert sich dagegen nur geringfügig.

Als Folge der Hyperventilation erhöht sich die Sauerstoffaufnahme um durchschnittlich 21 %, steigt die Sauerstoffsättigung und der paO_2 sowie der $paCO_2$ sinken ab. Unter der Geburt verstärkt sich die physiologische Hyperventilation weiter und kann ein Atemminutenvolumen von bis zu 90 l/min und ein Atemzugvolumen von bis zu 2,25 l erreichen. Dadurch verdoppelt sich die O_2-Aufnahme unter der Geburtsbelastung, was aber auch zu einer respiratorischen Alkalose der Kreißenden führen kann.

2.5 Skelett, Haut und Bindegewebe

Im Schwangerschaftsverlauf verändern sich die Statik und die Körperhaltung der Schwangeren durch die Verlagerung des Körperschwerpunktes nach ventral auf Grund des Uteruswachstums und der damit verbundenen Abdomenzunahme. Dadurch nimmt die Lendenlordose erheblich zu (Königinnengang), was zu einer Belastung der Wirbelgelenke wie auch vermehrter Dehnung der Bauch- und der langen Rückenmuskulatur führt. Um diese Hyperlordose zu kompensieren, nimmt die Anteflexion der Halswirbelsäule zu. Die dadurch entstehende Kyphose im Brustwirbelsäulen-(BWS-)Bereich kann zu Parästhesien des N. ulnaris oder N. medianus führen. Am häufigsten sind jedoch bei fast jeder zweiten Schwangeren Beschwerden in der Lumbosacralregion und Blockierungen in den Ileo-Sacralgelenken (so genannter Ischiasschmerz). Als Ursache kommt dafür auch die durch den Östrogeneinfluss bewirkte zunehmende Auflockerung des Bindegewebs- und Bandapparates sowie der Gelenkverbindungen, insbesondere im Bereich des Symphyse und der Ileo-Sacralgelenke, in Frage.

Die hormonellen Veränderungen stimulieren auch die Melanozytenfunktion und bewirken eine Hyperpigmentierung an den Brustwarzen, der Genitalregion und der Linea alba (fusca). Bei Sonnenlichtexposition können im Gesicht schmetterlingsförmige Melasmen (Chloasma uterinum) auftreten. Alle diese Veränderungen sind nach der Geburt reversibel. Der Haarzyklus wird dagegen arretiert, so dass erst im Wochenbett physiologischerweise ein vermehrter Haarausfall auftritt. Nicht reversibel sind dagegen die bei mehr als der Hälfte der Schwangeren meist an Bauch und Hüfte entstehenden rötlich-lividen Striae distensiae, die auf eine streifige Hautatrophie durch Bindegewebsveränderungen zurückgeführt werden [1].

Als Folge der oben beschriebenen Vasodilatation und vermehrten peripheren Perfusion entwickelt sich eine deutlich gesteigerte Hautdurchblutung mit folgenden reversiblen klinischen Bildern:
– Palmarerythem (Differentialdiagnose: Systemischer Lupus erythematodes, Hyperthyreose, Leberzirrhose),
– Spider naevi bei ca. 15 % der Schwangeren,
– Gingivitis und Hyperämie der Gigiva: schmerzhaft erschwerte Mundpflege.

2.6 Gastrointestinale und metabolische Veränderungen

Die Kontraktilität der Muskularis im Gastrointestinaltrakt wird durch Progesteron gehemmt, was eine Tonusminderung des Ösophagussphinkters bewirkt. Deshalb klagen mehr als die Hälfte aller Schwangeren über Sodbrennen. Klinisch können diese Beschwerden durch häufigere, aber kleine Mahlzeiten, Meidung von scharf gewürztem Essen, Hochlagerung des Oberkörpers und – wenn dies nicht ausreichend – durch die Gabe von Antacida, H_2-Antihistaminika oder Protonenpumpenhemmern behandelt werden.

Aus gleichem Grund tritt eine Verlängerung der Magenentleerungszeit und der intestinalen Passagezeit durch die verminderte Darmmotilität auf. Deshalb ist bei bis zu 30 % der Schwangeren Obstipation ein typisches Problem. Hier können reichliches Trinken, ballastreiche Kost und bei Bedarf Laxantien (z. B. Milchzucker oder milde Abführmittel) hilfreich sein [7].

Die metabolischen Veränderungen im Glukose- und Lipidstoffwechsel der Mutter dienen der Adaptation und Ressourcenmobilisierung für die Versorgung der fetoplazentaren Einheit. Diese aktiven Anpassungsleistungen werden durch die plazentare Hormonproduktion, z. B. von Leptin, Adiponektin, Wachstumsfaktoren, aber auch Prolaktin, CRH und den Steroidhormonen gesteuert. Im ersten und zweiten Schwangerschaftsdrittel dominiert dabei ein anaboler Stoffwechsel, während der mütterliche Organismus im letzten Schwangerschaftsdrittel in einen katabolen Zustand wechselt [8].

Der Kohlenhydratstoffwechsel durchläuft zwei Phasen im Schwangerschaftsverlauf. In der ersten Hälfte erhöht sich die Insulinsensitivität und der Nüchternblutzucker ist physiologisch erniedrigt, was insbesondere bei Typ-I-Diabetikerinnen mit Insulinpumpentherapie die Gefahr von Hypoglykämien deutlich erhöht. Etwa ab der 20. SSW steigt jedoch der Insulinbedarf der Schwangeren deutlich an, was zu einer physiologischen Insulinresistenz führt. Durch diese Veränderung kann eine latente Glukosetoleranzstörung apparent werden und sich bei ca. 6 % ein Gestationsdiabetes manifestieren. Nachdem der Insulinbedarf bis in die Spätschwangerschaft um fast 80 % ansteigt, kann er unmittelbar vor und in jedem Fall nach der Geburt drastisch sinken.

Die Insulinresistenz geht mit einer vermehrten Lipolyse einher, so dass die Mutter vorrangig die nur eingeschränkt plazentagängigen Lipide als Energiequelle nutzen kann, während die Glukosereserven der fetalen Versorgung zur Verfügung stehen.

Im Schwangerschaftsverlauf steigen die Serumtriglyceride und Cholesterol wie auch die Apolipoproteine A-I, A-II und B deutlich an, während das HDL-Cholesterol nach einem initialen Anstieg im 3. Schwangerschaftsdrittel abfällt. Diese adaptiven Veränderungen gewährleisten die fetale Versorgung mit Fettstoffwechselmetaboliten sowie die plazentare Synthese von Steroidhormonen.

2.7 Endokrinologische Veränderungen während der Schwangerschaft

Die Plazenta ist das größte und das gesamte Hormonsystem dominierende endokrine Organ während der Schwangerschaft. Plazentare Peptid- und Steroidhormone beeinflussen alle maternalen endokrinen Funktionskreise und Regulationsachsen. Bereits die noch nicht implantierte Fruchtanlage kurz nach Befruchtung sendet hormonelle Signale, insbesondere das humane Choriongonadotropin HCG, aus, die zum Erhalt des Progesteron-produzierenden Corpus luteum im Ovar und dessen Umwandlung in das Corpus luteum gravidarum über die ersten zehn Schwangerschaftswochen führen. Gleichzeitig werden so und über parakrine Signale die erfolgreiche Implantation in die Gebärmutterwand und die frühe Plazentation vermittelt.

In der Plazenta selbst werden – neben den während der Schwangerschaft zentralen Steroidhormonen Progesteron, Östradiol und Peptidhormonen HCG, Relaxin, humanes Plazentalaktogen HPL und Plazenta Growth Factor (PlGF) – eine Vielzahl anderer Hormone und endokriner Faktoren synthetisiert, die entweder identisch sind mit den in der endokrinen Homöostase vorkommenden Hormonen wie CRH, Leptin, GnRH u. a. oder an deren Rezeptoren aktiv sind, wie z. B. HCG an den Gonadotropin-rezeptoren [9].

2.7.1 Ovarielle (Gonadale) Regulationsachse

Durch das plazentare HCG wird die für die Frühschwangerschaft essentielle Progesteron- und Östrogensynthese so lange aufrechterhalten, bis diese von der dann differenzierten Plazenta um die 8.–10. SSW selbst übernommen werden kann. Durch die negative Feedbackregulation von Adenohypophyse und Ovar bleibt dadurch die hypophysäre LH- und FSH-Sekretion supprimiert, so dass nach Abfall der HCG-Spiegel am Ende des ersten Schwangerschaftsdrittels eine ovarielle Funktionsruhe eintritt.

2.7.2 Schilddrüsenfunktion

Während der Schwangerschaft steigt der Bedarf an Schilddrüsenhormonen und damit auch an Jod um bis zu 50 % an. Da in Deutschland überwiegend eine defizitäre Jodversorgung besteht, sollte eine gesunde Schwangere den erhöhten Jodbedarf mit 100–200 µg/d supplementieren. Dadurch kann eine unphysiologische Schilddrüsenvergrößerung um mehr als 10 % vermieden werden. Die hypophysäre TSH-Sekretion ist im ersten Schwangerschaftsdrittel leicht vermindert, da das plazentare HCG ebenfalls an den TSH-Rezeptoren binden und so die Schilddrüsenfunktion stimulieren kann. Bei exzessiv hohen HCG-Spiegeln, z. B. bei einem Plazentatumor (Blasenmole), kann deswegen das Vollbild einer thyreotoxischen Krise ausgelöst werden.

In der zweiten Schwangerschaftshälfte steigen die TSH-Spiegel, um bei intakter Hypophysen-Schilddrüsen-Regulation die in der Schwangerschaft physiologische Euthyreose aufrechtzuerhalten [10]. Wesentlicher Mechanismus dafür ist die Verdopplung der östrogenbedingten hepatischen Synthese des Thyroxin bindenden Globulins (TBG). So steigen bei gleichbleibenden freien Thyroxin-(T4-) und Triiodothyronin-(T3-)Spiegeln die totalen T3- und T4-Konzentrationen in der ersten Schwangerschaftshälfte an, um nach der 20. SSW stabil zu bleiben.

2.7.3 Adaptation der Nebennieren-Regulation

Während der Schwangerschaft findet sich eine physiologische Aktivierung der hypophysär-adrenergen Achse mit einem moderaten Hypercortisolismus [11].

Die Nebennierenrindenfunktion wird durch das hypothalamische *Corticotropin-Releasing Hormone* (CRH) und das hypophysäre ACTH reguliert. Während der Schwangerschaft steigen die maternalen zirkulierenden CRH-Konzentrationen auf Grund einer stark überwiegenden plazentaren Synthese exponentiell an. Anders als die hypothalamische CRH-Sekretion unterliegt diese jedoch einem positiven Feedback sowohl der maternalen als auch der fetalen Kortikosteroidspiegel, so dass hier durch Stimulation der hypophysären ACTH-Produktion ein selbstverstärkendes System entsteht. Gleichzeitig steigt die hepatische Synthese des Cortisol bindenden Globulins CBG um das Zwei- bis Dreifache, weshalb die Gesamt-Cortisolspiegel wesentlich stärker steigen als die des biologisch aktiven freien Cortisols.

Das plazentare CRH spielt jedoch auch eine zentrale Rolle in der physiologischen Geburtsauslösung, indem es die fetalen und maternalen endokrinen Signale koordiniert und die molekularen Mechanismen der Wehenauslösung aktiviert [12].

Die adrenale Aldosteronproduktion wird primär durch das Renin-Angiotensin-System (RAAS) reguliert, dessen Aktivität stimuliert wird durch die relative Hypovolämie am Schwangerschaftsbeginn und ein reduziertes vaskuläres Ansprechen auf Angiotensisn II. Auch Progesteron bindet kompetitiv am Aldosteronrezeptor, der resultierende natriuretische und diuresesteigernde Effekt führt reflektorisch zu einer weiteren RAAS-Aktivierung mit Wasserretention. So steigen die Aldosteronspiegel im Schwangerschaftsverlauf auf das Vier- bis Sechsfache an.

Im Nebennierenmark, in dem Katecholamine gebildet werden, treten keine klinisch relevanten Veränderungen während der Schwangerschaft auf [1].

2.7.4 Beeinflussung der somatotrophen Regulation

Die zirkulierenden GH-Spiegel werden während der Schwangerschaft höher gemessen, obwohl die hypothalamische Releasing-Hormon-(GhRH-)Stimulation unverändert bleibt und die hypophysäre GH-Sekretion sogar vermindert ist. Die GH-

IGF-Regulationsachse wechselt im Schwangerschaftsverlauf von der dominieren-
den zentralen Regulation am Anfang zu einer überwiegend durch eine plazentare
GH-Produktion bestimmten. In der Plazenta werden außerdem eine Reihe weiterer
Wachstumsfaktoren sezerniert wie Somatostatin, PLGF, Ghrelin, Adiponectin, IGF-1
und IGF-2, die sowohl regulativ in die GH-IGF-Achse eingreifen als auch deren Effek-
toren darstellen [13].

Leptin ist das zentrale Hormon in der Regulation von Nahrungsaufnahme und
Körpergewicht, das überwiegend in den Adipozyten produziert wird und über ein
Feedback die hypothalamischen Zentren für das Sättigungsgefühl kontrolliert. Während der Schwangerschaft steigen die Leptinspiegel exponentiell an, da die Plazenta
große Mengen Leptin synthetisiert, die überwiegend in das maternale Blut, zu einem
geringen Teil jedoch auch in die fetale Zirkulation abgegeben werden. Anders als
außerhalb der Schwangerschaft dient dieser Anstieg der maternalen Ressourcenmobilisierung für die Versorgung der fetoplazentaren Einheit. Gleichzeitig kommt Leptin
eine wesentliche Rolle in der fetalen Wachstumskontrolle, Angio- und Hämatopoese
zu. Innerhalb der Plazenta hat es parakrine Funktionen, wirkt immunmodulierend
und antiinflammatorisch [14] (Abb. 2.2).

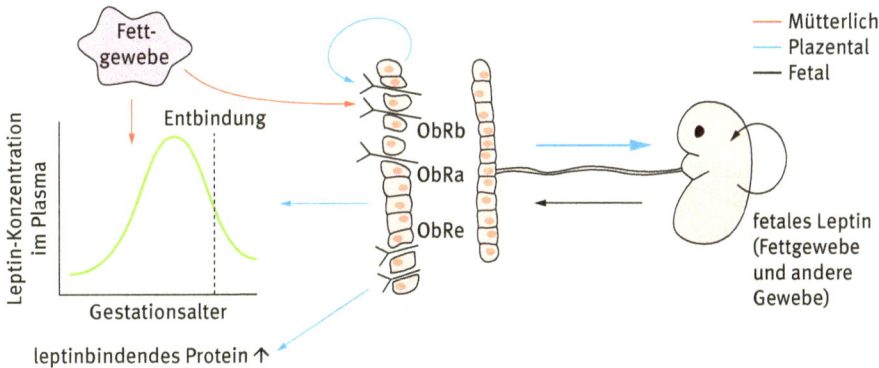

Mögliche Funktionen von Leptin		
Mütterlicher Körper: Mobilisation von Energie- reserven	Plazenta: Wachstum, Angiogenese, Immunmodulation	Fötus: Wachstum, Angiogenese, Hämatopoese, Entwicklung des Gehirns, Immunität

Abb. 2.2: Leptin als plazentarer Regulator der maternalen und fetalen Versorgung, modifiziert
nach [14].

2.8 Gerinnungs- und hämatologische Veränderungen

In der Schwangerschaft herrscht eine physiologische Hyperkoagulobilität, die als phylogenetische Adaptation an die Blutungsrisiken *sub partu* betrachtet werden kann [15].

Entsprechend der klassischen Virchow'schen Trias verändern sich im Schwangerschaftsverlauf sowohl die Blutflussgeschwindigkeiten (bis um 70 % vermindert) als auch die Gefäßwandeigenschaften (Venendilatation) in der unteren Körperhälfte, und es wird ebenso die humorale Gerinnung erheblich aktiviert. Bereits ab der Frühschwangerschaft steigen unter dem Hormoneinfluss die prokoagulatorischen Faktoren Fibrinogen, Prothrombin und der Faktor V, VII, VIII, X sowie der Von-Willebrand-Faktor. Gleichzeitig sinken die Aktivität antikoagulatorischer Faktoren wie Protein S oder die APC-Resistenz und des fibrinolytischen Systems. Die Aktivität von Inhibitoren der Fibrinolyse wie *thrombin activatable fibrinolytic inhibitor* (TAFI) sowie *plasminogen inhibitor* (PAI)-1 und PAI-2 nimmt zu. Diese Veränderungen bedingen ein ca. 6-fach erhöhtes Thromboembolierisiko in Schwangerschaft und Wochenbett, das durch zusätzliche Risikofaktoren (belastete Anamnese, Adipositas, Immobilisation, operative Entbindung, hoher Blutverlust, hereditäre Thrombophilien, Autoimmunerkrankungen u. a.) noch zusätzlich gesteigert wird. Bei der Kombination mehrerer Risikofaktoren ist eine Prophylaxe mit Kompressionsstümpfen und/oder mit niedermolekularem Heparin bis ins Wochenbett angezeigt. Ein Gerinnungsmonitoring mit D-Dimeren ist durch deren schwangerschaftsbedingte Schwankungen nicht aussagekräftig und deshalb nicht sinnvoll.

Die Thrombozytenzahl und -funktion dagegen verändern sich während der Schwangerschaft nur gering. Die Aktivierung der Thrombozyten ist leicht erhöht. Bei bis zu 8 % aller Schwangeren muss jedoch mit Thrombozytenzahlen kleiner 150 G/l gerechnet werden, wobei in ca. 75 % eine klinisch nicht bedeutsame Schwangerschaftsthrombozytopenie mit Werten zwischen 110–150 G/l auftritt. In Einzelfällen kann die Thrombozytenzahl auch bis 70 G/l abfallen, ohne dass ein Risiko für maternale Blutungen oder eine fetale Thrombozytopenie besteht. Ebenso kann in 1–2 % eine Pseudothrombozytopenie durch methodenbedingte Laborfehler auftreten. Davon abzugrenzen sind vor allem schwangerschaftsspezifische Erkrankungen (Präeklampsie, HELLP, Fettleber) und Thrombozytopenien im Rahmen schwangerschaftsunabhängiger Systemerkrankungen. Eine Immunthrombozytopenie (ITP) ist selten (Häufigkeit 1 : 1200 Geburten), aber durch einen transplazentaren Antikörperübertritt mit schwerwiegenden fetalen Komplikationen belastet [16].

Auf die physiologische Schwangerschaftsanämie durch die Ausweitung des Blutvolumens wurde bereits verwiesen. Die dadurch gesteigerte Erythropoese bedingt einen erhöhten Eisengrundbedarf von ca. 800–1200 µg/d, der häufig eine Eisensubstitution erforderlich macht. Daneben besteht auch ein erhöhter Folsäurebedarf von bis zu 800 µg täglich.

In der Schwangerschaft kommt es zu einer milden Leukozytose, die durch ein erhöhtes Auftreten neutrophiler Leukozyten entsteht. Eine deutlich gesteigerte Leukopoese führt zu einer Linksverschiebung, so dass Leukozytenzahlen bis 15 Gpt/l als normal anzusehen sind. Es kommt bei unkomplizierten Schwangerschaften nicht zu einem Anstieg der Monozyten und Lymphozyten oder Änderung im Verhältnis zwischen T- und B-Lymphozyten [17].

2.9 Adaptation des Immunsystems an die Schwangerschaft

Das mütterliche Immunsystem macht tiefgreifende Veränderungen bereits ab der frühesten Schwangerschaft durch. Es muss dabei gegensätzliche Anforderungen erfüllen [18]:
– Aufrechterhaltung einer wirksamen Immunabwehr der Mutter und des sich entwickelnden Lebens gegen infektiöse Pathogene (Viren, Bakterien, Pilze, Parasiten),
– Entwicklung einer Immuntoleranz gegenüber den hoch immunogenen paternalen Alloantigenen an der feto-maternalen Grenzfläche, um überhaupt eine Entwicklung der Fruchtanlage und Implantation der Plazenta zu ermöglichen.

Die Vorstellung, dass die Schwangerschaft mit einer Immunsuppression einhergeht und auf Grund dieser „Immunschwäche" ein höheres Infektionsrisiko besteht, ist ein nicht belegter Mythos. Im Gegenteil wissen wir heute, dass das Immunsystem während der Schwangerschaft gegenüber Pathogenen hochaktiv ist, jedoch dem Conceptus gegenüber sich ein „kooperativer Status" im Sinne eines schwangerschaftserhaltenden Immunmilieus auf Grund von plazentar-immunzellulären Interaktionen entwickelt. Dies erscheint als ein komplexer aktiver Prozess, der von der feto-plazentaren Einheit selbst gesteuert wird [19].

Dabei muss unterschieden werden zwischen den Veränderungen in der lokalen Immunantwort in der uterinen Dezidua zur Etablierung einer feto-maternalen Immuntoleranz, auf die im Folgenden nicht näher eingegangen werden kann, und den systemischen immunologischen Veränderungen.

2.9.1 Adaptation der systemischen angeborenen Immunantwort

Auf die physiologische Leukozytose während der Schwangerschaft wurde bereits verwiesen, die auf einer Zunahme von Monozyten und Granulozyten, nicht jedoch der Lymphozyten beruht, die auch eine funktionelle Aktivierung aufweisen. So finden sich am Ende der Schwangerschaft eine wachsende Zahl von nichtklassischen Monozyten ($CD14^+CD16^+$ oder $CD14^{++}CD16^+$), die eher proinflammatorische Zytokine wie TNF und IL-1β sezernieren, während die Zahl der klassischen Monozyten ($CD14^{++}CD16^-$) sinkt [20].

Auch die Granulozyten sind nicht nur in Anzahl, sondern ebenso in der Funktion beeinflusst, produzieren vermehrt Sauerstoffradikale und erhöhen die Phagozytoseaktivität. Die Zahl der antigenpräsentierenden dentritischen Zellen nimmt dagegen während der Schwangerschaft ab, obwohl diese gleichzeitig auch eher toleranzinduzierende Zytokine wie CD200/CD200R produzieren [21]. Letztlich sinkt auch die Zahl der zirkulierenden *Natural-Killer*-(NK-)Zellen ab und es findet ein Shift hin zu Typ 2 produzierenden NK-Zellen statt.

2.9.2 Anpassung der adaptiven Immunantwort während der Schwangerschaft

Von Wegmann et al. wurde bereits 1993 das Konzept der Verschiebung der Balance zwischen T-Helferzellen Typ 1 (Th1) und Typ 2 (Th2) vorgeschlagen, das davon ausgeht, dass eine gesunde Schwangerschaft mit einer Verminderung der Th1/Th2-Ratio verbunden ist [22]. Vielfach bestätigt wurde es jedoch in den letzten Jahren modifiziert und um die IL-17 produzierenden Th17- und regulatorischen T-Helferzellen Treg erweitert [23] (Abb. 2.3).

Die T-Helferzellen werden nach dem von ihnen produzierten Zytokinprofil klassifiziert:
–   Th1-Zellen sind proinflammatorisch und produzieren u. a. IL-2, TNF-β und Interferon-γ und regulieren so die Phagozytose-gestützte Immunabwehr.
–   Th2-Zellen hemmen partiell die Th1-Aktivität und unterstützen so die Immuntoleranz und den Schwangerschaftserfolg. Sie produzieren u. a. IL-4, IL-5, IL-10, IL-13 und sind vor allem in die Phagozytose-unabhängige Immunabwehr eingebunden. IL-4 hemmt gemeinsam mit IL-10 verschiedene Makrophagenfunktionen und stimuliert gemeinsam mit IL-13 die IgE-Produktion [24].
–   Die Rolle der Th17-Zellen in der Schwangerschaft ist noch relativ wenig untersucht und unklar. Während Liu et al. 2011 einen Anstieg der zirkulierenden Th17-Zellen während der Schwangerschaft berichten, finden andere Arbeitsgruppen keine Veränderungen. Eine Subgruppe produziert Interferon-γ wie Th1-Zellen, während

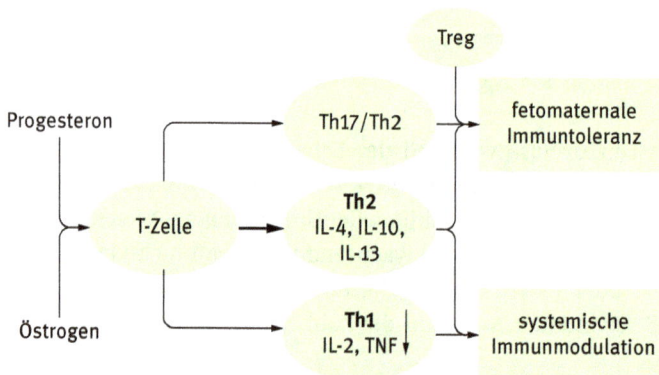

Abb. 2.3: Adaptation der maternalen Immunregulation in der Schwangerschaft.

so genannte Th17/Th2-Zellen unter dem Einfluss von HLA-G5 tragenden Tropho-
blastzellen Il-4 sezernieren [25].
- Regulatorische Treg-Zellen scheinen zentral in die komplexe Immunregulation
während der Schwangerschaft einbezogen, wenn auch deren Rolle noch unklar
ist. Da die Zahl der zirkulierenden Treg-Zellen in der Schwangerschaft unverändert oder eher sogar erniedrigt gefunden wurde, wird vermutet, dass diese ihre im-
munmodulierende Funktion eher lokal an der feto-maternalen Grenzfläche ausüben [26].

Generell kann festgestellt werden, dass sich die T-Zellfunktion während der Schwangerschaft zu Gunsten einer Th2-Dominanz verschiebt, unterstützt von den Th17/Th2-
Zellen und dem lokalen Treg-Milieu, ohne dass eine adäquate Immunabwehr dadurch
beeinträchtigt wird. Sowohl die lokalen als auch die systemischen Adaptationseffekte
basieren auf einer intensiven Interaktion zwischen den maternalen Immunzellen und
den feto-plazentaren Zellen und den von ihnen produzierten Faktoren [27].

Diese für eine erfolgreiche Schwangerschaft essentielle Immunmodulation wird
zumindest partiell durch Progesteron reguliert. Die Sensitivität der lymphozytären
Progesteronrezeptoren steigt während der Schwangerschaft um das 100-Fache an. Unter Progesteroneinfluss wird von CD8$^+$-positiven Lymphozyten ein 34 kDa großes Protein sezerniert, das als Progesteron-Induzierter Blockierender Faktor (PIBF) bezeichnet wird [28]. PIBF hemmt die Aktivität von Natürlichen Killerzellen (NK-Zellen) und
verändert die Zytokinproduktion von CD4$^+$- und CD8$^+$- positiven T-Zellen zugunsten
von Th2-Zytokinen mittels eines spezifischen Il-4-Rezeptors [29].

Dadurch wird auch die Aktivität von Autoimmunerkrankungen während der
Schwangerschaft und danach im Wochenbett beeinflusst. So können sich die Sym-
ptome von Autoimmunerkrankungen vom Th1- und Th17-Typ wie beispielsweise die
Rheumatoide Arthritis oder Multiple Sklerose durch den schwangerschaftsbedingten
Th2-Shift verbessern, währenddessen Th2-Typ-Autoimmunerkrankungen wie insbe-
sondere der systemische Lupus erythematosus in ihrer Aktivität zunehmen können.
Post partum kommt es dann bei den inhibierten Autoimmunerkrankungen häufig zu
erneuten Erkrankungsschüben [23].

2.10 Literatur

[1] Stepan H, Rath W. Physiologie des mütterlichen Organismus und Anpassungsvorgänge an die
     Schwangerschaft. In: Rath W (Ed.): Geburtshilfe und Perinatalmedizin. Georg Thieme Verlag
     Stuttgart New York. 2010; 21–31.
[2] Pitkin RM. Nutritional support in obstetrics and gynecology. Clin Obstet Gynecol 1976; 19(3):
     489–513.
[3] Franz M, Kainer F, Husslein P. Physiologie des mütterlichen Organismus und Erkrankungen in
     der Schwangerschaft. In: Schneider H, Husslein P, Schneider KTM: Die Geburtshilfe 4. Auflage
     Springer-Verlag Berlin Heidelberg. 2016, doi: 10.1007/978-3-662-44369-9_21-1.

[4] Foley MR. Maternal cardiovascular and hemodynamic adaptations to pregnancy. In: Lockwood CJ, Gersh BJ eds uptodate.com. http://www.uptodate.com/contents/maternal-cardiovascular-and-hemodynamic-adaptations-to-pregnancy, zugegriffen am 30.9.2016.

[5] Maynard SE, Thadhani R. Pregnancy and the Kidney. J Am Soc Nephrol. 2009; 20: 14–22.

[6] Funai F, Gillen-Goldstein J, Roque H, Abdel-Razeq S. Respiratory tract changes during pregnancy. In: Lockwood CJ, Barnes BJ eds. http://www.uptodate.com/contents/respiratory-tract-changes-during-pregnancy, zugegriffen am 30.9.2016.

[7] Bianco A. Maternal gastrointestinal tract adaptation to pregnancy. In: Lockwood CJ (Ed.): http://www.uptodate.com/contents/maternal-gastrointestinal-tract-adaptation-to-pregnancy, zugegriffen am 30.9.2016.

[8] Herrera E. Metabolic adaptations in pregnancy and their implications for the availability of substrates to the fetus. Eur J Clin Nutr 2000; 54(Suppl 1): S47–S51.

[9] Petraglia F, Florio P, Nappi C, Genazzani AR. Peptide signaling in human placenta and membranes: autocrine, paracrine, and endocrine mechanisms. Endocr Rev. 1996; 17(2): 156.

[10] Ross DS. Overview of thyroid disease in pregnancy. In: Cooper DS, Lockwood CJ (Eds.): http://www.uptodate.com/contents/overview-of-thyroid-disease-in-pregnancy, zugegriffen am 30.9.2016.

[11] Petraglia F, D'Antona D. Maternal endocrine and metabolic adaptation to pregnancy. In: Lockwood CJ, Snyder PJ (Eds.): http://www.uptodate.com/contents/maternal-endocrine-and-metabolic-adaptation-to-pregnacy, zugegriffen am 30.9.2016.

[12] Schleußner E. Molekulare Grundlagen von Wehentätigkeit und Geburt. In: Rody A, Liedtke C (Eds.): Molekulare Gynäkologie und Geburtshilfe für die Praxis. Thieme Verlag. 2016.

[13] Fuglsang J, Skjærbæk J, Espelund U, et al. Ghrelin and its relationship to growth hormones during normal pregnancy. Clinical Endocrinology. 2005; 62: 554–559.

[14] Ashworth C, Hoggard N, Thomas L, Mercer JG, Wallace JM Lea RG. Placental leptin. Rev Reprod. 2000; 5: 18–24.

[15] Schleußner E. Einsatz von niedermolekularen Heparinen zur Therapie und Prophylaxe während der Schwangerschaft. Vascular Care. 2010; 20: 14–21.

[16] Schleußner E. Hämatologische Erkrankungen in der Schwangerschaft. In: Kainer F (Ed.): Geburtsmedizin. Urban & Fischer. 2016: S 665–687.

[17] Bauer K. Hematologic changes in pregnancy. In: Lockwood C (Ed.). 2013. http://www.uptodate.com/contents/hematologic-changes-in-pregnancy. Zugegriffen am 30.9.2016

[18] Markert UR. Immunology of Pregnancy. Chem Immunol Allergy. Basel, Karger. 2005; vol 89.

[19] Racicot K, Kwon J-Y, Aldo P, Silasi M, Mor G. Understanding the complexity of the immune system during pregnancy. Am J Reprod Immunol. 2014; 72: 107–116.

[20] Melgert BN, Spaans F, Borghuis T, et al. Pregnancy and preeclampsia affect monocyte subsets in humans and rats. PLoS One. 2012; 7: e45229.

[21] Darmochwal-Kolarz DA, Kludka-Sternik M, Chmielewski T, et al. The expressions of CD200 and CD200R molecules on myeloid and lymphoid dendritic cells in pre-eclampsia and normal pregnancy. Am J Reprod Immunol. 2012; 67: 474–481.

[22] Wegmann TG, Lin H, Guilbert L, Mosmann TR. Bidirectional cytokine interactions in the maternalfetal relationship: is successful pregnancy a TH2 phenomenon? Immunol Today. 1993; 14: 353–356.

[23] Piccinni MP, Lombardelli L, Logiodice F, Kullolli O, Parronchi P, Romagnani S. How pregnancy can affect autoimmune diseases progression? Clin Mol Allergy. 2016; 14,11. Epub 2016 Sep 15.

[24] Romagnani S. T-cell responses in allergy and asthma. Curr Opin Allergy Clin Immunol. 2001; 1: 73–78.

[25] Svensson-Arvelund J, Ernerudh J, Buse E, et al. The placenta in toxicology. Part II: Systemic and local immune adaptations in pregnancy. Toxicol Pathol. 2014; 42: 327–338.

[26] Ernerudh J, Berg G, Mjosberg J. Regulatory T helper cells in pregnancy and their roles in systemic versus local immune tolerance. Am J Reprod Immunol. 201; 66: 31–43.

[27] Zenclussen AC. Adaptive immune responses during pregnancy. Am J Reprod Immunol. 2013; 69: 291–303.

[28] Szekeres-Bartho J, Polgar B. PIBF: The Double Edged Sword. Pregnancy and Tumor. Am J Reprod Immunol. 2010; 64: 77–86.

[29] Ermisch C, Markert UR. PIBF – Progesteron induzierter Blockierfaktor. Z Geburtshilfe Neonatol. 2011; 215: 93–97.

Radboud J. E. M. Dolhain

3 Fertilität, Schwangerschaft und Stillzeit bei rheumatoider Arthritis

Zusammenfassung: An der rheumatoiden Arthritis (RA) erkranken Frauen und Männer oft in den Lebensjahren, in denen eine Entscheidung zur Familienplanung getroffen wird. Für Frauen mit RA scheint es aufgrund ihrer Erkrankung und/oder deren Behandlung etwas schwieriger zu sein, schwanger zu werden. Während der Schwangerschaft verbessert sich im Allgemeinen das Krankheitsbild, jedoch nicht in dem Ausmaß, wie früher gedacht. Vor allem bei Frauen mit hoher Krankheitsaktivität können im Verlauf und im Ausgang der Schwangerschaft Komplikationen auftreten. All dies betont die Relevanz einer strikten Kontrolle der Krankheitsaktivität von RA-Patientinnen mit Kinderwunsch. Das Management der RA-Krankheit während der Schwangerschaft kann eine Herausforderung darstellen, da die Behandlungsoptionen begrenzt sind. Die Evidenz dafür, dass TNF-Blocker während der Schwangerschaft verwendet werden können, insbesondere während des ersten und zu Beginn des zweiten Trimesters, steigt. Weit weniger ist über die Probleme männlicher RA-Patienten mit Kinderwunsch bekannt, nicht nur hinsichtlich ihrer Fertilität und der Auswirkungen auf die Schwangerschaft der Partnerin, sondern auch in Bezug auf die Sicherheit von Medikamenten. In diesem Kapitel werden die Fertilitätsprobleme von RA-Patientinnen und -Patienten, die mit der Schwangerschaft assoziierte Besserung der RA sowie die Schwangerschaftsausgänge, einschließlich der langfristigen Auswirkungen auf die Kinder, beschrieben.

3.1 Fertilität bei Patienten mit rheumatoider Arthritis

3.1.1 Die weibliche Perspektive

Tendenziell bekommen Frauen mit RA weniger Kinder als gesunde Frauen [1–6], ein Phänomen, das bereits vor Ausbruch der Krankheit beschrieben wurde [2, 6]. Es hat sich gezeigt, dass mehrere Faktoren dazu beitragen, dass Frauen mit RA tendenziell weniger Kinder als gesunde Frauen bekommen, z. B. verminderte Fertilität [7–9], persönliche Entscheidungen [9] oder auch seltenerer Geschlechtsverkehr [10].

Studienergebnisse [7–9], die verdeutlichen, dass RA-Patientinnen eine längere Zeit benötigen, um schwanger zu werden, belegen eine Beeinträchtigung der Fertilität. In einer Studie innerhalb des dänischen Geburtenregisters zeigte sich, dass es bei 25 % der RA-Patientinnen mehr als ein Jahr dauerte, bis sie schwanger wurden – im Vergleich zu 15,6 % in der Kontrollgruppe [7]. Da nur Frauen, die bereits Kinder bekommen hatten in dieses Geburtenregister aufgenommen wurden, liegt der tatsächliche

DOI 10.1515/9783110461664-005

Prozentsatz der RA-Frauen, die Schwierigkeiten bei der Konzeption hatten, möglicherweise höher. Clowse et al. [9] berichteten, dass 36 % der RA-Patientinnen mindestens einmal während ihrer Reproduktionsphase Probleme bei der Konzeption aufwiesen. In der niederländischen PARA(Pregnancy-induced Amelioration of Rheumatoid Arthritis)-Studie, einer großangelegten landesweiten prospektiven Kohortenstudie über RA und Schwangerschaft [8], zeigte sich, dass es bei 42 % der RA-Patientinnen weder zu einer Konzeption innerhalb eines Jahres noch im Folgezeitraum der Studie kam. Zum Vergleich: In der allgemeinen Bevölkerung liegt die mediane Prävalenz der Subfertilität, definiert als eine Zeit bis zur Schwangerschaft bei regelmäßigem ungeschütztem Geschlechtsverkehr von mehr als zwölf Monaten, bei durchschnittlich 9 % (Länderunterschiede zwischen 3,5 und 24,2 %) [11, 12].

Es wird angenommen, dass mehrere Faktoren zu Fertilitätsproblemen bei RA-Patientinnen führen. Da RA-Patientinnen Berichten zufolge die Menopause in einem früheren Alter erreichen [2, 6] und die beeinträchtigte Fertilität möglicherweise bereits vor der Diagnose von RA [2, 6] vorhanden war, wurde vermutet, dass RA-Patientinnen eine verminderte ovarielle Reserve aufweisen, die bereits vor dem Beginn der Erkrankung vorliegt und sowohl für die beeinträchtigte Fertilität als auch für die frühe Menopause verantwortlich sein könnte [10]. Allerdings unterschied sich der Serumspiegel des Anti-Müller-Hormons (AMH) (des zuverlässigsten Biomarkers für die ovarielle Reserve) vor der Menopause bei 72 Frauen im Frühstadium von RA (Alter: 18–42 Jahre) nicht von dem der gesunden Kontrollgruppe [13], was nicht auf Abnormalitäten in der ovariellen Reserve von RA-Patientinnen, zumindest im Frühstadium der Krankheit, hinweist. Vor kurzem wurden verminderte AMH-Spiegel bei Frauen mit fortgeschrittener RA festgestellt. Dies könnte darauf hinweisen, dass die AMH-Werte und damit die ovarielle Reserve entsprechend dem Krankheitsverlauf oder als Folge der Behandlung sinken [14].

In der niederländischen PARA-Studie wurde ein Zusammenhang zwischen hoher Krankheitsaktivität, der Einnahme bestimmter Medikamente und einer verlängerten Zeit bis zum Eintritt der Schwangerschaft gefunden. Bei mehr als 67 % der Frauen mit aktiver Erkrankung (DAS28 > 5,1) verging bis zum Eintritt der Schwangerschaft mehr als ein Jahr, während dies bei Frauen, deren Krankheit sich in Remission befand (DAS28 < 2,6), nur in 30 % der Fälle zutraf [8]. Die Einnahme von nichtsteroidalen Antiphlogistika (NSAR)-Medikamenten wurde mit einer verlängerten Zeit bis zum Eintritt der Schwangerschaft in Verbindung gebracht [8], wahrscheinlich durch die Hemmung der Produktion von Prostaglandinen. Prostaglandine sind an der Ovulation und Implantation beteiligt [10]. Auch Prednison in einer Dosis von mehr als 7,5 mg täglich wurde mit einer verlängerten Zeit bis zum Eintritt der Schwangerschaft assoziiert [8]. Die Wirkung von Prednison könnte mit einer vorübergehenden Unterdrückung der Hypothalamus-Hypophyse-Ovarialachse durch Glukokortikoide in Zusammenhang stehen oder durch eine direkte Wirkung auf die Ovarfunktion oder auf das Endometrium zustande kommen [15, 16].

Hauptsächlich auf der Basis von Studien in der Onkologie und Tiermodellen wird vermutet, dass eine vorherige Behandlung mit Methotrexat (MTX) zu einer beeinträchtigten Fertilität führen könnte [10]. Klinische Daten zur Auswirkung von MTX konnten keine negativen Effekte der früheren Anwendung von MTX auf die Fertilität von RA-Patientinnen nachweisen [8, 13].

Schließlich wird auch vermutet, dass die verminderte Fertilität bei RA-Patientinnen die Folge einer geringeren Häufigkeit des Geschlechtsverkehrs sein könnte [10]. Obwohl eine hohe Prävalenz von sexueller Dysfunktion bei hauptsächlich postmenopausalen RA-Patientinnen beschrieben wurde [10], ist es fraglich, ob aus diesen Studien Schlussfolgerungen über die Häufigkeit des Geschlechtsverkehrs bei jungen RA-Patientinnen mit aktivem Kinderwunsch abgeleitet werden können.

3.1.2 Die männliche Perspektive

Über die Fertilität männlicher RA-Patienten liegen keine verlässlichen Studien vor. Im Vergleich zu gesunden Kontrollgruppen wurden bei männlichen RA-Patienten niedrigere Testosteronspiegel festgestellt [17]. Ob diese jedoch zu einer verringerten Fertilität führen, ist nicht bekannt. Auch über den Einfluss von Antirheumatika weiß man wenig.

Die Behandlung mit Sulfasalazin wurde mit Oligospermie, reduzierter Mobilität der Spermien, einer erhöhten Anzahl deformierter Spermien und Infertilität in Verbindung gebracht. Die Spermatogenese normalisiert sich meist zwei Monate nach Absetzen des Medikaments [18]. Ein internationales Expertengremium zur Verwendung von MTX (die 3E-Initiative) empfiehlt das Absetzen von MTX drei Monate vor einer geplanten Schwangerschaft, obwohl in derselben Publikation darauf hingewiesen wird, dass diese Empfehlung nicht auf Forschungsergebnissen basiert, da zum Zeitpunkt der Veröffentlichung keine belegenden Studien vorlagen [19]. Neuere Studien mit einer Stichprobe von 233 lebendgeborenen Kindern deuten darauf hin, dass eine väterliche MTX-Exposition mit einer in der Rheumatologie üblichen Dosis zum Zeitpunkt der Konzeption nicht mit einem erhöhten Risiko von Geburtsfehlern einhergeht [20–22]. Im Allgemeinen wird von einer solchen MTX-Dosis nicht angenommen, dass sie mit Oligospermie, reduzierter Motilität, Konzentration und veränderter Morphologie des Spermas assoziiert ist, obwohl in Fallstudien Oligospermie und reversible Infertilität beobachtet wurden [23]. Glukokortikosteroide können theoretisch die männliche Fertilität beeinträchtigen [24], aber es fehlen klinische Studien dazu. Eine Studie legt nahe, dass auch die regelmäßige Anwendung von NSAR die Spermienqualität beeinträchtigen kann [25]. TNF-alpha-Inhibitoren scheinen keinen Einfluss auf die Qualität des Spermas zu nehmen und die männliche Fertilität nicht einzuschränken; sie erhöhen auch nicht das Risiko eines ungünstigen Schwangerschaftsausgangs der Partnerin [26–28], aber die klinischen Daten sind begrenzt. *In-vitro*-Untersuchungen weisen darauf hin, dass Chloroquin die Beweglichkeit der Spermien negativ beeinflussen kann. Für Chloroquin und Hydroxychloroquin liegen keine klinischen Studien vor [23].

Tendenziell bekommen Frauen mit RA weniger Kinder als gesunde Frauen. Mehrere Faktoren können dazu beitragen, z. B. die verminderte Fertilität, persönliche Entscheidungen oder auch seltenerer Geschlechtsverkehr. Über die Fertilität männlicher RA-Patienten liegen keine verlässlichen Studien vor.

3.2 RA-Krankheitsverlauf während und nach der Schwangerschaft

3.2.1 Bestimmung der RA-Krankheitsaktivität während der Schwangerschaft

Da bei RA-Patientinnen die Krankheitsaktivität den Schwangerschaftsausgang beeinflusst, erweist sich eine genaue Erfassung der RA-Krankheitsaktivität in der Schwangerschaft als wichtig. Diese ist jedoch schwierig, da mehrere Parameter zur Bestimmung der Krankheitsaktivität oder ihrer Komponenten durch die Schwangerschaft beeinflusst werden. So ist zum Beispiel bei schwangeren Frauen die Blutsenkungsgeschwindigkeit (BSG) aufgrund des Anstiegs der Fibrinogenkonzentration und der Abnahme der Hämoglobinkonzentration im Blut erhöht [29]. Die BSG steigt während der Schwangerschaft von 10 mm pro Stunde im ersten Trimester auf 33 mm pro Stunde im dritten Trimester und sinkt postpartum auf < 20 mm pro Stunde [30]. Daher sind Varianten der Krankheitsaktivitätsbewertung (*Disease Activity Score* DAS), die die BSG verwenden, nicht als Scoringverfahren in der Schwangerschaft geeignet [30, 31]. Die Schwangerschaft könnte auch die visuelle Analogskala (VAS) der globalen Gesundheit beeinflussen, die in den DAS integriert ist [30, 32]. Dies sind einige der Gründe, warum validierte alternative DAS-Scoring-Methoden untersucht worden sind. Angesichts der Tatsache, dass die CRP-Konzentration nur schwach von der Schwangerschaft beeinflusst wird, scheint die zuverlässigste Bestimmung der RA-Krankheitsaktivität während der Gestation ein DAS zu sein, der eine Bestimmung der Anzahl der geschwollenen und schmerzempfindlichen Gelenke und ein CRP beinhaltet, jedoch ohne Berücksichtigung einer VAS-Skala [30, 33].

3.2.2 RA-Krankheitsverlauf während der Schwangerschaft

Hench war der Erste, der die spontane Besserung der RA während der Schwangerschaft beschrieb. In seiner bereits 1938 erschienenen retrospektiven Studie wurde eine Besserung bei 90 % der 34 untersuchten Schwangerschaften festgestellt [34]. Seine ursprüngliche Beobachtung wurde von vielen retrospektiven Studien [1, 35–42] untermauert und von einigen kleinen prospektiven bestätigt [31, 43, 44], alle zwischen 1950 und 1989 durchgeführt. Die Besserungsrate in diesen Studien schwankte zwischen 54–95 %. Im Jahr 1993 zeigten Nelson et al. [45] eine Remission in 39 % und eine Besserung in 21 % der 18 prospektiv und 39 retrospektiv untersuchten Schwangerschaften.

In jüngerer Zeit wurden zwei prospektive Studien durchgeführt. In Großbritannien untersuchten Barrett et al. [46] prospektiv 140 schwangere Patientinnen mit RA vom dritten Trimester bis sechs Monate nach der Geburt. Die Krankheitsaktivität wurde durch die Anzahl der geschwollenen Gelenke beurteilt. Die Krankheitsaktivität im ersten und zweiten Trimester wurde retrospektiv durch eine Selbstbeurteilung der Patientinnen erfragt. In dieser Studie berichteten insgesamt 65 % der Patientinnen retrospektiv eine Abnahme der Schmerzen und Schwellungen während der Schwangerschaft. Allerdings erreichten nur 16 % eine vollständige Remission im dritten Trimester, definiert als keine geschwollenen Gelenke und ohne anti-rheumatische Therapie [46]. In der PARA-Studie, einer prospektiven Kohortenstudie zur RA und Schwangerschaft [47], ergab sich eine mittlere Abnahme des DAS28 von 0,4 zwischen dem ermittelten Wert vor der Konzeption (mittleres DAS28 3,8) und im dritten Trimester (Mittelwert DAS28 3,4). Dieser Rückgang im DAS28 von 0,4 konnte festgestellt werden, wenn alle Patientinnen zusammen analysiert wurden, einschließlich derer, die sich zu Beginn der Studie in Remission befanden. Eine stärkere Abnahme der Krankheitsaktivität wurde bei Patientinnen mit mäßiger bis hoher Krankheitsaktivität im ersten Trimester und bei Patientinnen ohne Auto-Antikörper beobachtet [48]. Wenn die Analyse auf Patientinnen mit einem anfänglichen DAS28-CRP $\geq 3,2$ (eine Voraussetzung für die Anwendung der EULAR-Response-Kriterien) beschränkt war, zeigte sich bei 48 % der Patientinnen eine Besserung während der Schwangerschaft; die Mehrheit wies jedoch nur eine moderate Verbesserung auf. Der Anteil der Patientinnen mit mäßiger bis hoher Krankheitsaktivität (DAS28 $\geq 3,2$) im dritten Trimester betrug ca. 50 %. Nur 27 % der Patientinnen waren in klinischer Remission (basierend auf einem DAS28 $< 2,6$) im Vergleich zu 11 % vor der Konzeption [47].

Die Unterschiede in den Besserungsraten zwischen früheren und neueren Studien lassen sich durch Unterschiede im Studiendesign (retrospektive versus prospektive Studien), bei der Patientinnenauswahl (in einigen früheren Studien wurden nur Patientinnen mit aktiver Erkrankung aufgenommen) und durch die verschiedenen Definitionen, die für Besserung und Remission verwendet wurden, erklären. Außerdem zeigt eine größere Anzahl von RA-Patientinnen eine geringere Krankheitsaktivität zu Beginn ihrer Schwangerschaft, da die Therapieverfahren in den letzten Jahrzehnten intensiviert wurden.

Ein kürzlich erschienener Übersichtsartikel [49] enthält einen guten Überblick über alle Studien, die sich mit den Auswirkungen der Schwangerschaft auf die RA-Krankheit beschäftigen.

3.2.3 RA-Krankheitsverlauf postpartum

Nach der Entbindung tendiert die RA häufig zu Schüben. In den retrospektiven Studien traten postpartale Exazerbationen bei 60–90 % der Patientinnen auf [34, 37, 41, 42], wobei die Mehrzahl der Krankheitsschübe innerhalb der ersten drei bis vier Monate nach der Entbindung einsetzten [37]. In der prospektiven Studie von Barrett et al. hatten 62 % der Frauen sechs Monate nach der Entbindung mehr betroffene Gelenke im Vergleich zum dritten Trimester. Im Mittel erhöhte sich die Anzahl der betroffenen Gelenke in diesem Zeitraum von acht auf zehn [46].

In der prospektiven Studie von de Man et al. [47] wurde von einer Krankheitsschubrate von 39 % trotz Wiedereinnahme der Medikamente berichtet. In dieser Studie wurde ein Krankheitsschub durch die Umkehr der EULAR-Response-Kriterien definiert. Interessanterweise erlebten auch nach einer Fehlgeburt ein Drittel der Patientinnen einen Schub ihrer Krankheitsaktivität [50].

Es ist nicht bekannt, welche Patientinnen nach einer Entbindung vermehrt zu Schüben neigen. Ein Zusammenhang mit dem Stillen wurde diskutiert [51]. Die Interpretation dieser Assoziation ist jedoch schwierig, da Frauen, die stillen, im Allgemeinen und – insbesondere in den damaligen Studien – keine Medikamente erhielten und ein Schub daher wahrscheinlicher ist. Das Auftreten eines Schubes nach einer vorherigen Schwangerschaft scheint einen Schub nach einer nachfolgenden Schwangerschaft vorherzusagen [52]. Obwohl Patientinnen, die keine Auto-Antikörper haben, eher während der Schwangerschaft eine Besserung erfahren, ist der Auto-Antikörperstatus nicht mit dem Auftreten eines postpartalen Schubes verbunden [48].

> Während der Schwangerschaft verbessert sich im Allgemeinen das Krankheitsbild, jedoch nicht in dem Ausmaß, wie früher gedacht. Nach der Entbindung kommt es häufig zu RA-Schüben.

3.3 Mechanismen, die der schwangerschaftsassoziierten Besserung der RA und dem postpartalen Schub zugrunde liegen können

Die schwangerschaftsassoziierte Verbesserung und postpartale Exazerbation der RA könnte das Resultat verschiedener hormoneller und immunologischer Veränderungen während der Schwangerschaft und der allmählichen Rückbildung dieser Veränderungen nach der Geburt sein [53]. Obwohl verschiedenste Faktoren untersucht wurden, sind die genauen Mechanismen dieser Phänomene weiter unklar.

3.3.1 Hormone in der Schwangerschaft und RA

Die Schwangerschaft ist mit Veränderungen der Cortisol-, Östrogen- und Progesteron-spiegel verbunden. Unter den untersuchten Hormonen war es zuerst Cortisol, von dem angenommen wurde, dass es einen Einfluss auf die Besserung der Krankheits-aktivität bei Frauen mit RA während der Schwangerschaft ausübt. Cortisol zeigt anti-inflammatorische Effekte durch die Erhöhung der Zytokine vom Th2-Typ (IL-4, IL-10, IL-13 und TGFβ) [54, 55]. Außerdem steigen seine [sowohl gebundenen als auch freien] Konzentrationen während der Schwangerschaft bis zum dritten Trimester an und sinken nach der Entbindung [55–57] ab. Allerdings konnte kein klarer Zusammenhang zwischen dem Cortisolspiegel und der Besserung der RA während der Schwanger-schaft gefunden werden [55, 58, 59].

Da RA bei Frauen häufiger vorkommt [60], wurde angenommen, dass Sexualhor-mone (Östrogen und Progesteron) eine Rolle bei der Pathogenese und damit auch bei der Besserung der RA während der Schwangerschaft spielen. Es ist bekannt, dass hohe Östrogenspiegel die T-Zell-Reaktion regulieren, indem sie anti-inflammatorische Zytokine induzieren und die T-Zellen-Zytotoxizität unterdrücken [53, 61]. Erhöhte Konzentrationen könnten durch die Modulation der Immunantwort bei der mit der Schwangerschaft verbundenen Besserung der RA eine Rolle spielen [62, 63]. Progeste-ron hat auch anti-inflammatorische Wirkungen durch die Hemmung der Produktion der Zytokine IL-1, IL-6 und IL-12 [64, 65]. Im Gegensatz zu Cortisol wurde der allei-nige Einfluss von Sexualhormonspiegeln auf die Krankheitsaktivität nicht direkt in Kohorten von RA-Patientinnen untersucht.

3.3.2 T-Zellen in RA und Schwangerschaft

Regulationsimmunologische Mechanismen scheinen notwendig zu sein, um die müt-terliche Abstoßung des semi-allogenen Fetus zu verhindern [66]. T-Zellen spielen nicht nur eine wichtige Rolle im Abstoßungsmechanismus, sondern auch in der Pa-thogenese der RA. Förger et al. [67] untersuchten die Rolle regulatorischer T-Zellen (T_{Reg}) bei Schwangeren mit RA. Die Anzahl der T_{Reg} liegt während der Schwanger-schaft höher als postpartum und sie scheinen durch Unterdrückung der mütterlichen Immunantwort gegen fetale Antigene wichtig für den Schutz des Fetus vor Abstoßung zu sein [67].

Darüber hinaus findet in der Schwangerschaft eine Verschiebung von einem im-munologischen Profil, in dem Helfer-T-Lymphozyten (Th) pro-inflammatorische Typ-1-Zytokine (z. B. IL-1, IL-2, IL-12, IFN-γ und TNF-α) produzieren, zu einem Profil, in dem Th-Zellen anti-inflammatorische Typ-2-Zytokine erzeugen (z. B. IL-4, IL-5, IL-10, IL-13 und TGF-β) [67, 68], statt. Parallel zu dieser immunologischen Veränderung der Th-Zell-Subpopulationen wurde vermutet, dass sich die RA-Krankheitsaktivität während der Gestationsperiode verbessert.

3.3.3 Menschliche Leukozyten-Antigen-Disparität

Während der Schwangerschaft befinden sich Mutter und Fetus aufgrund der Existenz mütterlicher Zellen im Fetus und fetaler Zellen in der Mutter [69, 70] in einem Zustand des Mikrochimerismus. Um eine Toleranz gegenüber dem semi-allogenen Fetus zu induzieren, wird das mütterliche Immunsystem während der Schwangerschaft unterdrückt [71]. Es wurde Folgendes vermutet: Je mehr sich Mutter und Fetus genetisch und immunologisch unterscheiden, desto stärker muss das Immunsystem unterdrückt werden und umso ausgeprägter werden Autoimmunerkrankungen wie RA positiv beeinflusst [72].

Nelson et al. [45] zeigten in 57 Schwangerschaften mehr mütterlich-fetale Disparität in HLA-DRB1-, DQA- und DQB-Allelen bei Patientinnen mit einer Besserung oder Remission der Krankheitsaktivität während der Schwangerschaft im Vergleich zu Patientinnen mit aktiver Erkrankung während der Schwangerschaft. Dieser Befund wurde auch von van der Horst-Bruinsma et al. [73] bei 45 Schwangerschaften beobachtet, bei denen die DQA1- und DQB1-Inkompatibilität zwischen Mutter und Kind mit einer günstigen Auswirkung der Schwangerschaft auf den Verlauf der Krankheitsaktivität einherging. Im Gegensatz dazu fanden Brennan et al. [74] in einer Stichprobe von 110 Patientinnen mit einer entzündlichen Polyarthritis keinen Zusammenhang zwischen der Remission der Erkrankung und den mütterlich-fetalen DRB1-, DQA1- und DQB1-Allelen. Doch in einer neueren kleinen Studie berichten Zrour et al. [75], dass ein Zusammenhang zwischen einem hohen Maß an mütterlich-fetaler HLA-Klasse-II-Disparität in den DRB1-, DQA1- und DQB1-Allelen und einer stärkeren Besserung der RA-Krankheitsaktivität während der Schwangerschaft besteht, allerdings nicht statistisch signifikant. Abweichende Ergebnisse bezüglich der HLA-Disparität beruhen möglicherweise auf unterschiedlichen Stichprobengrößen, aber vielleicht ist dieses Phänomen auch nur in einer bestimmten Untergruppe von Patientinnen oder bei Patientinnen mit einer bestimmten HLA-Haplotyp-Kombination relevant [75, 76].

3.3.4 Auto-Antikörper

Neben ihrer Funktion als Biomarker für die RA sollen die RA-assoziierten Auto-Antikörper gegen citrullinierte Proteine (ACPA) und Rheumafaktor (RF) ebenfalls eine Rolle bei der Pathogenese der RA spielen. Während der Schwangerschaft bleiben die Auto-Antikörper jedoch stabil und die Besserung der RA während der Schwangerschaft wurde nicht auf eine Abnahme der Auto-Antikörper zurückgeführt [48, 77]. Trotzdem ist die Besserung des Krankheitsverlaufes während der Schwangerschaft bei sero-negativen RA-Patientinnen wahrscheinlicher [48].

3.3.5 Glykosylierung

Bei der Glykosylierung handelt es sich um den Prozess der Bindung von Zuckermolekülen. Er übernimmt wichtige Funktionen in der Proteinfaltung und Rezeptorbindung [78] und tritt in etwa 50 % der Proteine auf.

Glykosylierungsstudien bei RA-Patienten konzentrierten sich hauptsächlich auf die Galaktosylierung der fragment-kristallisierbaren (Fc-)Region von Immunglobulin G (IgG) [79, 80]. Nichtschwangere RA-Patientinnen weisen einen niedrigeren Prozentsatz an galaktosylierten IgG-Molekülen im Vergleich zu Frauen ohne RA auf, was mit einer erhöhten Krankheitsaktivität korreliert [81, 82] und mit einem progressiveren Krankheitsverlauf einhergeht [83]. Während der Schwangerschaft steigt der Prozentsatz an galaktosylierten IgG-Molekülen. Dieser Anstieg ist mit der Besserung der RA-Krankheitsaktivität während der Schwangerschaft assoziiert und das Umgekehrte gilt für den Krankheitsschub nach der Entbindung [79, 81, 82, 84].

IgG scheint nur eines der vielen Proteine zu sein, die während der Schwangerschaft Veränderungen in der Glykosylierung zeigen [78]. Dies könnte darauf hindeuten, dass auch Veränderungen in anderen Molekülen, die eine Rolle bei der Pathogenese der RA spielen, für die Besserung der RA während der Schwangerschaft verantwortlich sein könnten.

3.3.6 Andere Faktoren bei der Besserung der RA

Neben hormonellen Veränderungen, T-Zellen, mütterlich-fetaler HLA-Disparität, Auto-Antikörpern und Galaktosylierung von IgG wurden auch einige andere Theorien vorgeschlagen, um die mit der Schwangerschaft verbundene Besserung der RA zu erklären. Erstens zeigten Ostensen et al. [85] an 34 Schwangeren mit einer rheumatischen Erkrankung, dass die anti-inflammatorischen Zytokine wie Interleukin-1-Rezeptorantagonist (IL1RA) und Rezeptoren für den löslichen Tumor-Nekrose-Faktor (sTNFR) während der Schwangerschaft erhöht waren und sich postpartum verringerten. Darüber hinaus korrelierten in dieser Studie die sTNFR-Werte negativ mit dem RA-Krankheitsaktivitätsindex (RADAI) und die Konzentrationen von IL1Ra korrelierten negativ mit der Krankheitsaktivität, gemessen an der globalen Beurteilung des Arztes (PGA, ein VAS von 0 bis 100) und der Anzahl der geschwollenen und schmerzempfindlichen Gelenke [85].

Zweitens berichteten Crocker et al. (87), dass die Neutrophilenfunktion, gemessen als neutrophilen-oxidativer Burst, während der Schwangerschaft bei gesunden Frauen und Frauen mit RA abnimmt. Da sich Neutrophile in den betroffenen Gelenken bei Patienten mit RA anreichern, könnte eine veränderte Neutrophilfunktion eine Entzündung in der Gelenkflüssigkeit reduzieren und dadurch zur mit der Schwangerschaft verbundenen Besserung beitragen [86]. Schließlich wurde die Hypothese aufgestellt, dass das Niveau von mannosebindendem Lektin (MBL) den

RA-Krankheitsverlauf verbessert [87]. Allerdings konnten van de Geijn et al. [88] in einer Kohorte von 216 Patentinnen keinen Zusammenhang zwischen MBL und Veränderungen der RA-Krankheitsaktivität während der Gestation feststellen.

3.3.7 Faktoren, die an der postpartalen Verschlechterung der RA beteiligt sein können

Wie bereits erwähnt, besteht bei Patientinnen mit RA ein erhöhtes Risiko für einen Krankheitsschub nach der Entbindung. Da angenommen wird, dass Umstellungen des Hormonspiegels und Veränderungen des Immunsystems für die schwangerschaftsbedingte Besserung der RA verantwortlich sind, ist es plausibel, die postpartalen Krankheitsschübe durch die Rückkehr des Immunsystems in den Zustand vor der Schwangerschaft [65] zu erklären. Da das Stillen mit einer Zunahme der Krankheitsaktivität nach der Entbindung [51] assoziiert wurde, könnte Prolaktin im postpartalen Krankheitsschub bei RA-Patientinnen eine Rolle spielen. Prolaktin zeigt pro-inflammatorische Wirkungen, wie z. B. die verstärkte Erzeugung von B-Zellen, die Zellproliferation, die Entwicklung antigenpräsentierender Zellen, die Immunoglobinproduktion sowie die Hochregulierung von Th1-Typ-Zytokinen (IL-1, IL-6, IL-12) [89]. Die Rolle von Prolaktin muss mit Vorsicht bewertet werden, da stillende Frauen wahrscheinlich keine Medikamente einnehmen und deshalb anfälliger für eine Verschlechterung während der Laktationsperiode sind [51, 65].

> Die schwangerschaftsbedingte Besserung und die postpartale Exazerbation der RA könnten das Ergebnis mehrerer hormonaler und immunologischer Veränderungen während der Schwangerschaft und der allmählichen Rückkehr dieser Veränderungen zu den Vorschwangerschaftswerten nach der Entbindung sein. Obwohl mehrere mögliche Mechanismen untersucht worden sind, bleibt die genaue Erklärung dieser Phänomene im Dunkeln.

3.4 Schwangerschaftsausgang und mögliche Folgen für das Kind

3.4.1 Schwangerschaftsausgang

In großen Kohortenstudien wurde festgestellt, dass der Schwangerschaftsausgang bei RA-Patientinnen im Vergleich zur normalen gesunden Population [90–93] im Allgemeinen ungünstiger verläuft, wenn auch nicht in dem Maße, wie z. B. bei systemischem Lupus erythematodes (SLE). In bevölkerungsbezogenen Studien fehlen oft detaillierte klinische Informationen, weshalb häufig nicht festgestellt werden kann, ob der negative Ausgang im Zusammenhang mit der RA oder mit der Einnahme von Medikamenten steht. Darüber hinaus können in diesen Studien Zusammenhänge mit der Krankheitsaktivität oftmals nicht nachgewiesen werden.

Die neueren prospektiven Studien erlauben die Untersuchung der detaillierten Interaktion zwischen Krankheitsaktivität, Medikamenteneinnahme und Schwangerschaftsausgang [94]. Jedoch haben die neueren prospektiven Studien, obwohl sie viele Schwangerschaften einschließen, oft nicht die Aussagekraft, um weniger häufige Komplikationen, wie z. B. Präeklampsie und sehr niedriges Geburtsgewicht, zu untersuchen.

Insgesamt scheint es, dass ein negativer Schwangerschaftsausgang hauptsächlich mit aktiver RA zusammenhängt. Differenzen gegenüber der Allgemeinbevölkerung sind häufig gering und es ist daher fraglich, ob die beobachteten Unterschiede klinische Implikationen für einzelne Patientinnen aufweisen, insbesondere wenn die Krankheitsaktivität gut kontrolliert wird. Vor allem fand keine der Studien über den Schwangerschaftsausgang bei RA-Patientinnen ein erhöhtes Risiko für schwere angeborene Fehlbildungen oder perinatalen Tod. Ein kürzlich erschienener Studienüberblick befasste sich mit den Auswirkungen der RA auf den Schwangerschaftsausgang [49]. Ein Überblick über den Schwangerschaftsausgang und RA findet sich in Tab. 3.1.

Hinsichtlich der Auswirkungen der RA männlicher Patienten auf den Schwangerschaftsausgang ihrer Partnerinnen sind keine ausreichenden Studien durchgeführt worden.

Tab. 3.1: Übersicht über negative Schwangerschaftsausgänge im Zusammenhang mit RA*.

Negativer Schwangerschaftsausgang	Verweise
Fehlgeburt	[95]
Frühgeburt	[90, 91, 93, 94, 96–99]
Präeklampsie	[91, 96]
Kaiserschnitt	[91, 92, 94, 96]
Vaginal-operative Entbindung	[94]
Vaginalblutung	[96]
Geringes Geburtsgewicht	[90–94, 96–99]
einschließlich zu klein für das Gestationsalter	

* Studien, die kein erhöhtes Risiko anzeigen, sind nicht aufgeführt.

3.4.2 Fehlgeburt

Es wurden entweder Fehlgeburtenraten vergleichbar mit der Allgemeinbevölkerung oder eine leicht erhöhte Inzidenz beschrieben. Brouwer et al. [50] berichteten, dass das Risiko einer Fehlgeburt bei Frauen mit RA 17 % beträgt, was mit dem der allgemeinen Bevölkerung vergleichbar ist (11–22 %). Allerdings fehlt der Studie die Teststärke, um eine nur kleine Erhöhung der Fehlgeburtenrate zu erkennen. Des Weiteren wurde lediglich der Verlauf geplanter Schwangerschaften untersucht, daher nahm keine der

Patientinnen Methotrexat, ein Medikament, das dafür bekannt ist, Fehlgeburten hervorzurufen. Darüber hinaus weisen die Autoren darauf hin, dass ihre Kohorte durch einen gesunden Kohorteneffekt beeinflusst sein könnte.

Wallenius et al. (96) berichteten, basierend auf Daten des norwegischen medizinischen Geburtsregisters, über die relativen Risiken von frühen 1,2 (95 % CI 1,1–1,3) und späten Fehlgeburten 1,4 (95 % CI 1,1–1,7) bei Frauen mit RA gegenüber Referenzgruppen. Da in dieser Studie keine Informationen über die Medikamenteneinnahme zur Verfügung standen, kann nicht ausgeschlossen werden, dass das leicht erhöhte Risiko ein Ergebnis ungeplanter Schwangerschaften bei Frauen, die Methotrexat einnahmen, war.

3.4.3 Präeklampsie

Präeklampsie stellt in der gesunden Bevölkerung eine relativ seltene Schwangerschaftskomplikation dar. In einer großen gemeinsamen schwedischen und dänischen Prävalenzstudie war das Risiko einer Präeklampsie bei der erstmaligen Einlingsgeburt von 3,4 % bei nicht betroffenen Frauen auf 5,0 % bei Frauen mit RA leicht erhöht [91]. Dies wurde in einer Studie bestätigt, die auf Daten des medizinischen Geburtsregisters von Norwegen beruht, obwohl in dieser Studie die Differenz knapp unterhalb der statistischen Signifikanz lag ($p = 0,05$) [96]. Einige Studien [94] sehen jedoch keine Zunahme der Präeklampsie während der Schwangerschaft bei RA-Patientinnen, was jedoch an der zu geringen Teststärke liegen kann.

3.4.4 Entbindungsarten

Reed et al. (98) fanden in einer Kohorte von 243 Frauen aus dem Geburtsregister des US-Bundestaates Washington, dass bei Frauen mit RA das Risiko eines primären Kaiserschnittes erhöht war (34 % vs. 19,5 % in der Kontrollgruppe). Die Hauptursachen für den Kaiserschnitt in der RA-Population bestanden in einem Missverhältnis zwischen Fetus und Becken, Wehenschwäche und einem fetalen Gefahrenzustand in 32 %, 31 % bzw. 18 % der Fälle. Diese Prozentsätze unterschieden sich nicht signifikant zu denen von Frauen ohne RA [97]. In der oben erwähnten Studie von Norgaard et al. [91] hatten mehr RA-Patientinnen Kaiserschnittentbindungen (26,0 % vs. 16,5 % bei nicht Betroffenen), wobei jedoch Angaben zu den Indikationen fehlen. Die Studie von de Man et al. [94] zeigte eine höhere Anzahl von Kaiserschnittgeburten in der Gruppe mit DAS28-CRP > 3,2 (22 % vs. 10 % in der Gruppe mit DAS28-CRP ≤ 3,2) und eine erhöhte Anzahl von RA-Patientinnen, die einer vaginal-operativen Entbindung bedurften (17 % vs. 10 % in der Referenzgruppe), wobei Letzteres nicht mit der Krankheitsaktivität im Zusammenhang stand. Bei der Mehrheit der Patientinnen erfolgte der Kaiserschnitt aufgrund von Beckenendlage und Wehenschwäche. Eine Bevölkerungsstudie untersuchte die Rate der Notfall- und geplanten Kaiserschnitte getrennt; Notfallkaiserschnitte traten bei Patientinnen nicht häufiger auf als in der Referenzgruppe, aber die Rate der geplanten Kaiserschnitte lag bei RA-Patientinnen bei der ersten und späteren Geburten deutlich höher [96].

Prozentsätze von Kaiserschnittentbindungen sollten mit Vorsicht interpretiert werden, da die Indikationen zur Durchführung eines Kaiserschnittes zwischen verschiedenen Ländern variieren können.

3.4.5 Frühgeburt

Im Vergleich zur allgemeinen Bevölkerung wurde ein erhöhtes Risiko für Frühgeburten [91, 96–99] von 9,2–15,2 % festgestellt. Es wurde berichtet, dass eine aktive Erkrankung [93] und die Verwendung von Prednison [94] zu diesem erhöhten Risiko beitragen.

3.4.6 Für das Gestationsalter zu kleine Säuglinge

In Abhängigkeit von der verwendeten Definition berichten mehrere Studien über ein erhöhtes Risiko für Säuglinge, die für das Gestationsalter zu klein sind (small for gestational age, SGA), das von ±3 % bei nicht betroffenen Frauen bis zu ±10 % bei Frauen mit RA [90–93, 100] reicht. Ein Zusammenhang zwischen einer erhöhten RA-Krankheitsaktivität während der Schwangerschaft und einem niedrigeren Geburtsgewicht wurde nachgewiesen [94].

3.4.7 Langfristige Folgen für die Kinder

Das Geburtsgewicht der Kinder steht umgekehrt proportional mit dem Ausmaß der Krankheitsaktivität der Mütter in Zusammenhang, d. h., je höher die mütterliche Krankheitsaktivität, desto geringer das Geburtsgewicht und desto schneller das Aufholwachstum nach der Geburt. Ein niedriges Geburtsgewicht (auch innerhalb des normalen Bereichs) wird mit einem erhöhten Risiko für kardiovaskuläre und metabolische Erkrankungen im Erwachsenenalter in Zusammenhang gebracht [101, 102]. Die Ausprägung dieses Effekts ist abhängig von der Geschwindigkeit des Aufholwachstums der Kinder im ersten Lebensjahr. De Steenwinkel et al. [103] untersuchten Wachstumsdiagramme von 167 Kindern von Frauen mit RA. 28 % zeigten ein schnelles Aufholwachstum im Gewicht. Eine Stichprobe von 108 dieser Kinder wurde im Alter von sieben Jahren erneut untersucht. In diesem Alter zeigten die Kinder kein anthropometrisches Risikoprofil wie erhöhten Blutdruck oder einen veränderten Körperaufbau im Vergleich zu Kindern, die von gesunden Müttern geboren wurden [104].

Die Einnahme von Prednison während der Schwangerschaft wurde mit einem leicht erhöhten Cortisolspiegel bei Kindern im Alter von sieben Jahren [105] in Zusammenhang gebracht. Die klinische Konsequenz dieses Befundes ist unklar, da diese Beobachtung nicht mit den klinischen Anzeichen eines erhöhten Cortisolspiegels einherging.

Insgesamt scheint es, dass ein negativer Schwangerschaftsausgang hauptsächlich mit aktiver RA zusammenhängt. Die Unterschiede gegenüber der Allgemeinbevölkerung fallen häufig gering aus und es ist daher fraglich, ob die beobachteten Differenzen klinische Implikationen für einzelne Patientinnen nach sich ziehen, insbesondere wenn die Krankheitsaktivität gut kontrolliert wird.

3.5 Der praktische Umgang mit RA-Patienten mit Kinderwunsch

3.5.1 Weibliche Patienten

RA-Patientinnen mit Kinderwunsch bedürfen frühzeitiger rheumatologischer sowie auch gynäkologischer Betreuung. Angesichts der Einschränkungen während der Schwangerschaft sollten Medikamentendosen rechtzeitig angepasst und, wenn möglich, ein Zeitpunkt niedriger Krankheitsaktivität oder Remission gewählt werden. Ein Überblick über Medikamente, die mit Schwangerschaft und Stillen vereinbar sind, ist in Kapitel 10 dieses Buches zu finden. Oftmals möchten die Patientinnen aus Angst, ihrem künftigen Kind zu schaden, keine Medikamente einnehmen. Die Patientinnen sollten darauf hingewiesen werden, dass für Mutter und Kind die Vorteile der fortgesetzten Einnahme ausgewählter Medikamente das Risiko nachteiliger Auswirkungen überwiegen. Bei der Beratung von RA-Patientinnen mit Kinderwunsch ist es wichtig zu wissen, dass die Einnahme von Sulfasalazin (SZ), Hydroxychloroquin (HCQ), niedrig dosiertem Prednison und TNF-Inhibitoren während der Schwangerschaft und Stillzeit als sicher gilt, mit der Ausnahme, das einige – nicht alle – TNF-Inhibitoren nach der 20. SSW einen hohen Plazentatransfer aufweisen. In solchen Fällen kann der TNF-Inhibitor abgesetzt oder auf einen TNF-Inhibitor mit geringerem Plazentadurchgang umgestellt werden [106].

In der täglichen Praxis können RA-Patientinnen mit Kinderwunsch SZ und HCQ verschrieben werden. Führt dies nicht zu einer geringeren Krankheitsaktivität, sollte zusätzlich Prednison – am besten nicht mehr als 7,5 mg [8] täglich – und/oder ein TNF-Blocker gegeben werden. Bei Patientinnen, die bereits TNF-Blocker erhalten, sollte die Indikation für diese erneut überprüft werden, in den meisten Fällen empfiehlt sich jedoch die weitere Einnahme, da das Absetzen von TNF-Blockern in der Regel zu einer hohen Krankheitsaktivität führt. Bei RA-Patientinnen mit körperlichen Beeinträchtigungen können größere Probleme als bei anderen Patientinnen während der Schwangerschaft und nach der Geburt auftreten. Der Umgang mit praktischen Problemen sollte am besten vor oder im Frühstadium der Schwangerschaft besprochen werden.

Im Allgemeinen kann die folgende Checkliste verwendet werden:
- Alter der Patientin,
- sozialer Kontext (soziale Rollen, Arbeit),
- Anzahl und Verlauf der vorherigen Schwangerschaften (Wie lange dauerte es bis zur Konzeption bei früheren Schwangerschaften? War eine künstliche Befruchtung notwendig? Waren vorherige Schwangerschaften vom gleichen Partner?),
- Verlauf des Menstruationszyklus (Wie ist der Menstruationszyklus? Bei der Verwendung von oralen Kontrazeptiva: Wie war der Menstruationszyklus vor Beginn der oralen Kontrazeptiva?),
- Familiengeschichte (Gibt es genetisch bedingte Krankheiten in der Familie?),
- in Bezug auf den Partner (Hat er eine chronische Krankheit, verwendet er Medikamente, Alkohol, Drogen, raucht er? Krankheitsgeschichte, Krankheiten, die die Fertilität beeinträchtigen könnten (Kryptorchismus?), gibt es in seiner Familie genetisch bedingte Krankheiten?),
- aktuelle Medikamente, Krankheitsaktivität, extra-artikuläre Merkmale,
- Funktionsbeeinträchtigung,
- Komorbidität,
- sexuelle Probleme.

3.5.2 Männliche Patienten

Im Allgemeinen wird für männliche Patienten trotz der offensichtlichen Anpassungen die gleiche Checkliste genutzt.

Auch für männliche Patienten wird empfohlen, eine niedrige Krankheitsaktivität und vorzugsweise eine Remission anzustreben. Zu diesem Zweck wird eine niedrige Dosis Prednison gelegentlich in Kombination mit Hydroxychloroquin oder einem TNF-Blocker verschrieben. Methotrexat scheint eine gute Option für männliche Patienten mit Kinderwunsch darzustellen; dennoch ist bei der Verschreibung in dieser besonderen Situation Vorsicht geboten. Für einige Medikamente wurden auf Gruppenebene keine Auswirkungen auf die Qualität der Spermien beschrieben, während in den Fallstudien ein klarer Zusammenhang zwischen der Verschreibung eines bestimmten Arzneimittels und der verringerten Spermienqualität berichtet wurde [23]. In diesen Fällen sollte eine Spermienanalyse für den Patienten in Betracht gezogen werden.

3.6 Literatur

[1]   Hargreaves ER. A survey of rheumatoid arthritis in West Cornwall; a report to the Empire Rheumatism Council. Ann Rheum Dis. 1958; 17(1): 61–75.

[2]   Kay A, Bach F. Subfertility before and after the development of rheumatoid arthritis in women. Ann Rheum Dis. 1965; 24: 169–173.

[3]   Wallenius M, Skomsvoll JF, Irgens LM, Salvesen KA, Nordvag BY, Koldingsnes W, et al. Fertility in women with chronic inflammatory arthritides. Rheumatology (Oxford). 2011; 50(6): 1162–1167.

[4]   Wallenius M, Skomsvoll JF, Irgens LM, Salvesen KA, Nordvag BY, Koldingsnes W, et al. Parity in patients with chronic inflammatory arthritides childless at time of diagnosis. Scand J Rheumatol. 2012; 41(3): 202–207.

[5]   Skomsvoll JF, Ostensen M, Baste V, Irgens LM. Number of births, interpregnancy interval, and subsequent pregnancy rate after a diagnosis of inflammatory rheumatic disease in Norwegian women. J Rheumatol. 2001; 28(10): 2310–2314.

[6]   Del Junco DJ, Annegers JF, Coulam CB, Luthra HS. The relationship between rheumatoid arthritis and reproductive function. Br J Rheumatol. 1989; 28 Suppl 1: 33; discussion 42–45.

[7]   Jawaheer D, Zhu JL, Nohr EA, Olsen J. Time to pregnancy among women with rheumatoid arthritis. Arthritis Rheum. 2011; 63(6): 1517–1521.

[8]   Brouwer J, Hazes JM, Laven JS, Dolhain RJ. Fertility in women with rheumatoid arthritis: influence of disease activity and medication. Ann Rheum Dis. 2014.

[9]   Clowse ME, Chakravarty E, Costenbader KH, Chambers C, Michaud K. Effects of infertility, pregnancy loss, and patient concerns on family size of women with rheumatoid arthritis and systemic lupus erythematosus. Arthritis Care Res (Hoboken). 2012; 64(5): 668–674.

[10]   Provost M, Eaton JL, Clowse ME. Fertility and infertility in rheumatoid arthritis. Curr Opin Rheumatol. 2014; 26(3): 308–314.

[11]   Juul S, Karmaus W, Olsen J. Regional differences in waiting time to pregnancy: pregnancy-based surveys from Denmark, France, Germany, Italy and Sweden. The European Infertility and Subfecundity Study Group. Hum Reprod. 1999; 14(5): 1250–1254.

[12]   Boivin J, Bunting L, Collins JA, Nygren KG. International estimates of infertility prevalence and treatment-seeking: potential need and demand for infertility medical care. Hum Reprod. 2007; 22(6): 1506–1512.

[13]   Brouwer J, Laven JS, Hazes JM, Schipper I, Dolhain RJ. Levels of serum anti-Mullerian hormone, a marker for ovarian reserve, in women with rheumatoid arthritis. Arthritis Care Res (Hoboken). 2013; 65(9): 1534–1538.

[14]   Henes M, Froeschlin J, Taran FA, Brucker S, Rall KK, Xenitidis T, et al. Ovarian reserve alterations in premenopausal women with chronic inflammatory rheumatic diseases: impact of rheumatoid arthritis, Behcet's disease and spondyloarthritis on anti-Mullerian hormone levels. Rheumatology (Oxford). 2015; 54(9): 1709–1712.

[15]   Saketos M, Sharma N, Santoro NF. Suppression of the hypothalamic-pituitary-ovarian axis in normal women by glucocorticoids. Biol Reprod. 1993; 49(6): 1270–1276.

[16]   Whirledge S, Cidlowski JA. A role for glucocorticoids in stress-impaired reproduction: beyond the hypothalamus and pituitary. Endocrinology. 2013; 154(12): 4450–4468.

[17]   Gordon D, Beastall GH, Thomson JA, Sturrock RD. Androgenic status and sexual function in males with rheumatoid arthritis and ankylosing spondylitis. Q J Med. 1986; 60(231): 671–679.

[18]   O'Morain C, Smethurst P, Dore CJ, Levi AJ. Reversible male infertility due to sulphasalazine: studies in man and rat. Gut. 1984; 25(10): 1078–1084.

[19]   Visser K, Katchamart W, Loza E, Martinez-Lopez JA, Salliot C, Trudeau J, et al. Multinational evidence-based recommendations for the use of methotrexate in rheumatic disorders with a focus on rheumatoid arthritis: integrating systematic literature research and expert opinion of a broad international panel of rheumatologists in the 3E Initiative. Ann Rheum Dis. 2009; 68(7): 1086–1093.

[20]   Wallenius M, Lie E, Daltveit AK, Salvesen KA, Skomsvoll JF, Kalstad S, et al. No excess risks in offspring with paternal preconception exposure to disease-modifying antirheumatic drugs. Arthritis Rheumatol. 2015; 67(1): 296–301.

[21]   Weber-Schoendorfer C, Hoeltzenbein M, Wacker E, Meister R, Schaefer C. No evidence for an increased risk of adverse pregnancy outcome after paternal low-dose methotrexate: an observational cohort study. Rheumatology (Oxford). 2014; 53(4): 757–763.

[22]   Beghin D, Cournot MP, Vauzelle C, Elefant E. Paternal exposure to methotrexate and pregnancy outcomes. J Rheumatol. 2011; 38(4): 628–632.

[23]   Millsop JW, Heller MM, Eliason MJ, Murase JE. Dermatological medication effects on male fertility. Dermatol Ther. 2013; 26(4): 337–346.

[24]   Whirledge S, Cidlowski JA. Glucocorticoids, stress, and fertility. Minerva Endocrinol. 2010; 35(2): 109–125.

[25]   Martini AC, Molina RI, Tissera AD, Ruiz RD, Fiol de Cuneo M. Analysis of semen from patients chronically treated with low or moderate doses of aspirin-like drugs. Fertil Steril. 2003; 80(1): 221–222.

[26]   Puchner R, Danninger K, Puchner A, Pieringer H. Impact of TNF-blocking agents on male sperm characteristics and pregnancy outcomes in fathers exposed to TNF-blocking agents at time of conception. Clin Exp Rheumatol. 2012; 30(5): 765–767.

[27]   Ramonda R, Foresta C, Ortolan A, Bertoldo A, Oliviero F, Lorenzin M, et al. Influence of tumor necrosis factor alpha inhibitors on testicular function and semen in spondyloarthritis patients. Fertil Steril. 2014; 101(2): 359–365.

[28]   Micu MC, Micu R, Surd S, Girlovanu M, Bolboaca SD, Ostensen M. TNF-alpha inhibitors do not impair sperm quality in males with ankylosing spondylitis after short-term or long-term treatment. Rheumatology (Oxford). 2014; 53(7): 1250–1255.

[29]   van den Broe NR, Letsky EA. Pregnancy and the erythrocyte sedimentation rate. BJOG. 2001; 108(11): 1164–1167.

[30]   de Man YA, Hazes JM, van de Geijn FE, Krommenhoek C, Dolhain RJ. Measuring disease activity and functionality during pregnancy in patients with rheumatoid arthritis. Arthritis Rheum. 2007; 57(5): 716–722.

[31]   Ostensen M, Husby G. A prospective clinical study of the effect of pregnancy on rheumatoid arthritis and ankylosing spondylitis. Arthritis Rheum. 1983; 26(9): 1155–1159.

[32]   Prevoo ML, van 't Hof MA, Kuper HH, van Leeuwen MA, van de Putte LB, van Riel PL. Modified disease activity scores that include twenty-eight-joint counts. Development and validation in a prospective longitudinal study of patients with rheumatoid arthritis. Arthritis Rheum. 1995; 38(1): 44–48.

[33]   de Man YA, Dolhain RJ, Hazes JM. Disease activity or remission of rheumatoid arthritis before, during and following pregnancy. Curr Opin Rheumatol. 2014; 26(3): 329–333.

[34]   Hench PS. The ameliorating effect of pregnancy on chronic atrophic (infectious rheumatoid) arthritis, fibrositis and intermittent hydrarthritis. Mayo Clin Proc. 1938; 13: 161–167.

[35]   Lewis-Faning E. Report on an enquiry into the aetiological factors associated with rheumatoid arthritis. Ann Rheum Dis. 1950; 9 (Suppl).

[36]   Torrent PB, Marcet CA. Effect of pregnancy on the course of chronic progressive polyarthritis. Rev Esp Reum Enferm Osteoartic. 1951; 4: 96–99.

[37] Oka M. Effect of pregnancy on the onset and course of rheumatoid arthritis. Ann Rheum Dis. 1953; 12(3): 227–229.

[38] Betson JR Jr., Dorn RV. Forty cases of arthritis and pregnancy. J Int Coll Surg. 1964; 42: 521–526.

[39] Morris WI. Pregnancy in rheumatoid arthritis and systemic lupus erythematosus. Aust N Z J Obstet Gynaecol. 1969; 9(3): 136–144.

[40] Neely NT, Persellin RH. Activity of rheumatoid arthritis during pregnancy. Tex Med. 1977; 73(8): 59–63.

[41] Ostensen M, Aune B, Husby G. Effect of pregnancy and hormonal changes on the activity of rheumatoid arthritis. Scand J Rheumatol. 1983; 12(2): 69–72.

[42] Klipple GL, Cecere FA. Rheumatoid arthritis and pregnancy. Rheum Dis Clin North Am. 1989; 15(2): 213–239.

[43] Smith WD, West HF. Pregnancy and rheumatoid arthritis. Acta Rheumatol Scand. 1960; 6: 189–201.

[44] Unger A, Kay A, Griffin AJ, Panayi GS. Disease activity and pregnancy associated alpha 2-glycoprotein in rheumatoid arthritis during pregnancy. Br Med J (Clin Res Ed). 1983; 286(6367): 750–752.

[45] Nelson JL, Hughes KA, Smith AG, Nisperos BB, Branchaud AM, Hansen JA. Maternal-fetal disparity in HLA class II alloantigens and the pregnancy-induced amelioration of rheumatoid arthritis. N Engl J Med. 1993; 329(7): 466–471.

[46] Barrett JH, Brennan P, Fiddler M, Silman AJ. Does rheumatoid arthritis remit during pregnancy and relapse postpartum? Results from a nationwide study in the United Kingdom performed prospectively from late pregnancy. Arthritis Rheum. 1999; 42(6): 1219–1227.

[47] de Man YA, Dolhain RJ, van de Geijn FE, Willemsen SP, Hazes JM. Disease activity of rheumatoid arthritis during pregnancy: results from a nationwide prospective study. Arthritis Rheum. 2008; 59(9): 1241–1248.

[48] de Man YA, Bakker-Jonges LE, Goorbergh CM, Tillemans SP, Hooijkaas H, Hazes JM, et al. Women with rheumatoid arthritis negative for anti-cyclic citrullinated peptide and rheumatoid factor are more likely to improve during pregnancy, whereas in autoantibody-positive women autoantibody levels are not influenced by pregnancy. Ann Rheum Dis. 2010; 69(2): 420–423.

[49] Ince-Askan H, Dolhain RJ. Pregnancy and rheumatoid arthritis. Best Pract Res Clin Rheumatol. 2015; 29(4–5): 580–596.

[50] Brouwer J, Laven JS, Hazes JM, Dolhain RJ. Miscarriages in female rheumatoid arthritis patients – associations with serology, disease activity and anti-rheumatic treatment. Arthritis Rheumatol. 2015.

[51] Barrett JH, Brennan P, Fiddler M, Silman A. Breast-feeding and postpartum relapse in women with rheumatoid and inflammatory arthritis. Arthritis Rheum. 2000; 43(5): 1010-1015.

[52] Ince-Askan H, Hazes JM, Dolhain RJ. Is disease activity in rheumatoid arthritis during pregnancy and after delivery predictive for disease activity in a subsequent pregnancy? J Rheumatol. 2016; 43(1): 22–25.

[53] Ostensen M, Villiger PM. The remission of rheumatoid arthritis during pregnancy. Semin Immunopathol. 2007; 29(2): 185–191.

[54] Masi AT, Feigenbaum SL, Chatterton RT. Hormonal and pregnancy relationships to rheumatoid arthritis: convergent effects with immunologic and microvascular systems. Semin Arthritis Rheum. 1995; 25(1): 1–27.

[55] Elenkov IJ, Hoffman J, Wilder RL. Does differential neuroendocrine control of cytokine production govern the expression of autoimmune diseases in pregnancy and the postpartum period? Mol Med Today. 1997; 3(9): 379–383.

[56] D'Anna-Hernandez KL, Ross RG, Natvig CL, Laudenslager ML. Hair cortisol levels as a retrospective marker of hypothalamic-pituitary axis activity throughout pregnancy: comparison to salivary cortisol. Physiol Behav. 2011; 104(2): 348–353.

[57] Nolten WE, Rueckert PA. Elevated free cortisol index in pregnancy: possible regulatory mechanisms. Am J Obstet Gynecol. 1981; 139(4): 492–498.

[58] Oka M. Activity of rheumatoid arthritis and plasma 17-hydroxycorticosteroids during pregnancy and following parturition: report on two cases. Acta Rheumatol Scand. 1958; 4(4): 243–248.

[59] Ostensen M. Glucocorticosteroids in pregnant patients with rheumatoid arthritis. Z Rheumatol. 2000; 59 Suppl 2: II/70–74.

[60] Whitacre CC. Sex differences in autoimmune disease. Nat Immunol. 2001; 2(9): 777–780.

[61] Cutolo M, Sulli A, Seriolo B, Accardo S, Masi AT. Estrogens, the immune response and autoimmunity. Clin Exp Rheumatol. 1995; 13(2): 217–226.

[62] Ostensen M. Sex hormones and pregnancy in rheumatoid arthritis and systemic lupus erythematosus. Ann N Y Acad Sci. 1999; 876: 131–143; discussion 44.

[63] Kahn DA, Baltimore D. Pregnancy induces a fetal antigen-specific maternal T regulatory cell response that contributes to tolerance. Proc Natl Acad Sci U S A. 2010; 107(20): 9299–9304.

[64] Kanik KS, Wilder RL. Hormonal alterations in rheumatoid arthritis, including the effects of pregnancy. Rheum Dis Clin North Am. 2000; 26(4): 805–823.

[65] Dolhain RJ. Rheumatoid arthritis and pregnancy; not only for rheumatologists interested in female health issues. Ann Rheum Dis. 2010; 69(2): 317–318.

[66] Billington WD. The immunological problem of pregnancy: 50 years with the hope of progress. A tribute to Peter Medawar. J Reprod Immunol. 2003; 60(1): 1–11.

[67] Forger F, Marcoli N, Gadola S, Moller B, Villiger PM, Ostensen M. Pregnancy induces numerical and functional changes of CD4+CD25 high regulatory T cells in patients with rheumatoid arthritis. Ann Rheum Dis. 2008; 67(7): 984–990.

[68] Amin S, Peterson EJ, Reed AM, Mueller DL. Pregnancy and rheumatoid arthritis: insights into the immunology of fetal tolerance and control of autoimmunity. Curr Rheumatol Rep. 2011; 13(5): 449–455.

[69] Gammill HS, Nelson JL. Naturally acquired microchimerism. Int J Dev Biol. 2010; 54(2–3): 531–543.

[70] Yan Z, Aydelotte T, Gadi VK, Guthrie KA, Nelson JL. Acquisition of the rheumatoid arthritis HLA shared epitope through microchimerism. Arthritis Rheum. 2011; 63(3): 640–644.

[71] Hazes JM, Coulie PG, Geenen V, Vermeire S, Carbonnel F, Louis E, et al. Rheumatoid arthritis and pregnancy: evolution of disease activity and pathophysiological considerations for drug use. Rheumatology (Oxford). 2011; 50(11): 1955–1968.

[72] Nelson JL, Hansen JA. Autoimmune diseases and HLA. Crit Rev Immunol. 1990; 10(4): 307–328.

[73] van der Horst-Bruinsma IE, de Vries RR, de Buck PD, van Schendel PW, Breedveld FC, Schreuder GM, et al. Influence of HLA-class II incompatibility between mother and fetus on the development and course of rheumatoid arthritis of the mother. Ann Rheum Dis. 1998; 57(5): 286–290.

[74] Brennan P, Barrett J, Fiddler M, Thomson W, Payton T, Silman A. Maternal-fetal HLA incompatibility and the course of inflammatory arthritis during pregnancy. J Rheumatol. 2000; 27(12): 2843–2848.

[75] Zrour SH, Boumiza R, Sakly N, Mannai R, Korbaa W, Younes M, et al. The impact of pregnancy on rheumatoid arthritis outcome: the role of maternofetal HLA class II disparity. Joint Bone Spine. 2010; 77(1): 36–40.

[76] Gregersen PK. Pregnant with controversy. J Rheumatol. 2000; 27(12): 2738–2739.

[77] Forger F, Vallbracht I, Helmke K, Villiger PM, Ostensen M. Pregnancy mediated improvement of rheumatoid arthritis. Swiss Med Wkly. 2012; 142: w13644.

[78] Ruhaak LR, Uh HW, Deelder AM, Dolhain RE, Wuhrer M. Total plasma N-glycome changes during pregnancy. J Proteome Res. 2014; 13(3): 1657–1668.

[79] van de Geijn FE, Wuhrer M, Selman MH, Willemsen SP, de Man YA, Deelder AM, et al. Immunoglobulin G galactosylation and sialylation are associated with pregnancy-induced improvement of rheumatoid arthritis and the postpartum flare: results from a large prospective cohort study. Arthritis Res Ther. 2009; 11(6): R193.

[80] Nimmerjahn F, Anthony RM, Ravetch JV. Agalactosylated IgG antibodies depend on cellular Fc receptors for in vivo activity. Proc Natl Acad Sci U S A. 2007; 104(20): 8433–8437.

[81] Rook GA, Steele J, Brealey R, Whyte A, Isenberg D, Sumar N, et al. Changes in IgG glycoform levels are associated with remission of arthritis during pregnancy. J Autoimmun. 1991; 4(5): 779–794.

[82] Bondt A, Selman MH, Deelder AM, Hazes JM, Willemsen SP, Wuhrer M, et al. Association between galactosylation of immunoglobulin G and improvement of rheumatoid arthritis during pregnancy is independent of sialylation. J Proteome Res. 2013; 12(10): 4522–4531.

[83] van Zeben D, Rook GA, Hazes JM, Zwinderman AH, Zhang Y, Ghelani S, et al. Early agalactosylation of IgG is associated with a more progressive disease course in patients with rheumatoid arthritis: results of a follow-up study. Br J Rheumatol. 1994; 33(1): 36–43.

[84] Alavi A, Arden N, Spector TD, Axford JS. Immunoglobulin G glycosylation and clinical outcome in rheumatoid arthritis during pregnancy. J Rheumatol. 2000; 27(6): 1379–1385.

[85] Ostensen M, Forger F, Nelson JL, Schuhmacher A, Hebisch G, Villiger PM. Pregnancy in patients with rheumatic disease: anti-inflammatory cytokines increase in pregnancy and decrease post partum. Ann Rheum Dis. 2005; 64(6): 839–844.

[86] Crocker IP, Baker PN, Fletcher J. Neutrophil function in pregnancy and rheumatoid arthritis. Ann Rheum Dis. 2000; 59(7): 555–564.

[87] Garred P, Madsen HO, Marquart H, Hansen TM, Sorensen SF, Petersen J, et al. Two edged role of mannose binding lectin in rheumatoid arthritis: a cross sectional study. J Rheumatol. 2000; 27(1): 26–34.

[88] van de Geijn FE, de Man YA, Wuhrer M, Willemsen SP, Deelder AM, Hazes JM, et al. Mannose-binding lectin does not explain the course and outcome of pregnancy in rheumatoid arthritis. Arthritis Res Ther. 2011; 13(1): R10.

[89] Orbach H, Shoenfeld Y. Hyperprolactinemia and autoimmune diseases. Autoimmun Rev. 2007; 6(8): 537–542.

[90] Skomsvoll JF, Ostensen M, Irgens LM, Baste V. Perinatal outcome in pregnancies of women with connective tissue disease and inflammatory rheumatic disease in Norway. Scand J Rheumatol. 1999; 28(6): 352–356.

[91] Norgaard M, Larsson H, Pedersen L, Granath F, Askling J, Kieler H, et al. Rheumatoid arthritis and birth outcomes: a Danish and Swedish nationwide prevalence study. J Intern Med. 2010; 268(4): 329–337.

[92] Lin HC, Chen SF, Lin HC, Chen YH. Increased risk of adverse pregnancy outcomes in women with rheumatoid arthritis: a nationwide population-based study. Ann Rheum Dis. 2010; 69(4): 715–717.

[93] Bharti B, Lee SJ, Lindsay SP, Wingard DL, Jones KL, Lemus H, et al. Disease severity and pregnancy outcomes in women with rheumatoid arthritis: Results from the organization of teratology information specialists autoimmune diseases in pregnancy project. J Rheumatol. 2015.

[94]   de Man YA, Hazes JM, van der Heide H, Willemsen SP, de Groot CJ, Steegers EA, et al. Associa-
         tion of higher rheumatoid arthritis disease activity during pregnancy with lower birth weight:
         results of a national prospective study. Arthritis Rheum. 2009; 60(11): 3196–3206.
[95]   Wallenius M, Salvesen KA, Daltveit AK, Skomsvoll JF. Miscarriage and stillbirth in women with
         rheumatoid arthritis. J Rheumatol. 2015; 42(9): 1570–1572.
[96]   Wallenius M, Salvesen KA, Daltveit AK, Skomsvoll JF. Rheumatoid arthritis and outcomes in
         first and subsequent births based on data from a national birth registry. Acta Obstet Gynecol
         Scand. 2014; 93(3): 302–307.
[97]   Reed SD, Vollan TA, Svec MA. Pregnancy outcomes in women with rheumatoid arthritis in
         Washington State. Matern Child Health J. 2006; 10(4): 361–366.
[98]   Langen ES, Chakravarty EF, Liaquat M, El-Sayed YY, Druzin ML. High rate of preterm birth in
         pregnancies complicated by rheumatoid arthritis. Am J Perinatol. 2014; 31(1): 9–14.
[99]   Rom AL, Wu CS, Olsen J, Kjaergaard H, Jawaheer D, Hetland ML, et al. Fetal growth and
         preterm birth in children exposed to maternal or paternal rheumatoid arthritis: a nation-
         wide cohort study. Arthritis Rheumatol. 2014; 66(12): 3265–3273.
[100]   Wolfberg AJ, Lee-Parritz A, Peller AJ, Lieberman ES. Association of rheumatologic disease with
         preeclampsia. Obstet Gynecol. 2004; 103(6): 1190–1193.
[101]   Ong KK, Dunger DB. Perinatal growth failure: the road to obesity, insulin resistance and car-
         diovascular disease in adults. Best Pract Res Clin Endocrinol Metab. 2002; 16(2): 191–207.
[102]   Leunissen RW, Kerkhof GF, Stijnen T, Hokken-Koelega A. Timing and tempo of first-year rapid
         growth in relation to cardiovascular and metabolic risk profile in early adulthood. JAMA.
         2009; 301(21): 2234–2242.
[103]   de Steenwinkel FD, Hokken-Koelega AC, de Ridder MA, Hazes JM, Dolhain RJ. Rheumatoid
         arthritis during pregnancy and postnatal catch-up growth in the offspring. Arthritis Rheuma-
         tol. 2014; 66(7): 1705–1711.
[104]   de Steenwinkel FDO, Dolhain RJEM, Hazes JMW, Hokken-Koelega ACS. Does elevated disease
         activity or medication use influence the body composition of the prepubertal offspring in
         pregnant women with rheumatoid arthritis? Arthritis Rheum-Us. 2013; 65: S172.
[105]   de Steenwinkel FD, Hokken-Koelega AC, Hazes JM, Dolhain RJ. The influence of foetal pred-
         nisone exposure on the cortisol levels in the offspring. Clin Endocrinol (Oxf). 2014; 80(6):
         804–810.
[106]   Gotestam Skorpen C, Hoeltzenbein M, Tincani A, Fischer-Betz R, Elefant E, Chambers C, et al.
         The EULAR points to consider for use of antirheumatic drugs before pregnancy, and during
         pregnancy and lactation. Ann Rheum Dis. 2016; 75(5): 795–810.

Frauke Förger

4 Spondyloarthritiden in der Schwangerschaft

4.1 Einleitung

Spondyloarthritiden (SpA) umfassen entzündlich-rheumatische Erkrankungen, die durch eine Entzündung der Wirbelsäule sowie der Sehnenansätze gekennzeichnet sind und eine starke Assoziation mit dem MHC-Klasse-I-Antigen HLA-B27 aufweisen. Die Familie der SpA wird in Anbetracht der klinischen und radiologischen Befunde grob in eine prädominant axiale SpA (mit vorwiegend entzündlichen Affektionen des Achsenskeletts) und eine prädominant periphere SpA (mit vorwiegend peripheren Manifestationen wie Arthritis, Enthesitis, Daktylitis) unterteilt. Zudem ist eine feinere Differenzierung in folgende Formen möglich: ankylosierende Spondylitis (AS) und nichtröntgenologische axiale SpA (beides sind Formen der axialen SpA) sowie SpA assoziiert mit Psoriasis, enteropathische SpA (SpA assoziiert mit Morbus Crohn oder Colitis ulcerosa), reaktive Arthritis sowie juvenile SpA.

Die Prävalenz der SpA liegt abhängig vom genetischen Hintergrund der Bevölkerung zwischen 0,5 und 1,9 % [1]. In Europa befindet sich die Prävalenz für SpA bei 0,36–0,78 %, für AS bei 0,18–0,33 % und für Psoriasis-Arthritis bei 0,16–0,32 % [2].

In der Pathogenese der axialen SpA spielt das HLA-B27-Molekül eine Rolle, das bei 74–89 % der Patienten gefunden wird [3]. Auch Nicht-HLA-Gene tragen zum Risiko der AS bei, wie die des Interleukin-23-/Interleukin-17-Signalweges und die der Aminopeptidase Endoplasmatisches-Reticulum-Aminopeptidase 1 (ERAP1), einem Enzym, das im endoplasmatischen Retikulum eine wichtige Rolle bei der Protein-Verarbeitung für die Antigenpräsentation spielt [3].

Bei Frauen mit axialer SpA präsentiert sich die Erkrankung anders als bei Männern [4]. So leiden Frauen mit AS häufiger an einer peripheren Arthritis, insbesondere an einem Befall der Hüftgelenke. Verglichen mit Männern zeigt der radiologische Achsenskelettbefall bei Frauen mit AS meist einen geringeren Schweregrad. Schmerzen geben Frauen vor allem an peripheren Gelenken und an der Halswirbelsäule an. Untersuchungen zu funktionellen Einschränkungen bei AS weisen bei Frauen entweder keine geschlechtsspezifischen Unterschiede oder mehr Funktionsdefizite auf [4, 5]. Bei Frauen mit Psoriasis-Arthritis wird gegenüber Männern eine höhere Krankheitsaktivität gefunden sowie häufiger Müdigkeit und physische Einschränkungen [6].

4.2 Fertilität

4.2.1 Weibliche Fertilität

Bei AS-Patientinnen zeigen Studien in der Regel eine normale Fertilität, andere dagegen eine Subfertilität mit einer Verlängerung der Zeit bis zur Konzeption [7–9]. Auch

DOI 10.1515/9783110461664-006

eine Kohortenstudie von Patientinnen mit chronisch inflammatorischer Arthritis, unter denen ebenfalls AS-Patientinnen berücksichtigt wurden, deuten auf eine verminderte Fertilität mit einer verminderten Anzahl an lebend geborenen Kindern und einer erhöhten Rate von Kinderlosigkeit hin [10]. Vermutlich spielt hierbei ein Zurückstellen des Kinderwunsches aufgrund von Krankheitsaktivität, der notwendigen Therapie und der körperlichen Einschränkungen eine Rolle. Möglich ist auch, dass eine geringere ovarielle Reserve bei SpA-Patientinnen zu einer Subfertilität führt. So konnte bei Frauen mit SpA ein im Vergleich zu Gesunden reduzierter Spiegel des Anti-Müller-Hormons, das die ovarielle Reserve widerspiegelt, ermittelt werden [11]. Die Krankheitsaktivität sowie der Einfluss von Medikamenten spielen am ehesten als subfertilitätsbegünstigende Faktoren eine Rolle. Entsprechend zeigen Untersuchungen bei entzündlichen Erkrankungen, dass die Fertilität meist bei inaktiver Erkrankung normal und bei erhöhter Krankheitsaktivität reduziert ist [12, 13]. Medikamente wie nichtsteroidale Antirheumatika (NSAR) können einen vorübergehenden ungünstigen Einfluss auf die Fertilität nehmen (siehe Kapitel über medikamentöse Therapie). Dagegen führen Sulfasalazin, Methotrexat (MTX) oder TNF-Hemmer nicht zu einer Verminderung der weiblichen Fertilität [13, 14]. Während Sulfasalazin und TNF-Hemmer über die Konzeption hinaus auch in der Schwangerschaft eingesetzt werden können, muss MTX wegen der erhöhten Risiken für Aborte und Fehlbildungen vor einer geplanten Konzeption abgesetzt werden [14].

4.2.2 Männliche Fertilität

Natürlich stellt sich auch aus Sicht der männlichen SpA-Patienten die Frage, ob es durch die Krankheit oder die Therapie Auswirkungen auf die Fruchtbarkeit oder die Gesundheit von gezeugten Kindern gibt. In einer Studie mit 33 AS-Patienten fand sich bei 39 % eine verminderte Libodo [15]. Der Einfluss der AS auf die Gonadenfunktion wurde bei 20 Patienten gegenüber 24 gesunden Kontrollen untersucht. AS-Patienten erhielten keine Therapie mit Sulfasalazin, MTX oder Biologika. Die Samenanalyse von AS-Patienten zeigte keinen Unterschied in der Qualität im Vergleich zu gesunden Kontrollen [16]. Jedoch fanden sich häufiger bei AS-Patienten Varikozelen als bei Gesunden (40 % vs. 8 %). Patienten mit Varikozelen zeigten einen verringerten Anteil von normal geformten Spermien [16]. Möglicherweise hat jedoch die Krankheitsaktivität einen Einfluss auf die Gonadenfunktion. So zeigten zwei von drei Studien mit insgesamt 59 SpA-Patienten und 164 gesunden Kontrollen, dass sich eine erhöhte Krankheitsaktivität ungünstig auf die Samenqualität (Spermienmotilität und Spermienvitalität) auswirken kann [17–19]. Eine Beeinträchtigung der Fertilität ist jedoch auch durch die Einwirkung von antirheumatischen Medikamenten möglich (Kap. 10). So kann es unter Sulfasalazin zu einer eingeschränkten Fertilität aufgrund einer Oligospermie, Asthenozoospermie (eingeschränkten Spermienmotilität) und abnormalen Spermienmorphologie kommen [20, 21]. Die Spermienzahl und die Hodenhistologie sind meist normal [22]. Ob eine Folsäuretherapie diesen möglichen negativen Effekt von Sulfasalazin auf die Spermien aufheben kann, ist bisher nicht erwiesen. Die Häufigkeit der vorübergehenden Infertilität unter Sulfasalazin bei SpA-Patienten ist nicht bekannt. Sie kommt nicht bei allen Männern vor, die Sulfasalazin einnehmen, und wurde vor allem bei Patienten mit entzündlichen Darmerkrankungen beobachtet, so dass auch ein krankheitsspezifischer Einfluss naheliegt [22]. Drei Wochen bis drei Monate nach Absetzen von Sulfasalazin ist diese Fertilitätseinschränkung in der Regel wieder verschwunden [22]. Bei eingetretener Schwangerschaft unter einer Sulfasalazintherapie des Mannes zeigen sich keine erhöhten Risiken, weder für den Verlauf der Schwangerschaft noch für die Gesundheit gezeugter Kinder. Aus diesem Grunde ist es nicht dringend notwendig, eine wirksame Sulfasalazintherapie bei SpA-Patienten mit Kinderwunsch abzubrechen. Bei unerfülltem Kinderwunsch oder einem pathologischen Spermatogramm sollte jedoch die Sulfasalazintherapie abgesetzt werden.

Zur Auswirkung von MTX auf die Spermien des Mannes gibt es Daten zu Psoriasis-Patienten, die unterschiedliche Ergebnisse zeigen. Sowohl Fälle von Oligospermie als auch unauffällige Spermiogramme werden unter einer MTX-Therapie bei Männern mit Psoriasis gefunden [21]. Auswertungen von Schwangerschaften und der Gesundheit gezeugter Kinder bei väterlicher MTX-Einnahme gibt es in einer norwegischen Registerstudie mit 110 ausgewerteten Schwangerschaften von Vätern mit antirheumatischer Therapie (darunter 49 mit väterlicher MTX-Therapie), hierbei fand sich kein erhöhtes Risiko für einen negativen Schwangerschaftsausgang oder für Fehlbildungen [23]. Ebenso zeigt die bisher größte Kohortenstudie mit 113 Fällen und 412 Kontrollen, dass eine väterliche MTX-Einnahme (Dosen unter 30 mg pro Woche) nicht das Risiko für Fehlgeburten oder Fehlbildungen erhöhte und somit nicht zwingend vor einem Kinderwunsch abgesetzt werden muss [24].

Unter den Biologika gibt es bisher nur zu den TNF-Hemmern Untersuchungen hinsichtlich ihrer Wirkung auf die männliche Fertilität und auf die Auswirkung einer väterlichen Exposition auf gezeugte Kinder. Das Zytokin TNFα wird in niedrigen Konzentrationen von Spermatiden gebildet und wirkt über den TNF-Rezeptor1 auf Sertoli- und Leydig-Zellen anti-apoptotisch – es reguliert somit das Spermien-Überleben und damit die Spermien-Anzahl [25]. Tierstudien und Untersuchungen an menschlichen Spermazellen haben gezeigt, dass eine zu niedrige TNFα-Konzentration zu einer reduzierten Spermienzahl und -motilität und eine zu hohe TNFα Konzentration zu einem Verlust der Spermienfunktion sowie zu einer Störung der genomischen Spermienintegrität führt [26, 27]. Drei Kohortenstudien mit Kontrollgruppen haben ergeben, dass sich eine Therapie mit TNF-Hemmern nicht negativ auf das Spermiogramm bei behandelten Patienten auswirkt [17–19]. In zwei Studien zeigte sich sogar, dass TNF-Hemmer durch eine Verbesserung der Krankheitsaktivität einen positiven Einfluss auf die Spermienqualität haben [17, 18]. Die bisher publizierten 188 Schwangerschaften mit väterlicher TNF-Hemmer-Exposition weisen keine erhöhte Rate von Fehlgeburten oder Fehlbildungen auf [20, 23]. TNF-Hemmer können somit bei SpA-Patienten mit Familienplanung fortgeführt werden.

4.3 Immunologische Veränderungen in der Schwangerschaft bei Spondyloarthritis

In der Schwangerschaft kommt es zu einer natürlichen Veränderung des mütterlichen Immunsystems. Es entsteht ein Zustand der immunologischen Toleranz, insbesondere an der Grenzfläche von Plazenta und Uterus, um so das Heranwachsen des Föten, der zur Hälfte väterliche Gene besitzt, nicht zu gefährden. Diese immunologischen Veränderungen in der Schwangerschaft können unterschiedliche Auswirkungen auf Autoimmunerkrankungen haben: Bei Patientinnen mit rheumatoider Arthritis (RA) oder Psoriasis-Arthritis (PsA) mit peripheren Arthritiden kommt es eher zu einer Krankheitsbesserung, während bei Patientinnen mit AS mit entzündlichen Wirbelsäulenveränderungen häufig eine Zunahme der Krankheitsaktivität zu beobachten ist. Differenzen in der Pathophysiologie, insbesondere der genetischen Assoziation, der Zytokinprofile und der pathogenetisch relevanten Zelltypen, können das unterschiedliche Reagieren dieser Erkrankungen auf den Einfluss der Schwangerschaft erklären [28].

In der Schwangerschaft kommt es zu einer Zunahme anti-inflammatorischer Zytokine, während an der fetomaternalen Grenzfläche des Uterus eine deutliche Verschiebung von Th1-Zytokinen (wie Interferon gamma und Tumornekrosefaktor alpha (TNFα) zu Th2-Zytokinen (Interleukin-4) und anderen anti-inflammatorischen Zytokinen wie Interleukin-10 und Transforming growth factor beta entsteht, ist dies im peripheren Blut nicht nachweisbar [28]. Allerdings findet sich im peripheren Blut von Schwangeren ein Anstieg der Antagonisten von pro-inflammatorischen Zytokinen wie dem Interleukin-1-Rezeptor-Antagonisten und dem löslichen Tumor-Nekrose-Faktor-Rezeptor [29]. Diese Zunahme von anti-inflammatorisch wirkenden Zytokinrezeptoren hat vor allem bei RA-Patientinnen einen günstigen Effekt auf das gestörte Zytokinprofil und korreliert mit einer Krankheitsbesserung in der Schwangerschaft [29]. Bei AS-Patientinnen ist dagegen kaum ein Effekt auf die Krankheitsaktivität zu sehen, vermutlich weil hier ein geringerer Anteil von Interleukin-1 und TNFα antagonisiert wird oder andere von der Schwangerschaft unbeeinflusste Zytokine pathogenetisch wichtiger sind (wie Interleukin 23 und Interleukin 17) [28, 29].

Eine mögliche Erklärung für die anhaltende Krankheitsaktivität der AS in der Schwangerschaft liegt in dem hochregulierten angeborenen Immunsystem gegenüber dem herunterregulierten erworbenen Immunsystem [28, 30]. Makrophagen, als wesentliche Population des angeborenen Immunsystems, spielen bei der AS eine entscheidende Rolle, insbesondere im Hinblick auf die durch Interleukin 23 vermittelten Regulationswege [31, 32]. Es ist somit gut vorstellbar, dass die erhöhte Makrophagen-Genaktivität während der Schwangerschaft den Entzündungsprozess der AS unterhält [30, 31, 33]. Zudem weisen T-Zellpopulationen wie regulatorische T-Zellen oder Gammadelta-T-Zellen, welche die immunologische Toleranz in der Schwangerschaft unterstützen, bei AS im Unterschied zur RA eine beeinträchtige Funktion auf [34, 35]. Somit persistiert bei schwangeren AS-Patientinnen ein pro-inflammatorisches Zytokinmilieu, welches zu der anhaltenden Krankheitsaktivität beiträgt (Abb. 4.1).

Zytokin-Milieu in der Schwangerschaft

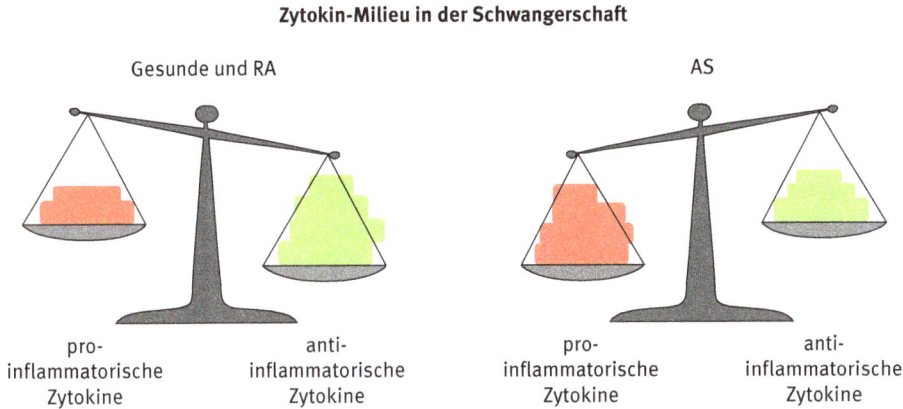

Abb. 4.1: Zytokin-Milieu in der Schwangerschaft. Überwiegen des anti-inflammatorischen Zytokin-profils in der Schwangerschaft bei Gesunden und in vergleichbarer Art bei Patientinnen mit rheuma-toider Arthritis (RA), die eine natürliche Besserung der Krankheitsaktivität erfahren. Dagegen geht die persistierende Krankheitsaktivität der ankylosierenden Spondylitis (AS) in der Schwangerschaft mit einem Überwiegen der pro-inflammatorischen Zytokine einher.

4.4 Der wechselseitige Einfluss von Schwangerschaft und Spondyloarthritiden

4.4.1 Ankylosierende Spondylitis

Frauen erkranken etwa zweifach seltener an AS als Männer. Die AS beginnt meist zwischen dem 20. und 40. Lebensjahr. Das Erkrankungsalter fällt somit in die Phase der Familienplanung.

4.4.1.1 Einfluss der Schwangerschaft auf die Krankheitsaktivität

Während die Schwangerschaft einen positiven Einfluss auf periphere Arthritiden hat, trifft dies auf entzündliche Wirbelsäulenveränderungen nicht zu. So leiden 60–80 % der Patientinnen in der Schwangerschaft unter Krankheitssymptomen [7, 8, 34, 36]. Vor allem entzündliche Rückenschmerzen und Morgensteifigkeit kommen während der Schwangerschaft vor und machen eine anti-inflammatorische Therapie auch in dieser Phase erforderlich [36, 37]. Das typische Muster im Verlauf der Schwangerschaft ist eine Verschlechterung der Symptome, insbesondere der Schmerzen und der Morgensteifigkeit um die zwanzigste Schwangerschaftswoche [8, 36] (Tab. 4.1). Zu einer Besserung von Symptomen in der Schwangerschaft kommt es nur bei 20–30 % der Patientinnen und diese tritt vor allem im dritten Trimester ein [7, 38]. AS Patientinnen mit peripheren Arthritiden und begleitenden Manifestationen wie Psoriasis können eine Krankheitsbesserung erfahren [7, 38, 39]. Auch die bei AS vorkommenden

Uveitiden zeigen in der Schwangerschaft in der Regel keine erhöhte Schubrate [7, 38, 39]. Insgesamt ist die gesundheitsbezogene Lebensqualität bei AS-Patientinnen während und nach der Schwangerschaft im Hinblick auf die allgemeine Gesundheitswahrnehmung, Schmerzen und körperliche Funktionsfähigkeit deutlich schlechter als bei Gesunden [37]. Trotz der gesundheitlichen Einschränkungen bleibt jedoch das psychische Wohlbefinden bei AS-Patientinnen während und nach der Schwangerschaft stabil [37]. Nach der Entbindung kommt es bei etwa 60 % der AS-Patientinnen innerhalb von sechs Monaten zu einer Krankheitsverschlechterung [7, 34].

Tab. 4.1: Wechselseitiger Einfluss von Schwangerschaft und Spondyloarthritiden.

	Krankheitsaktivität in der Schwangerschaft	Mögliche Probleme in der Schwangerschaft
Ankylosierende Spondylitis	periphere Arthritis ↓ entzündliche Rückenschmerzen ↑	bei aktiver Erkrankung Risiken ↑ für: Frühgeburt, Geburtsgewicht erniedrigt
SpA mit Psoriasis/ Psoriasis-Arthritis	Hautsymptome ↓ periphere Arthritis ↓	bei aktiver Erkrankung Risiken ↑ für: Frühgeburt, Geburtsgewicht erniedrigt/erhöht
Enteropathischer SpA	Darmaffektion: Morbus Crohn ↔, Colitis ulcerosa ↑	bei aktiver Erkrankung Risiken ↑ für: Fehlgeburt, Frühgeburt, Geburtsgewicht erniedrigt

↑ zunehmend, ↓ abnehmend, ↔ gleichbleibend

4.4.1.2 Einfluss der Krankheit auf die Schwangerschaft

Die Datenlage zur Auswirkung der AS auf die Schwangerschaft ist widersprüchlich. So zeigen retrospektive Studien mit 87 und 649 Schwangerschaften und eine kleine prospektive Studie mit 13 Schwangerschaften bei AS-Patientinnen keine erhöhte Rate von Fehlgeburten, Frühgeburten, perinataler Mortalität oder Neugeborenen mit erniedrigtem Geburtsgewicht [7, 8, 38, 40]. Dagegen findet eine schwedische Fall-Kontrollstudie mit 388 analysierten Schwangerschaften und Geburten von AS-Patientinnen eine erhöhte Rate von Frühgeburten und Neugeborenen mit erniedrigtem Geburtsgewicht [41]. Auch die Präeklampsie-Rate war in dieser schwedischen AS-Kohorte unter den Schwangerschaften mit Frühgeburten erhöht [41]. Sehr wahrscheinlich stehen diese Risiken in Zusammenhang mit einer gesteigerten Krankheitsaktivität. Eine norwegische Register-Analyse bei 128 Schwangerschaften von Patientinnen mit chronisch inflammatorischen Arthritiden, hierunter Patientinnen mit RA, PsA, AS und undifferenzierter Arthritis, weist ebenso eine erhöhte Rate von Frühgeburten und Neugeborenen mit erniedrigtem Geburtsgewicht nach [42] (Tab. 4.1). Sowohl bei der schwedischen [41] als auch bei der norwegischen [42] Studie handelt es sich um Daten aus einem Geburtenregister, bei dem die Krankheitsaktivität der Patientinnen nicht bekannt war, diese Ergebnisse müssen somit in prospektiven Studien überprüft werden. Daten zum Geburtsmodus zeigen, dass es bei AS-Patientinnen vermehrt zu Kaiserschnittentbindungen kommt [7, 41]. Die Diagnose der AS bedeutet jedoch nicht, dass per se eine Entbindung *per sectio* erfolgen muss. Die erhöhte Rate von elektiven Kaiserschnittentbindungen bei nicht erhöhter Rate von Notfall-Kaiserschnitt-Entbindungen legt nahe, dass der Wunsch der Patientin oder der Vorschlag des Frauenarztes hierbei eine Rolle spielt [42]. Oftmals ist bei AS eine vaginale Entbindung möglich, auch bei Ankylose der Iliosakralgelenke oder bei Beteiligung der Hüftgelenke.

4.4.2 Psoriasisarthritis

Die Psoriasis ist mit einer Prävalenz von 2–3 % eine häufige chronische Autoimmunerkrankung. Bis zu 30 % der Patienten mit Psoriasis entwickeln eine Psoriasisarthritis [43]. Die Geschlechtsverteilung fällt in etwa gleich aus, so dass es sich bei der Hälfte aller Patienten um Frauen handelt und diese häufig im gebärfähigen Alter erkranken.

4.4.3 Einfluss der Schwangerschaft auf die Krankheitsaktivität

Die Hautsymptome bessern sich bei 55 % der Patientinnen in der Schwangerschaft, bei 21 % bleiben sie unverändert und bei 23 % verschlechtern sie sich [43, 44]. Nach der Schwangerschaft kommt es bei etwa 65 % der Patientinnen zu einer Verschlechterung der psoriatischen Hautläsionen [44]. Bezüglich des Verlaufs der Psoriasisarthritis (PsA) in der Schwangerschaft zeigen kleine Fallserien und kleinere Studien, dass es bei etwa 80 % der Patientinnen, insbesondere im Falle poly- oder oligoartikulärer Verläufe, zu einer Besserung der Arthritiden kommt und dass diese bereits im ersten Trimester eintritt [45, 46] (Tab. 4.1). Im dritten Trimester ist der positive Effekt der Schwangerschaft auf periphere Arthritiden am deutlichsten ausgeprägt. Dagegen ist bis drei Monate nach der Geburt bei etwa zwei Dritteln der Patientinnen mit einer Phase der Krankheitsreaktivierung zu rechnen [46]. Ebenso gilt diese postpartale Phase auch als Trigger für die Entstehung einer PsA [47].

4.4.4 Einfluss der Krankheit auf die Schwangerschaft

Größere Studien von Patientinnen mit Psoriasis zeigen, dass eine erhöhte Krankheitsaktivität mit einem erhöhten Risiko von Aborten, Schwangerschaftshypertonie, verfrühtem Blasensprung und abnormalem Geburtsgewicht assoziiert ist [48, 49]. Hinsichtlich des Geburtsgewichts bei Psoriasis wurden bei erhöhter Krankheitsaktivität in einer Studie vermehrt Neugeborene mit erniedrigtem Geburtsgewicht (< 2500 g) beobachtet [48], während in einer anderen Studie (hierunter 17 % der Patientinnen mit Psoriasisarthritis) vermehrt Neugeborene mit erhöhtem Geburtsgewicht (> 4000 g oder > 90. Perzentile) auffielen [49]. Risikofaktoren für ein erhöhtes Geburtsgewicht wie Gestationsdiabetes oder Adipositas waren jedoch bei den untersuchten Psoriasis-Patientinnen nicht häufiger als in der Vergleichsgruppe zu finden [49]. Eine kleine prospektive Untersuchung von zehn Psoriasis-Patientinnen zeigt unauffällig verlaufende Schwangerschaften in neun Fällen und eine Totgeburt [46]. Die Analyse von 128 Erstschwangerschaften nach der Diagnose inflammatorischer Arthritiden, hierunter auch Patientinnen mit Psoriasisarthritis, wies eine erhöhte Rate von Frühgeburten, Neugeborenen mit erniedrigtem Geburtsgewicht und perinataler Mortalität auf [42]. Insgesamt gibt es somit Hinweise, dass sich eine erhöhte Krankheitsaktivität von Patientinnen mit Psoriasis/Psoriasisarthritis negativ auf den Schwangerschaftsausgang auswirken kann (Tab. 4.1).

4.4.5 Enteropathische Spondyloarthritis

Unter Patienten mit entzündlichen Darmerkrankungen entwickeln etwa 17–34 % eine enteropathische Spondyloarthritis [50]. Patientinnen mit entzündlichen Darmerkrankungen erkranken meist im gebärfähigen Alter, bei der Hälfte der Patientinnen wird die Erkrankung vor dem 35. Lebensjahr diagnostiziert [51]. Anzumerken ist, dass es keine Studien zu Schwangerschaften bei enteropathischer SpA gibt. Die nachfolgenden Daten beziehen sich auf entzündliche Darmerkrankungen. Wie die assoziierte SpA dabei verläuft, ist bisher nicht explizit untersucht worden.

4.4.5.1 Einfluss der Schwangerschaft auf die Krankheitsaktivität

Untersuchungen von 209 Patientinnen in einer prospektiven europäischen Multizenter-Kohortenstudie zeigten, dass bei Patientinnen mit Morbus Crohn die Krankheitsaktivität in der Schwangerschaft meist unverändert und vergleichbar zu nichtschwangeren Patientinnen ist [52] (Tab. 4.1). Dagegen besteht bei Patientinnen mit Colitis ulcerosa während und nach der Schwangerschaft ein erhöhtes Risiko für Schübe [52]. Krankheitsschübe treten insbesondere im ersten und zweiten Trimester auf. Die Häufigkeit von Krankheitsschüben in der Schwangerschaft hängt in der Regel von der Krankheitsaktivität zu Beginn der Schwangerschaft ab. Zeigt sich die Krankheit zum Zeitpunkt der Konzeption als ruhig und stabil, ist das Schubrisiko in der Schwangerschaft nicht erhöht. Dagegen bleibt eine zum Zeitpunkt der Konzeption erhöhte Krankheitsaktivität meist auch während der Schwangerschaft bestehen [53]. Nach der Schwangerschaft tendieren Patientinnen mit Colitis ulcerosa zu vermehrten Schüben, dies konnte für Patientinnen mit Morbus Crohn nicht gezeigt werden [53].

4.4.5.2 Einfluss der Krankheit auf die Schwangerschaft

Bei schwangeren Patientinnen mit entzündlicher Darmerkrankung besteht ein erhöhtes Risiko für kindliche Komplikationen [54]. Meta-Analyse-Daten von 15 007 Patientinnen zeigen erhöhte Risiken für Frühgeburten, für Neugeborene mit vermindertem Geburtsgewicht und für Totgeburten [55]. Die in dieser Analyse ebenfalls gefundene leicht erhöhte Rate für Fehlbildungen (OR 1.29) ließ sich in anderen populationsbasierten Studien nicht bestätigen [55–57]. Wahrscheinlich besteht ein Zusammenhang zwischen der Krankheitsaktivität und den Risiken für Fehlgeburten, Frühgeburten und erniedrigtes Geburtsgewicht [53, 58] (Tab. 4.1). So konnte auch gezeigt werden, dass bei stringenter Krankheitsüberwachung und Therapie mit Immunsuppressiva und TNF-Hemmern die Risiken für einen negativen Schwangerschaftsausgang nicht erhöht sind [59]. Häufig kommt es bei Patientinnen mit entzündlichen Darmerkrankungen zu Kaiserschnittentbindungen [53].

4.5 Risiken für Vererbung

Hinsichtlich der Vererbbarkeit von SpA liegen vor allem zur AS Untersuchungen vor. Mehrere Faktoren spielen für die Krankheitsentstehung eine Rolle.

Gene, insbesondere das MHC-Molekül HLA-B27, erklären nur etwa 25 % des Vererbungsrisikos der AS [60]. Das Risiko der Vererbung der AS auf das Kind bei einem HLA-B27-positiv betroffenen Elternteil liegt zwischen 8 % und 21 % [61, 62]. Wenn jedoch die Mutter erkrankt ist, besteht eine stärkere genetische Veranlagung (*genetic load effect*) als bei einem erkrankten Vater und damit auch ein größeres Risiko, die Krankheit an die Kinder zu vererben [63]. Zudem wurde beobachtet, dass ein erkrankter Vater vornehmlich die Krankheit an die Söhne weitervererbt, dagegen erkrankte Mütter in gleichem Verhältnis die Krankheit an Söhne und Töchter weitervererben können [63, 64].

Für die Vererbung spielt jedoch nicht nur der genetische Hintergrund mit positivem HLA-B27, ERAP1 und Interleukin-23-Rezeptor eine Rolle, sondern auch der Einfluss des Mikrobioms der Darmflora [65]. Stillen kann die frühkindliche Magendarmflora beeinflussen. Deshalb wurde der Einfluss des Stillens auf das Risiko einer AS-Entstehung in einer Fall-Kontrollstudie untersucht [66]. Es konnte gezeigt werden, dass AS-Patienten seltener gestillt wurden als ihre gesunden Geschwister [66]. Stillen wirkt somit als schützender Faktor der AS-Entstehung entgegen. Für Patientinnen mit AS bedeutet dies, dass sie ihre Kinder stillen sollten, um ihr Erkrankungsrisiko zu senken.

Weiterhin gibt es in einer holländischen Studie Hinweise dafür, dass vor allem erstgeborene Kinder ein erhöhtes Risiko aufweisen, an einer AS zu erkranken [67]. Als mögliche Erklärung hierfür haben die Autoren angeführt, dass Infekte bei Erstgeborenen später auftreten als bei nachfolgenden Geschwisterkindern. Die später auftretenden Infekte treffen vermutlich eher in eine empfindliche Phase des Immunsystems und begünstigen das Auftreten der AS bei genetischer Prädisposition. In einer mexikanischen Studie konnte dieser Effekt nicht beobachtet werden [68]. Eventuell spielen hierbei Unterschiede im genetischen Hintergrund und in der Häufigkeit frühkindlicher Infekte eine Rolle.

Insgesamt ist das Vererbungsrisiko für eine SpA multifaktoriell bedingt und bis heute nur teilweise geklärt. So sind neben Genen auch durchgemachte Infekte und das Mikrobiom zu nennen. Betroffene Eltern stellen häufig die Frage, ob ihr Kind auf das HLA-B27-Molekül getestet werden sollte. Hiervon ist jedoch abzuraten, da das Testen auf HLA-B27 nur dann Sinn ergibt, wenn charakteristische Symptome vorhanden sind, die den Verdacht einer Erkrankung nahelegen.

4.6 Management während der Schwangerschaft

Patientinnen und Patienten mit SpA sollten bezüglich ihrer Familienplanung vor einer geplanten Konzeption beraten werden. Dabei sollte auf die medikamentöse Therapie bis zur Konzeption sowie bei Patientinnen die Therapie während und nach der Schwangerschaft (Kap. 10) und der wechselseitige Einfluss von SpA und Schwangerschaft eingegangen werden (Tab. 4.2).

Tab. 4.2: Untersuchungen vor, während und nach der Schwangerschaft bei SpA-Patientinnen.

Vor Konzeption	– stabile Kontrolle der Krankheitsaktivität anstreben – Anpassung der medikamentösen Therapie in Hinblick auf eine geplante Schwangerschaft – Folsäure 4–12 Wochen vor geplanter Konzeption bis zum Ende des 1. Trimesters, darüber hinaus bei Therapie mit Sulfasalazin in der Schwangerschaft – Bildgebung der Hals- und Lendenwirbelsäule und des Beckens in Hinblick auf Geburtsmodus und Anästhesiemodus
In der Schwangerschaft	– Überwachung der Krankheitsaktivität im 1., 2. und 3. Trimester und Anpassung der Therapie an die Krankheitsaktivität – reguläre geburtshilfliche Kontrollen, bei erhöhter Krankheitsaktivität zusätzliche Kontrollen hinsichtlich eines möglichen Frühgeburtsrisikos – evtl. Ergotherapie-Beratung in Hinblick auf Alltagshilfe und Hilfsmittel bei Säuglingspflege und Kleinkindpflege
Postpartum	– Überwachung der Krankheitsaktivität im ersten Jahr postpartum in ca. 3-monatigen Abständen und Therapieanpassung bei Krankheitsschub – Hebammen/Stillberatung in Hinblick auf Stillpositionen, Haltung, Tragehilfen

4.6.1 Vor Konzeption

Vor der Konzeption müssen Frauen eine Therapie mit MTX absetzen (und die Folsäure-Therapie mit 5 mg/d fortführen), dies gilt für Männer nicht. Viele Patienten mit SpA werden mit NSAR therapiert. Da diese einen vorübergehenden ungünstigen Einfluss auf die weibliche Fertilität ausüben können, muss in Fällen von Fertilitätsproblemen eine Therapiepause um den Konzeptionszeitpunkt empfohlen werden. Bei Männern kann eine Behandlung mit Sulfasalazin zu einer reversiblen Infertilität führen. Vor einer geplanten Schwangerschaft sollte bei Patientinnen mit axialer Spondyloarthritis eine Bildgebung der Hals- und Lendenwirbelsäule als auch des Beckens erfolgen, um einen Überblick über mögliche strukturelle Veränderungen zu geben und klinische Entscheidungen in Hinblick auf den Geburtsmodus und eine eventuelle Anästhesie (in der Regel Periduralanästhesie) zu erleichtern.

4.6.2 Während der Schwangerschaft

Während der Schwangerschaft benötigen die meisten Patientinnen mit SpA mit Achsenskelettbeteiligung aufgrund anhaltender Rückenschmerzen eine Fortführung der anti-rheumatischen Therapie. Die NSAR-Therapie kann in der Schwangerschaft im ersten und zweiten Trimester gegeben werden [69].

Patientinnen sollten ihre Therapie mit Sulfasalazin in Kombination mit Folsäure (5 mg/d) in der Schwangerschaft fortsetzen.

Bei Patientinnen mit enteropathischer SpA kann in der Schwangerschaft zur Kontrolle der entzündlichen Darmaffektionen eine bestehende immunsuppressive Therapie mit Azathioprin weitergegeben werden [14, 58].

Bei SpA-Patientinnen unter TNF-Hemmern kommt es bei dem Versuch, die Therapie zu Beginn der Schwangerschaft abzusetzen, oftmals zu einem Krankheitsschub. Die TNF-Hemmer-Therapie kann zum Erhalt einer inaktiven Krankheitsphase und bei Krankheitsschüben auch in der Schwangerschaft eingesetzt werden. Hierbei muss jedoch berücksichtigt werden, welche Manifestationen vorliegen und in welchem Trimester der Schwangerschaft behandelt wird. Entzündliche Gelenkaffektionen sprechen auf alle TNF-Hemmer an, während Uveitiden und entzündliche Darmaffektionen nur auf monoklonale TNF-Antikörper reagieren. Komplette monoklonale TNF-Antiköper wie Infliximab und Adalimumb werden ab dem 2. Trimester zunehmend über einen Plazenta-gebundenen Rezeptormechanismus zum Föten transportiert. Vor allem eine *In-utero*-Exposition mit monoklonalen TNF-Hemmern nach der 30. SSW kann bei Neugeborenen zu hohen Serumkonzentrationen führen [14, 58]. Bei peripheren oder axialen Krankheitsschüben in der Schwangerschaft kann mit kompletten monoklonalen TNF-Hemmer-Antikörpern bis zur 20. SSW behandelt werden. Etanercept sowie Certolizumab können während der gesamten Schwangerschaft eingesetzt werden (auch nach der 20. SSW). Aufgrund des geringen Plazentatransfers eignen sich nach der 20. SSW Etanercept oder Certolizumab, die entweder schon bei der Schwangerschaftsplanung eingeführt wurden oder eine vorherige Therapie mit monoklonalen Antikörpern für die zweite Schwangerschaftshälfte ersetzen. Zur Behandlung von SpA mit entzündlichen Darmerkrankungen wird eine TNF-Hemmer-Therapie eher fortgeführt und wenn möglich vor der 30. SSW beendet, um eine intra-uterine fötale Exposition zu reduzieren [58].

Bei Krankheitsschüben mit peripheren Arthritiden oder extraartikulären Krankheitsschüben kann auch eine lokale oder kurzzeitige systemische Corticosteroidtherapie indiziert sein [14]. Die Sicherheit anderer Biologika wie Secukinumab und Ustekinumab in der Schwangerschaft ist nicht ausreichend dokumentiert, so dass diese vor einer Konzeption abgesetzt werden müssen [14].

> Insgesamt verlaufen Schwangerschaften bei SpA-Patientinnen mit gut kontrollierter Krankheitsaktivität in der Regel unkompliziert. Die SpA selbst ist deshalb keine Kontraindikation für eine Schwangerschaft. Während der Schwangerschaft sind neben den geburtshilflichen Kontrollen beim Frauenarzt auch Kontrollen der Krankheitsaktivität erforderlich, um im Falle eines Schubes rechtzeitig Therapieanpassungen vornehmen zu können.

4.7 Literatur

[1] Baraliakos X, Braun J. Spondyloarthritides. Best practice & research. Clinical rheumatology. 2011; 25(6): 825–842, doi: 10.1016/j.berh.2011.11.006.

[2] Stolwijk C, van Onna M, Boonen A, van Tubergen A. The global prevalence of spondyloarthritis: A systematic review and meta-regression analysis. Arthritis care & research. 2015, doi: 10.1002/acr.22831.

[3] Taurog JD, Chhabra A, Colbert RA. Ankylosing Spondylitis and Axial Spondyloarthritis. The New England journal of medicine. 2016; 374(26): 2563–2574, doi: 10.1056/NEJMra1406182.

[4] Lee W, Reveille JD, Weisman MH. Women with ankylosing spondylitis: a review. Arthritis and rheumatism. 2008; 59(3): 449–454, doi: 10.1002/art.23321.

[5] Lee W, Reveille JD, Davis JC, Jr., Learch TJ, Ward MM, Weisman MH. Are there gender differences in severity of ankylosing spondylitis? Results from the PSOAS cohort. Annals of the rheumatic diseases. 2007; 66(5): 633–638, doi: 10.1136/ard.2006.060293.

[6] Nas K, Capkin E, Dagli AZ, et al. Gender specific differences in patients with psoriatic arthritis. Modern rheumatology / the Japan Rheumatism Association. 2016: 1–5, doi: 10.1080/14397595.2016.1193105.

[7] Ostensen M, Ostensen H. Ankylosing spondylitis–the female aspect. The Journal of rheumatology. 1998; 25(1): 120–124.

[8] Ostensen M, Romberg O, Husby G. Ankylosing spondylitis and motherhood. Arthritis and rheumatism. 1982; 25(2): 140–143.

[9] Skomsvoll JF, Ostensen M, Schei B. Reproduction in women reporting chronic musculoskeletal disorders. Scandinavian journal of rheumatology. 2000; 29(2): 103–107.

[10] Wallenius M, Skomsvoll JF, Irgens LM, et al. Fertility in women with chronic inflammatory arthritides. Rheumatology. 2011; 50(6): 1162–1167, doi: 10.1093/rheumatology/keq458.

[11] Henes M, Froeschlin J, Taran FA, et al. Ovarian reserve alterations in premenopausal women with chronic inflammatory rheumatic diseases: impact of rheumatoid arthritis, Behcet's

disease and spondyloarthritis on anti-Mullerian hormone levels. Rheumatology 2015; 54(9): 1709–1712, doi: 10.1093/rheumatology/kev124.

[12] McConnell RA, Mahadevan U. Pregnancy and the Patient with Inflammatory Bowel Disease: Fertility, Treatment, Delivery, and Complications. Gastroenterology clinics of North America. 2016; 45(2): 285–301, doi: 10.1016/j.gtc.2016.02.006.

[13] Brouwer J, Hazes JM, Laven JS, Dolhain RJ. Fertility in women with rheumatoid arthritis: influence of disease activity and medication. Annals of the rheumatic diseases. 2015; 74(10): 1836–1841, doi: 10.1136/annrheumdis-2014–205383.

[14] Gotestam Skorpen C, Hoeltzenbein M, Tincani A, et al. The EULAR points to consider for use of antirheumatic drugs before pregnancy, and during pregnancy and lactation. Annals of the rheumatic diseases. 2016, doi: 10.1136/annrheumdis-2015–208840.

[15] Gordon D, Beastall GH, Thomson JA, Sturrock RD. Androgenic status and sexual function in males with rheumatoid arthritis and ankylosing spondylitis. The Quarterly journal of medicine. 1986; 60(231): 671–679.

[16] Nukumizu LA, Goncalves Saad C, Ostensen M, et al. Gonadal function in male patients with ankylosing spondylitis. Scandinavian journal of rheumatology. 2012; 41(6): 476–481, doi: 10.3109/03009742.2012.688218.

[17] Villiger PM, Caliezi G, Cottin V, Forger F, Senn A, Ostensen M. Effects of TNF antagonists on sperm characteristics in patients with spondyloarthritis. Annals of the rheumatic diseases. 2010; 69(10): 1842–1844, doi: 10.1136/ard.2009.127423 [published Online First: Epub Date].

[18] Ramonda R, Foresta C, Ortolan A, et al. Influence of tumor necrosis factor alpha inhibitors on testicular function and semen in spondyloarthritis patients. Fertility and sterility. 2014; 101(2): 359–365, doi: 10.1016/j.fertnstert.2013.10.048.

[19] Micu MC, Micu R, Surd S, Girlovanu M, Bolboaca SD, Ostensen M. TNF-alpha inhibitors do not impair sperm quality in males with ankylosing spondylitis after short-term or long-term treatment. Rheumatology. 2014; 53(7): 1250–1255, doi: 10.1093/rheumatology/keu007.

[20] Flint J, Panchal S, Hurrell A, et al. BSR and BHPR guideline on prescribing drugs in pregnancy and breastfeeding-Part I: standard and biologic disease modifying anti-rheumatic drugs and corticosteroids. Rheumatology. 2016, doi: 10.1093/rheumatology/kev404.

[21] Sands K, Jansen R, Zaslau S, Greenwald D. Review article: the safety of therapeutic drugs in male inflammatory bowel disease patients wishing to conceive. Alimentary pharmacology & therapeutics. 2015; 41(9): 821–834, doi: 10.1111/apt.13142.

[22] Marmor D. The effects of sulphasalazine on male fertility. Reproductive toxicology. 1995; 9(3): 219–223.

[23] Wallenius M, Lie E, Daltveit AK, et al. No excess risks in offspring with paternal preconception exposure to disease-modifying antirheumatic drugs. Arthritis & rheumatology. 2015; 67(1): 296–301, doi: 10.1002/art.38919.

[24] Weber-Schoendorfer C, Hoeltzenbein M, Wacker E, Meister R, Schaefer C. No evidence for an increased risk of adverse pregnancy outcome after paternal low-dose methotrexate: an observational cohort study. Rheumatology. 2014; 53(4): 757–763, doi: 10.1093/rheumatology/ket390.

[25] Suominen JS, Wang Y, Kaipia A, Toppari J. Tumor necrosis factor-alpha (TNF-alpha) promotes cell survival during spermatogenesis, and this effect can be blocked by infliximab, a TNF-alpha antagonist. European journal of endocrinology / European Federation of Endocrine Societies. 2004; 151(5): 629–640.

[26] Said TM, Agarwal A, Falcone T, Sharma RK, Bedaiwy MA, Li L. Infliximab may reverse the toxic effects induced by tumor necrosis factor alpha in human spermatozoa: an in vitro model. Fertility and sterility. 2005; 83(6): 1665–1673, doi: 10.1016/j.fertnstert.2004.11.068.

[27] Pascarelli NA, Fioravanti A, Moretti E, Guidelli GM, Mazzi L, Collodel G. The effects in vitro of TNF-alpha and its antagonist 'etanercept' on ejaculated human sperm. Reproduction, fertility, and development. 2016, doi: 10.1071/RD16090.

[28] Ostensen M, Villiger PM, Forger F. Interaction of pregnancy and autoimmune rheumatic disease. Autoimmunity reviews. 2012; 11(6–7): A437–446 doi: 10.1016/j.autrev.2011.11.013.

[29] Ostensen M, Forger F, Nelson JL, Schuhmacher A, Hebisch G, Villiger PM. Pregnancy in patients with rheumatic disease: anti-inflammatory cytokines increase in pregnancy and decrease post partum. Annals of the rheumatic diseases. 2005; 64(6): 839–844, doi: 10.1136/ard.2004.029538.

[30] Haupl T, Ostensen M, Grutzkau A, Radbruch A, Burmester GR, Villiger PM. Reactivation of rheumatoid arthritis after pregnancy: increased phagocyte and recurring lymphocyte gene activity. Arthritis and rheumatism. 2008; 58(10): 2981–2992, doi: 10.1002/art.23907.

[31] Appel H, Maier R, Bleil J, et al. In situ analysis of interleukin-23- and interleukin-12-positive cells in the spine of patients with ankylosing spondylitis. Arthritis and rheumatism. 2013; 65(6): 1522–1529, doi: 10.1002/art.37937.

[32] Ciccia F, Rizzo A, Triolo G. Subclinical gut inflammation in ankylosing spondylitis. Current opinion in rheumatology. 2016; 28(1): 89–96, doi: 10.1097/BOR.0000000000000239.

[33] Ciccia F, Alessandro R, Rizzo A, et al. Macrophage phenotype in the subclinical gut inflammation of patients with ankylosing spondylitis. Rheumatology. 2014; 53(1): 104–113, doi: 10.1093/rheumatology/ket323.

[34] Tham M, Schlor GR, Yerly D, et al. Reduced pro-inflammatory profile of gammadeltaT cells in pregnant patients with rheumatoid arthritis. Arthritis research & therapy. 2016; 18: 26, doi: 10.1186/s13075-016-0925-1.

[35] Forger F, Villiger PM, Ostensen M. Pregnancy in patients with ankylosing spondylitis: do regulatory T cells play a role? Arthritis and rheumatism. 2009; 61(2): 279–283, doi: 10.1002/art.24161.

[36] Ostensen M, Fuhrer L, Mathieu R, Seitz M, Villiger PM. A prospective study of pregnant patients with rheumatoid arthritis and ankylosing spondylitis using validated clinical instruments. Annals of the rheumatic diseases. 2004; 63(10): 1212–1217, doi: 10.1136/ard.2003.016881.

[37] Forger F, Ostensen M, Schumacher A, Villiger PM. Impact of pregnancy on health related quality of life evaluated prospectively in pregnant women with rheumatic diseases by the SF-36 health survey. Annals of the rheumatic diseases. 2005; 64(10): 1494–1499, doi: 10.1136/ard.2004.033019.

[38] Ostensen M, Husby G. A prospective clinical study of the effect of pregnancy on rheumatoid arthritis and ankylosing spondylitis. Arthritis and rheumatism. 1983; 2.6(9): 1155–1159.

[39] Lui NL, Haroon N, Carty A, et al. Effect of pregnancy on ankylosing spondylitis: a case-control study. The Journal of rheumatology. 2011; 38(11): 2442–2444, doi: 10.3899/jrheum.101174.

[40] Timur H, Tokmak A, Turkmen GG, Ali Inal H, Uygur D, Danisman N. Pregnancy outcome in patients with ankylosing spondylitis. The journal of maternal-fetal & neonatal medicine: the official journal of the European Association of Perinatal Medicine, the Federation of Asia and Oceania Perinatal Societies, the International Society of Perinatal Obstet. 2016; 29(15): 2469–2473, doi: 10.3109/14767058.2015.1089432.

[41] Jakobsson GL, Stephansson O, Askling J, Jacobsson LT. Pregnancy outcomes in patients with ankylosing spondylitis: a nationwide register study. Annals of the rheumatic diseases. 2015, doi: 10.1136/annrheumdis-2015-207992.

[42] Wallenius M, Skomsvoll JF, Irgens LM, et al. Pregnancy and delivery in women with chronic inflammatory arthritides with a specific focus on first birth. Arthritis and rheumatism. 2011; 63(6): 1534–1542, doi: 10.1002/art.30210.

[43] Kurizky PS, Ferreira Cde C, Nogueira LS, Mota LM. Treatment of psoriasis and psoriatic arthritis during pregnancy and breastfeeding. Anais brasileiros de dermatologia. 2015; 90(3): 367–375, doi: 10.1590/abd1806–4841.20153113.

[44] Murase JE, Chan KK, Garite TJ, Cooper DM, Weinstein GD. Hormonal effect on psoriasis in pregnancy and post partum. Archives of dermatology. 2005; 141(5): 601–606, doi: 10.1001/archderm.141.5.601.

[45] McNeill ME. Multiple pregnancy-induced remissions of psoriatic arthritis: case report. American journal of obstetrics and gynecology. 1988; 159(4): 896–897.

[46] Ostensen M. Pregnancy in psoriatic arthritis. Scandinavian journal of rheumatology. 1988; 17(1): 67–70.

[47] McHugh NJ, Laurent MR. The effect of pregnancy on the onset of psoriatic arthritis. British journal of rheumatology. 1989; 28(1): 50–52.

[48] Yang YW, Chen CS, Chen YH, Lin HC. Psoriasis and pregnancy outcomes: a nationwide population-based study. Journal of the American Academy of Dermatology. 2011; 64(1): 71–77, doi: 10.1016/j.jaad.2010.02.005.

[49] Cohen-Barak E, Nachum Z, Rozenman D, Ziv M. Pregnancy outcomes in women with moderate-to-severe psoriasis. Journal of the European Academy of Dermatology and Venereology: JEADV. 2011; 25(9): 1041–1047, doi: 10.1111/j.1468-3083.2010.03917.x.

[50] Peluso R, Di Minno MN, Iervolino S, et al. Enteropathic spondyloarthritis: from diagnosis to treatment. Clinical & developmental immunology. 2013; 2013: 631408, doi: 10.1155/2013/631408.

[51] Molodecky NA, Soon IS, Rabi DM, et al. Increasing incidence and prevalence of the inflammatory bowel diseases with time, based on systematic review. Gastroenterology. 2012; 142(1): 46–54 e42; quiz e30, doi: 10.1053/j.gastro.2011.10.001.

[52] Pedersen N, Bortoli A, Duricova D, et al. The course of inflammatory bowel disease during pregnancy and postpartum: a prospective European ECCO-EpiCom Study of 209 pregnant women. Alimentary pharmacology & therapeutics. 2013; 38(5): 501–512, doi: 10.1111/apt.12412.

[53] van der Woude CJ, Ardizzone S, Bengtson MB, et al. The second European evidenced-based consensus on reproduction and pregnancy in inflammatory bowel disease. Journal of Crohn's & colitis. 2015; 9(2): 107–124, doi: 10.1093/ecco-jcc/jju006.

[54] Mahadevan U, Sandborn WJ, Li DK, Hakimian S, Kane S, Corley DA. Pregnancy outcomes in women with inflammatory bowel disease: a large community-based study from Northern California. Gastroenterology. 2007; 133(4): 1106–1112, doi: 10.1053/j.gastro.2007.07.019.

[55] O'Toole A, Nwanne O, Tomlinson T. Inflammatory Bowel Disease Increases Risk of Adverse Pregnancy Outcomes: A Meta-Analysis. Digestive diseases and sciences. 2015; 60(9): 2750–2761, doi: 10.1007/s10620-015-3677-x.

[56] Stephansson O, Larsson H, Pedersen L, et al. Congenital abnormalities and other birth outcomes in children born to women with ulcerative colitis in Denmark and Sweden. Inflammatory bowel diseases. 2011; 17(3): 795–801, doi: 10.1002/ibd.21369.

[57] Ban L, West J, Abdul Sultan A, Dhalwani NN, Ludvigsson JF, Tata LJ. Limited risks of major congenital anomalies in children of mothers with coeliac disease: a population-based cohort study. BJOG: an international journal of obstetrics and gynaecology. 2015; 122(13): 1833–1841, doi: 10.1111/1471-0528.13102.

[58] Nguyen GC, Seow CH, Maxwell C, et al. The Toronto Consensus Statements for the Management of Inflammatory Bowel Disease in Pregnancy. Gastroenterology. 2016; 150(3): 734–757 e1, doi: 10.1053/j.gastro.2015.12.003.

[59] de Lima-Karagiannis A, Zelinkova-Detkova Z, van der Woude CJ. The Effects of Active IBD During Pregnancy in the Era of Novel IBD Therapies. The American journal of gastroenterology. 2016, doi: 10.1038/ajg.2016.254.

[60] Reveille JD. Genetics of spondyloarthritis–beyond the MHC. Nature reviews. Rheumatology. 2012; 8(5): 296–304, doi: 10.1038/nrrheum.2012.41.

[61] Brown MA, Laval SH, Brophy S, Calin A. Recurrence risk modelling of the genetic susceptibility to ankylosing spondylitis. Annals of the rheumatic diseases. 2000; 59(11): 883–886.

[62] van der Linden SM, Valkenburg HA, de Jongh BM, Cats A. The risk of developing ankylosing spondylitis in HLA-B27 positive individuals. A comparison of relatives of spondylitis patients with the general population. Arthritis and rheumatism. 1984; 27(3): 241–249.

[63] Calin A, Brophy S, Blake D. Impact of sex on inheritance of ankylosing spondylitis: a cohort study. Lancet. 1999; 354(9191): 1687–1690, doi: 10.1016/S0140-6736(99)03219-5.

[64] Miceli-Richard C, Said-Nahal R, Breban M. Impact of sex on inheritance of ankylosing spondylitis. Lancet. 2000; 355(9209): 1097–1098; author reply 98, doi: 10.1016/S0140-6736(05)72217-0.

[65] Wellcome Trust Case Control C, Australo-Anglo-American Spondylitis C, Burton PR, et al. Association scan of 14,500 nonsynonymous SNPs in four diseases identifies autoimmunity variants. Nature genetics. 2007; 39(11): 1329–1337, doi: 10.1038/ng.2007.17.

[66] Montoya J, Matta NB, Suchon P, et al. Patients with ankylosing spondylitis have been breast fed less often than healthy controls: a case-control retrospective study. Annals of the rheumatic diseases. 2016; 75(5): 879–882, doi: 10.1136/annrheumdis-2015-208187.

[67] Baudoin P, van der Horst-Bruinsma IE, Dekker-Saeys AJ, Weinreich S, Bezemer PD, Dijkmans BA. Increased risk of developing ankylosing spondylitis among first-born children. Arthritis and rheumatism. 2000; 43(12): 2818–2822, doi: 10.1002/1529-0131(200012)43: 12<2818: : AID-ANR23>3.0.CO; 2-F.

[68] Jimenez-Balderas FJ, Zonana-Nacach A, Sanchez ML, et al. Maternal age and family history are risk factors for ankylosing spondylitis. The Journal of rheumatology. 2003; 30(10): 2182–2185.

[69] Gotestam Skorpen C, Hoeltzenbein M, Tincani A, et al. The EULAR points to consider for use of antirheumatic drugs before pregnancy, and during pregnancy and lactation. Annals of the rheumatic diseases. 2016; 75(5): 795–810, doi: 10.1136/annrheumdis-2015-208840.

Rebecca Fischer-Betz

5 Systemischer Lupus erythematodes

Bei dem systemischen Lupus erythematodes (SLE) handelt es sich um eine entzündliche Bindegewebserkrankung mit gestörter Immunregulation, die überproportional häufig Frauen im gebärfähigen Alter betrifft. Es wird in Deutschland von etwa 20–50 an Lupus Erkrankten auf 100 000 Einwohner mit einer weiblichen Prädominanz von etwa 9 : 1 ausgegangen [1]. Die häufigsten klinischen Befunde sind Beschwerden am Bewegungsapparat und Hautveränderungen. Der Verlauf ist individuell sehr variabel mit unterschiedlicher Ausprägung der Symptome und Organbeteiligungen, z. B. an Niere oder ZNS [1]. Die Ursache der Erkrankung ist nicht vollständig geklärt. Als prädisponierende Faktoren gelten genetische Faktoren (z. B. Komplementdefekte). Es besteht eine familiäre Häufung und eineiige Zwillinge sind deutlich häufiger betroffen als zweieiige Zwillingspaare. Daneben scheinen hormonelle Faktoren von Bedeutung zu sein; dafür spricht, dass Frauen im gebärfähigen Alter am häufigsten betroffen sind und die Erkrankung durch die Einnahme von Östrogenen und durch eine Schwangerschaft aktiviert werden kann. Veränderte Frühdiagnose- und Therapiemöglichkeiten haben die Langzeitprognose deutlich verbessert, die 10-Jahres-Überlebensrate liegt inzwischen bei über 90 % [2, 3]. Dies führt auch dazu, dass sich immer mehr betroffene Frauen ihre Familienplanung erfüllen möchten. Die Anzahl an Schwangerschaften bei Frauen mit SLE wird in den USA auf 4500 pro Jahr geschätzt [4, 5]. Aus Deutschland gibt es keine verlässlichen Zahlen, aber beispielsweise wurden 2016 in das deutschlandweite RHEKISS-("Rheuma, Kinderwunsch und Schwangerschaft"-) Register innerhalb von sechs Monaten fast 50 Schwangerschaften bei Frauen mit gesichertem SLE eingeschlossen.

5.1 Fertilität

Bei Frauen mit SLE werden im Vergleich zu gesunden Frauen keine erhöhten Infertilitätsraten berichtet (11–16 %) [6, 7]. Dennoch haben SLE-Patientinnen durchschnittlich weniger Kinder als Frauen in der Normalbevölkerung [7]. Subfertilität kann auf Symptomen der Erkrankung (Schmerzen, vaginaler Trockenheit, Fatigue, Depressionen) und auf Ängsten der Patientinnen basieren [8]. Bei ausgeprägter Erkrankungsaktivität sind Menstruationsunregelmäßigkeiten beschrieben. Eine schwere Niereninsuffizienz kann zu anhaltender Amenorrhö, anovulatorischen Zyklen, Hyperprolaktinämie und Hypogonadismus führen [9, 10]. Eine effektive Therapie des SLE ist daher auch in Bezug auf die Fertilität bedeutsam. Eine Cyclophosphamid-Therapie ist insbesondere in Abhängigkeit von der kumulativen Dosis mit dem Risiko einer vorzeitigen ovariellen Insuffizienz verbunden [11]. Im Zusammenhang mit einer Cyclophosphamid-Therapie gewinnt die Durchführung einer Ovarprotektion daher zunehmend

DOI 10.1515/9783110461664-007

an Bedeutung (Kap. 11). Zudem werden heute Protokolle mit niedriger kumulativer Dosis eingesetzt (Euro-Lupus-Protokoll) oder alternative Therapien wie Mycophenol-säure verwendet [12]. Widersprüchlich diskutiert wird die Häufigkeit einer reduzier-ten ovariellen Reserve (OR) bzw. eines POF-Syndroms (*premature ovarian failure*) bei Lupus-Patientinnen. Innerhalb einer Kohortenstudie wurde die Prävalenz einer re-duzierten OR mit 3 % angegeben, was der Häufigkeit in der Normalbevölkerung ent-spricht [13]. Einige Untersuchungen beschreiben eine verminderte OR und erniedrigte Anti-Müller-Hormon-(AMH-)Spiegel im Vergleich zu Alterskontrollen, andere Studien konnten dies nicht zeigen [14–16].

Untersuchungen zur Fertilität bei männlichen Lupus-Patienten sind selten. Eine 2016 publizierte systematische Literaturrecherche schließt sieben Publikationen zu insgesamt 455 SLE-Patienten ein [17]. Im Vergleich zu gesunden Kontrollen wur-den bei Männern mit SLE häufiger Veränderungen der Gonadenfunktion und der Spermien gefunden, zudem relativ oft Spermien-Antikörper, deren Relevanz aller-dings unklar ist. Den größten negativen Einfluss auf männliche Fertilität hatte eine Cyclophosphamid-Therapie. In einer Untersuchung zu 35 SLE-Patienten berichten die Autoren, dass sieben von neun SLE-Patienten mit Kinderwunsch erfolgreich ein Kind zeugten, die anderen zwei Männer waren mit Cyclophosphamid behandelt wor-den [18]. Meistrich et al. beschrieben die Assoziation einer Azoospermie mit einer kumulativen Cyclophosphamid-Dosis von $> 7,5\,\mathrm{gm/m^2}$ [19]. Es wurde gezeigt dass die Spermatogenese nach einer intravenösen Cyclophosphamid-Gabe innerhalb von 90 bis 120 Tagen supprimiert wird und so zu Veränderungen in der Samenanalyse führt. Obwohl es nicht möglich ist vorherzusagen, welche Patienten infertil werden [20], deuten Studien, die eine persistierend veränderte testikuläre Funktion mit er-höhtem Follikel stimulierendem Hormon (FSH) und verringertem Hodenvolumen noch etwa fünf Jahre nach einer Cyclophosphamid-Therapie beschreiben, darauf hin, dass irreversible Veränderungen stattfinden können. Entsprechenden Patienten sollte möglichst früh eine Spermien-Kryokonservierung angeboten werden [18].

5.2 Einfluss des SLE auf den Ausgang einer Schwangerschaft

Die Lebendgeburtenrate bei Frauen mit SLE ist in den letzten Jahrzehnten angestie-gen. Eine bevölkerungsbasierte Untersuchung zeigte, dass 83 % der Kinder in den Jahren 2000 bis 2003 lebend zur Welt kamen [21]. Ähnliche Ergebnisse (86 % Lebend-geburten) wurden in der „Hopkins Lupus Pregnancy Cohort" dokumentiert [22]. Jün-gere Untersuchungen berichten Lebendgeburtenraten von teilweise über 90 % [23, 24]. Erfreulich ist auch, dass eine erneute Schwangerschaft nach einem fetalen Verlust oft erfolgreich verläuft – vermutlich durch eine optimierte Planung und Behandlung der Folgeschwangerschaften [25]. Dennoch treten geburtshilfliche Komplikationen wei-terhin häufiger auf als bei gesunden Frauen, insbesondere in unselektionierten SLE-Kohorten (Tab. 5.1). So liegt die Rate an Schwangerschaftsverlusten und Frühgeburten unverändert höher und stationäre Aufenthalte sind bei Müttern und Neugeborenen häufiger und länger als in der Normalbevölkerung [4, 21]. Berücksichtigt werden muss bei der Interpretation der Daten die weltweit unterschiedliche Gesundheitsversorgung und dass ethnische Hintergründe einen Einfluss nehmen – Studien aus den USA berichten in unselektierten Studien meist über schlechtere Ausgänge als europäische Studien. Allein die Schwangerschaftsversorgung ist aber in den USA oft wesentlich schlechter als zum Beispiel in Deutschland.

Tab. 5.1: Häufigkeit von Schwangerschaftskomplikationen bei SLE [22].

Komplikation	SLE (unselektioniert)*	Normalbevölkerung
Aborte	16–30 %	10–16 %
Geburten vor der 37. SSW	21–60 %	5–15 %
Intrauterine Wachstumsretardierung	2–10 %	3–7 %
Präeklampsie	10–30 %	10 %

* Häufigkeit assoziiert mit positiven aPl bzw. APS

5.2.1 Fehlgeburten

Innerhalb einer retrospektiven Untersuchung verglichen Petri et al. in den 1990er Jahren Schwangerschaften von SLE-Patientinnen mit denen gesunder Frauen (so genannte. *best friends* bzw. verwandte Frauen) [25]. Dabei zeigte sich eine etwa doppelt so hohe Zahl an Schwangerschaftsverlusten bei den Frauen mit SLE [21 % im Vergleich zu 14 % (*best friends*) und 8 % (verwandte Frauen)]. Andere Studien beschreiben Abortraten zwischen 8 und 30 % innerhalb sehr unterschiedlicher SLE-Kohorten [27–31]. In den vergangenen Jahrzehnten ist die Zahl an Fehlgeburten in Lupus-Schwangerschaften insgesamt deutlich zurückgegangen. Eine bevölkerungs-basierte Studie aus den USA beschrieb eine Abort-Rate von 43 % in den 1960er Jahren und von 17 % zwischen 2000 und 2003 [21]. Damit hat sich die Zahl der Rate in der Normalbevölkerung angenähert (10–15 %). Während frühe Aborte im Vergleich zu Frauen aus der Normalbevölkerung nicht wesentlich häufiger sind, fällt die erhöhte Rate an Spätaborten nach der 20. Schwangerschaftswoche (SSW) auf [22].

Zu den wichtigsten Risikofaktoren für eine späte Fehlgeburt zählt eine hohe Lupus-Aktivität. So wurde in der Hopkins-Lupus-Kohorte ein dreifach erhöhtes Risiko für einen Spätabort bei Frauen mit aktivem SLE im ersten oder zweiten Trimenon beobachtet [26] (Tab. 5.2). Innerhalb einer kontrollierten Untersuchung zu SLE-Schwangerschaften in Griechenland endeten sechs von acht (75 %) Schwangerschaften bei Frauen mit einer SLE-Exazerbation in einer Fehlgeburt im Vergleich zu 14 % bei Frauen mit inaktivem SLE und 5 % der Kontrollgruppe [31]. Serologische Aktivität (Hypokomplementämie und hohe DNS-Antikörper) ist dabei zwar mit einem erhöhten Risiko für einen Schwangerschaftsverlust oder eine Frühgeburt assoziiert, das höchste Risiko besteht aber bei Frauen mit einer Kombination aus hoher klinischer und serologischer Aktivität [32].

Neben der SLE-Aktivität ist vor allem der Nachweis von Antiphospholipid-Antikörpern (aPl) mit rezidivierenden Früh- und mit Spätaborten verbunden [33]. Eine Identifikation dieser Frauen und eine prophylaktische Therapie mit Heparin und/oder niedrig dosiertem ASS führen bei Frauen mit entsprechendem Erkrankungsbild zu einer signifikanten Reduktion dieses Risikos (Kap. 6). Unabhängig vom aPl-Status ist ein vorangegangener Spätabort der stärkste Prädiktor einer erneuten Komplikation in einer Folgeschwangerschaft: In einer retrospektiven Studie, welche den Ausgang der ersten beiden Schwangerschaften bei Lupus-Patientinnen mit (n = 47) und ohne Nachweis von aPl (n = 125) untersuchte, hatten Frauen aus beiden Gruppen bei vorangegangenen Komplikationen ein mindestens 50%iges Risiko für eine erneute Komplikation in der Folgeschwangerschaft. Frauen mit einer späten Fehlgeburt in der ersten Schwangerschaft wiesen dabei das höchste Risiko auf (80 %) [34]. Weitere Risikofaktoren für Aborte sind eine Proteinurie, Thrombozytopenie und eine arterielle Hypertonie in der Frühschwangerschaft [35].

5.2.2 Frühgeburten

Die Rate an Frühgeburten (Geburten vor der vollendeten 37. SSW) in SLE-Schwangerschaften wird insgesamt auf etwa 33 % geschätzt [36]. Innerhalb einer bevölkerungsbasierten Studie in Kalifornien mit Einschluss von 555 SLE-Entbindungen fanden sich 21 % Frühgeburten und damit eine gegenüber gesunden Frauen fast sechsfach erhöhte Rate [37]. Auch innerhalb eines norwegischen Geburtenregisters war die Anzahl an Frühgeburten bei SLE-Erstschwangerschaften mit 22 % signifikant höher als bei den Kontrollen (6,5 %) [38]. In Kohorten von Tertiärzentren ist die Rate meist noch höher (20–63 %) [21, 26, 39]. In der Hopkins Lupus Pregnancy Cohort erlebten 66 % der Frauen mit aktivem Lupus eine Frühgeburt im Vergleich zu 32 % der Frauen ohne Lupusaktivität [22]. Die Rate an Frühgeburten hat sich bei Frauen mit Lupus in den letzten Jahren tendentiell verbessert. In den 1980er-Jahren betrug sie 37,5 %, im Jahr 2000 noch 32 % [21]. Damit war sie gegenüber der Normalbevölkerung weiterhin verdreifacht, allerdings stieg in diesem Zeitraum die Zahl der Frühgeburten in der US-Normalbevölkerung signifikant an (von 9,4 % auf 12,1 %). Risikofaktoren für eine Frühgeburt bei Lupuspatientinnen sind das Antiphospholipid-Syndrom, arterielle Hypertonie, höhere SLE-Aktivität vor Konzeption, Schübe in der Schwangerschaft und eine Kortison-Therapie in der Schwangerschaft [6, 21, 40–42]. Bei Frauen mit mild-moderater Erkrankungsaktivität wurden Assoziationen von Frühgeburten mit höheren Ferritin- und Harnsäure-Spiegeln sowie niedrigem C4-Komplement und niedrigerem Östrogenspiegel im zweiten Trimenon beschrieben [43].

Eine Schwierigkeit bei der Interpretation der Daten zu Frühgeburten besteht in der Tatsache, dass diese spontan, z. B. durch einen vorzeitigen Blasensprung und Beginn der Wehen, eintreten können oder geplant aufgrund von mütterlichen oder fetalen Komplikationen in Kauf genommen werden. Viele der früheren Studien haben diese Unterscheidung aber nicht vorgenommen. Ein vorzeitiger Blasensprung tritt in SLE-Schwangerschaften insgesamt häufiger als bei gesunden Frauen auf [44]. In der Normalbevölkerung sind Risikofaktoren vor allem Infektionen in der Schwangerschaft, während die Ätiologie bei SLE-Patientinnen letztlich unklar ist. Hypothetisch kann angenommen werden, dass entzündliche Vorgänge bei aktivem SLE ähnliche Effekte auf die utero-plazentare Einheit zeigen und dadurch vorzeitige Wehen und Blasensprung fördern.

5.2.3 Niedriges Geburtsgewicht

Eine Fall-Kontroll-Studie untersuchte termingerecht geborene Neugeborene von Müttern mit SLE ($n = 28$) mit Neugeborenen von gesunden Müttern gleichen Alters ($n = 66$) [45]. Trotz des Ausschlusses von Frühgeburten waren das mittlere Gestationsalter und Geburtsgewicht signifikant unterschiedlich (38 vs. 39 Wochen, $p < 0{,}05$; Geburtsgewicht 2775 vs. 3263 g, $p < 0{,}05$). Zudem gab es mehr *Small-for-Gestational-Age*-(SGA-) Kinder in der SLE-Gruppe (25 % vs. 4,5 %, $p < 0{,}05$).

Die hohe Rate an Frühgeburten erschwert Untersuchungen zur Häufigkeit eines zu niedrigen Geburtsgewichtes der Kinder bei Frauen mit SLE. Zur Korrektur des Gewichts an das Gestationsalter wird der Begriff *Small for Gestational Age* (SGA) verwendet (definiert als ein Geburtsgewicht unterhalb der zehnten Perzentile der bevölkerungsbezogenen Wachstumskurve) [46]. In der Gruppe der SGA-Kinder ist der Teil gesunder Neugeborener enthalten, der im Rahmen der statistischen Normalverteilung das untere Ende der Kurve ausmacht. Dazu kommen diejenigen Kinder, deren Wachstum im Mutterleib verzögert ist. Dieser Sachverhalt wird in der Literatur auch als intrauterine Wachstumsverzögerung, englisch *intrauterine growth restriction* (IUGR), bezeichnet.

Die Ursache einer IUGR ist zumeist in einer fetalen Unterversorgung aufgrund plazentarer Veränderungen zu suchen (z. B. bei Plazenta praevia, Vorliegen einer einzelnen Nabelschnurarterie oder auch bei Plazentainfarkten). In der Mehrzahl der Fälle tritt eine Verlangsamung des intrauterinen Wachstums erst im letzten Drittel der Schwangerschaft ein und es bezieht sich im Wesentlichen auf das Gewicht, während sich Länge und Kopfumfang des Feten noch normal entwickeln. Negative Einflussfaktoren auf das intrauterine Wachstum stellen z. B. Nikotinkonsum und eine schwangerschaftsinduzierte Hypertonie dar. Daneben können chronische Erkrankungen wie Diabetes mellitus, Nierenerkrankungen, Infektionen, Fehlbildungen des Uterus und Anämien zu einer verminderten Plazentafunktion mit Wachstumsstörung führen. Eine fetale Wachstumsretardierung ist bei gesunden Frauen selten (3–7 %). Innerhalb der Auswertung verschiedener Kohorten wurde die mittlere IUGR-Rate bei SLE-Schwangerschaften auf 9,4 % geschätzt [21]. Eine bevölkerungsbasierte

Untersuchung aus den USA beschreibt eine signifikant erhöhte IUGR-Rate bei SLE-Entbindungen (5,3 % vs. 1,6 %) [5] und verschiedene Beobachtungsstudien sogar Raten um 35 % [22, 29, 47]. Dabei wurde eine höhere IUGR-Rate bei Frauen mit aktivem SLE und bei Frauen mit Lupusnephritis dokumentiert [39, 47, 48]. Insbesondere bei Frauen mit Antiphospholipid-Syndrom (APS) kommt es häufiger zu einer Plazenta-Insuffizienz, die sich in einer fetalen Wachstumsretardierung manifestieren kann. Histologische Untersuchungen der Plazenta von SLE-Müttern zeigten bei mütterlich nachweisbaren aPl eine höhere Inzidenz von thrombotischen Gefäßverschlüssen und unabhängig vom aPl-Status eine chronische Villitis [49]. Zudem werden inflammatorische und vaskuläre Veränderungen beschrieben, die von den Veränderungen bei Schwangerschaften von Frauen mit Präeklampsie (ohne SLE) nicht zu unterscheiden sind [50].

5.2.4 Präeklampsie

Auch zu hypertensiven Komplikationen (Präeklampsie, Eklampsie und HELLP-Syndrom) kommt es in SLE-Schwangerschaften leider signifikant häufiger als in Schwangerschaften in der Normalbevölkerung. Eine Präeklampsie ist unter anderem definiert durch einen Blutdruckanstieg und eine Proteinurie und tritt überwiegend nach der 20. Gestationswoche auf (Kap. 9). Das Risiko für eine Früh- oder Totgeburt und für mütterliche Komplikationen (z. B. Thrombosen) sowie für mütterliche Mortalität steigt hierbei erheblich an. Die Ursache einer Präeklampsie ist nicht vollständig geklärt, diskutiert wird unter anderem eine vaskuläre Plazentadysfunktion. In der Normalbevölkerung komplizieren Präeklampsien eine Schwangerschaft in etwa 5–8 %, bei SLE-Patientinnen beträgt die Häufigkeit zwischen 12 % und 35 % [39, 41, 51–54]. Eine bevölkerungsbasierte Untersuchung aus den USA beschrieb in SLE-Schwangerschaften Präeklampsien (22,5 %) bzw. Eklampsien (0,5 %) im Vergleich zu 7,6 % bzw. 0,09 % der Kontrollen ($p < 0,001$) [4].

Ein erhöhtes Risiko besteht insbesondere bei bereits vorangegangener Präeklampsie, in der ersten Schwangerschaft, vorbestehender arterieller Hypertonie oder Diabetes mellitus, Übergewicht, aktivem SLE, eingeschränkter Nierenfunktion und generell bei Frauen mit einer Lupusnephritis [39, 55–58]. Zudem erhöht der Einsatz einer Kortison-Therapie (> 10 mg Prednison/Tag) in der Schwangerschaft das Risiko für Hypertonie und Präeklampsie signifikant [4]. Auch Frauen mit positiven aPl haben ein signifikant erhöhtes Risiko für eine Präeklampsie [39, 41]. Der ethnische Hintergrund spielt ebenfalls eine Rolle, so weisen nichthispanische weiße SLE-Patientinnen seltener Präeklampsien und Frühgeburten auf [59].

5.3 Mütterliche Komplikationen

Frauen mit SLE zeigen häufiger Komorbiditäten (Hypertonie, Diabetes, Niereninsuffizienz, Thrombophilien) und sind zudem oft in ihrer ersten Schwangerschaft etwas älter. Dies wirkt sich neben der Grunderkrankung auf das geburtshilfliche Risiko aus. Komplikationen wie thrombembolische Ereignisse und Infektionen treten insgesamt gehäuft auf [37, 38].

Eine bevölkerungsbasierte Untersuchung aus den USA mit Einschluss von 13 555 SLE-Schwangerschaften beschrieb eine 20-fach erhöhte Mortalität [4]. Allerdings muss berücksichtigt werden, dass das Risiko für Mortalität, Infektionen und thrombembolische Ereignisse auch bei nichtschwangeren SLE-Patientinnen erhöht ist und das additive Risiko einer Schwangerschaft nicht sicher beziffert werden kann. In der Literatur finden sich mütterliche Todesfälle durch aktive Lupusnephritis, unkontrollierte Hypertonie, HELLP-Syndrom, Präklampsie, Lungenembolie, schwere SLE-Exazerbationen und schwangerschaftsassoziierte Kardiomyopathie. Ein systematischer Review identifizierte 13 Studien, in denen 17 Todesfälle bei Patientinnen mit Lupusnephritis innerhalb der ersten sechs Wochen postpartal beschrieben werden [60]. Alle Todesfälle traten bei Frauen mit aktivem Lupus auf und waren überwiegend auf eine Infektion (41 %) oder die SLE-Aktivität selbst (29 %) zurückzuführen. Zwei Frauen verstarben an einer Lungenembolie.

In der oben erwähnten bevölkerungsbasierten Untersuchung war das Risiko für Präklampsie, Hypertonie, Thrombozytopenie, transfusionspflichtige Anämien und schwere Infektionen bei den schwangeren Lupus-Patientinnen um das Zwei- bis Achtfache erhöht [4]. Auch nach Adjustierung für das höhere Alter der Lupus-Mütter blieb das Risiko eines thrombembolischen Ereignisses (tiefe Beinvenenthrombose, Lungenembolie, cerebraler Insult) zehnfach erhöht. Zudem entbinden Lupus-Patientinnen häufiger per Kaiserschnitt (die Rate ist etwa 2- bis 4-fach erhöht) und haben im Rahmen der Entbindung längere stationäre Aufenthalte [5, 38]. Dies führt auch zu einem signifikanten Anstieg der Gesundheitskosten im Rahmen von Entbindungen bei SLE [61].

5.4 Kindliche Prognose

Die Kinder von Lupus-Patientinnen sind überwiegend gesund. Es besteht bei Frauen mit positiven Anti-Ro-(SS-A-) bzw. Anti-La-(SS-)Antikörpern ein erhöhtes Risiko für einen neonatalen Lupus bzw. einen kongenitalen AV-Block (Kap. 7). Bei Kindern von SLE-Müttern wird das Risiko für die Entwicklung eines SLE im Laufe ihres Lebens auf etwa 3 % (relatives Risiko etwa 14) geschätzt [62].

Wie bereits beschrieben kommen die Kinder häufiger früher zur Welt und haben ein niedrigeres Geburtsgewicht als Kinder von gesunden Frauen. Das niedrige Geburtsgewicht kann Auswirkungen auf die spätere Gesundheit des Kindes haben, z. B. als ein Risikofaktor für spätere metabolische und kardiovaskuläre Erkrankungen [63–65].

Obwohl etwa 80 % der zu kleinen Kinder im ersten Lebenshalbjahr ein Aufholwachstum entwickeln und im Alter von sechs Monaten schon eine normale Länge aufweisen, besteht für ungefähr die Hälfte der übrigen 20 % der Betroffenen das Risiko, kleinwüchsig zu bleiben [46]. Im Grundschulalter sind feinere neurologische Auffälligkeiten wie Bewegungs- und Koordinationsstörungen oder Störungen der Feinmotorik etwas öfter vertreten [46].

Eine Studie aus dem norwegischen Geburtsregister untersuchte 95 Erstentbindungen von SLE-Patientinnen. Die Mütter waren im Vergleich zu Kontrollen signifikant älter und ihre Kinder hatten ein signifikant kürzeres Gestationsalter. Die Neugeborenen von Lupus-Müttern wiesen ein deutlich niedrigeres Geburtsgewicht auf und 27 % benötigten intensivmedizinische Maßnahmen im Vergleich zu 11 % in der Kontrollgruppe. Ein perinataler Kindstod trat in 4,2 % auf (vs. 0,6 %). Angeborene Fehlbildungen wurden bei 7,4 % vs. 2,8 % der Neugeborenen festgestellt. Unter den sieben Kindern befanden sich vier mit einem persistierenden Ductus arteriosus [38]. Ein persistierender Ductus arteriosus tritt in Assoziation mit der Anwendung von nichtsteroidalen Antiphlogistika im dritten Trimenon auf [66]. Mehrere Untersuchungen dokumentieren keine erhöhte Rate an angeborenen größeren oder kleineren Fehlbildungen bei Kindern von SLE-Müttern [67–69]. Eine 2012 publizierte Studie aus China berichtete eine leicht erhöhte Fehlbildungsrate von 6 %. Von den fünf betroffenen Kindern hatten drei einen Herzfehler, darunter fanden sich ein kongenitaler AV-Block, eine Fallot'sche Tetralogie und ein Vorhofseptumdefekt [70].

In Kanada existiert das bevölkerungsbasierte *Offspring-of-SLE-Mothers-Registry*-Register (OSLER), in dem 719 Kinder von 509 SLE-Müttern mit mehr als 8000 Kindern von gleich alten Müttern in der Normalbevölkerung verglichen werden. Es wird nach möglichen Kovariablen adjustiert (z. B. demographischen Charakteristika, mütterlicher Komorbidität, geburtshilflichen Komplikationen). Bisherige Auswertungen beschreiben bei Kindern von Müttern mit SLE etwas mehr kongenitale Fehlbildungen (13,6 % vs. 10,4 %; OR 1,28) im Vergleich zu den Kontrollen [71]. Es wurden ein mehr als verdoppeltes Risiko für kongenitale Herzfehler (5,2 % vs. 1,9 %) und mehr als fünfmal häufiger kardiochirurgische Eingriffe bei diesen Kindern beobachtet [71]. Weitere Auswertungen beschreiben bei Kindern von Müttern mit SLE doppelt so häufig Erkrankungen aus dem autistischen Formenkreis (1,4 % vs. 0,6 %), zudem wurden diese Diagnosen in jüngerem Alter festgestellt [72].

> Es muss bei der Beurteilung dieser Daten berücksichtigt werden dass viele Informationen in derartigen bevökerungsbasierten Untersuchungen fehlen, zum Beispiel hinsichtlich der Schwere der Erkrankung, des Auto-Antikörperstatus (SS-A/SS-B-AK) und zur genauen mütterlichen Therapie. Insgesamt sind sowohl Herzfehler als auch autistische Erkrankungen bei Kindern von SLE-Patientinnen selten. Prospektiv erhobene Daten zur Langzeitentwicklung von Kindern von Müttern mit SLE sind wünschenswert.

5.5 Lupus-Aktivität in der Schwangerschaft

Die Frage, ob eine Schwangerschaft zu einer vermehrten Erkrankungsaktivität und Schüben führt, wurde in den vergangenen Jahrzehnten kontrovers diskutiert. Die Tatsache, dass überwiegend Frauen von chronischen immunologischen Erkrankungen betroffen sind, zeigt, dass weibliche Geschlechtshormone eine wichtige Rolle in der Ätiologie und Pathophysiologie der Autoimmunität spielen. In Mausmodellen führen ähnlich hohe Östrogenkonzentrationen, wie sie in einer Schwangerschaft vorzufinden sind, zu physiologischen und immunologischen Veränderungen, die mit einer vermehrten Lupusaktivität assoziiert sind (z. B. B-Zell-Aktivierung) [73]. Beim Menschen wird generell davon ausgegangen, dass Östrogene eine gesteigerte humorale Immunantwort nach sich ziehen. Ihre Wirkung beruht allerdings mehr auf ihren peripheren Metaboliten als auf den Serumspiegeln, deren Konzentrationen unterschiedliche, dosisabhängige Wirkungen hervorrufen können [74].

In der Literatur finden sich in Studien zum Einfluss einer Schwangerschaft auf die Lupusaktivität sehr variable Schubraten. Die Diskrepanz kann durch heterogene Patientenpopulationen erklärt werden, z. B. durch den Einschluss von ungeplanten Schwangerschaften bei Frauen mit aktivem SLE, unterschiedliche therapeutische Konzepte, kleine Fallzahlen und uneinheitliche Definitionen von Schüben. Einige Untersuchungen, in denen schwangere und nichtschwangere SLE-Patientinnen verglichen wurden, zeigten keinen signifikanten Anstieg der Lupusaktivität im Rahmen einer Schwangerschaft [75–78]. Andere Studien beschrieben etwa 2- bis 3-fach erhöhte Schubraten in der Schwangerschaft [30, 55, 79–81].

Es scheint, dass bei etwa der Hälfte der Patientinnen während einer Schwangerschaft eine messbare Lupusaktivität vorhanden ist [30, 55, 79–81]. Das Risiko für einen moderaten bis schweren Schub liegt in unselektierten Kohorten bei bis zu 30 % [35, 39]. Das Schubrisiko hängt dabei aber entscheidend von der Erkrankungsaktivität vor der Konzeption ab. Mehrere Studien beschrieben in diesem Zusammenhang ein mindestens verdoppeltes Risiko für einen Schub in der Schwangerschaft bei Frauen mit aktivem Lupus vor der Konzeption [39, 78, 88]. In der Hopkins Lupus Pregnancy Cohort entwickelten 58 % der Frauen mit aktiver Erkrankung innerhalb von sechs Monaten vor Konzeption einen Schub in der Schwangerschaft im Vergleich zu 8 % der Frauen mit inaktivem Lupus in diesem Zeitraum – das entspricht einem siebenfach erhöhten Risiko [22]. Dagegen hatten innerhalb der 2015 publizierten PROMISSE-Studie (*Predictors of Pregnancy Outcome: Biomarkers in Antiphospholipid Antibody Syndrome and Systemic Lupus Erythematosus*) von 318 Patientinnen mit mild-moderat aktiver Erkrankung vor Konzeption weniger als 10 % einen milden oder moderaten und nur 3 % einen schweren Schub in der Schwangerschaft [82].

Eine prospektive Beobachtungsstudie assoziierte als *cut off point* einen SLEDAI (*SLE Disease Activity Index*) von ≥ 4 in den sechs Monaten vor Konzeption mit Schüben in der Schwangerschaft [88]. Dies kann als praktischer Anhaltspunkt für die Planung einer Schwangerschaft herangezogen werden.

Schübe scheinen im zweiten Trimenon etwas häufiger zu sein. Prinzipiell können sie aber in der gesamten Schwangerschaft auftreten und auch nach der Entbindung besteht bis zu einem Jahr ein erhöhtes Risiko [1, 22, 78, 83]. Da der Zeitpunkt eines Schubes nicht vorhersehbar ist, sind regelmäßige Kontrollen der Lupusaktivität in der Schwangerschaft und postpartal indiziert.

Die meisten Schübe betreffen die Haut, den Bewegungsapparat oder das Blutbild (insbesondere Thrombozytopenien) [22, 56]. Renale Schübe treten vor allem bei Frauen mit bereits vorbestehender Nierenbeteiligung auf [22, 56]. Die Art der Lupusmanifestationen vor Konzeption ist prädiktiv für den Schub-Typ in der Schwangerschaft. So treten Schübe an der Haut vor allem bei Patientinnen mit früheren dermatologischen Manifestationen, Blutbildveränderungen bei Frauen mit früheren hämatologischen Manifestationen und renale Schübe bei Frauen mit bekannter Lupusnephritis auf [41]. In der ersten Schwangerschaft scheint das Schubrisiko zudem höher zu liegen als in einer zweiten Schwangerschaft [56].

Eine hohe Lupusaktivität wirkt sich negativ auf den Verlauf einer Schwangerschaft aus, zum Beispiel steigt das Risiko für einen Schwangerschaftsverlust und eine Frühgeburt signifikant an (Tab. 5.2). Auch die Art der SLE-Aktivität scheint für Schwangerschaftskomplikationen von Bedeutung zu sein; neben der Lupusnephritis sind insbesondere Zytopenien und eine Serositis in der Schwangerschaft assoziiert mit Schwangerschaftskomplikationen [84].

Ein Faktor, der sich besonders ungünstig auf die Schubrate auswirkt, ist das Absetzen von Antimalariamitteln. Kontrollierte Studien haben gezeigt dass Frauen, die eine Hydroxychloroquin-Therapie in der Gravidität fortsetzen, eine niedrigere SLE-Aktivität aufweisen und zum Zeitpunkt der Geburt niedrigere Steroiddosen benötigen [85–87]. Ein Schub des SLE in der Schwangerschaft stellt den entscheidenden Unterschied zwischen einer unkomplizierten Schwangerschaft und einer Schwangerschaft mit mütterlichen und/oder fetalen Komplikationen beim SLE dar [24, 88, 89].

Antimalariamittel sollten aufgrund ihrer günstigen Auswirkung auf die Schubfrequenz in einer Schwangerschaft nicht abgesetzt werden – auch nicht bei Frauen in Remission [87].

Tab. 5.2: Lupus-Aktivität und Schwangerschaftskomplikationen, nach [22].

	SLE-Aktivität		p-Wert
	moderat bis schwer	inaktiv bis mild	
Aborte	7 %	7 %	0,9
Totgeburt	16 %	5 %	< 0,01
„frühe" Frühgeburt (< 28 SSW)	17 %	6 %	0,09
„späte" Frühgeburt (28–37 SSW)	49 %	26 %	< 0,001
Small for gestational age baby (< 10. Wachstumsperzentile)	30 %	21 %	0,23

5.6 Beurteilung der Erkrankungsaktivität in der Schwangerschaft

Bei der Einschätzung der Krankheitsaktivität besteht teils die Schwierigkeit in der Differenzierung der Krankheitssymptome von physiologischen Veränderungen in der Schwangerschaft. Solche invaliden Aktivitätskriterien umfassen beispielsweise Müdigkeit, eine beschleunigte Blutsenkungsgeschwindigkeit und eine milde Anämie. Laborchemisch stellen Komplementveränderungen, welche die serologische SLE-Aktivität sonst gut widerspiegeln, leider keine verlässlichen Marker in der Schwangerschaft dar [90]. In jüngerer Zeit wurden von verschiedenen SLE-Aktivitätsinstrumenten an die Schwangerschaft adaptierte Versionen erstellt, insbesondere um eine höhere Vergleichbarkeit von Studien zu erreichen [83, 91]. Die Beurteilung, ob ein Schub vorliegt oder nicht, muss von einem erfahrenen Kliniker vorgenommen werden. Auch die Unterscheidung zwischen einer Präeklampsie und einer Lupusnephritis ist wegen überlappender Symptome (Proteinurie, Nierenfunktionsverschlechterung, hohem Blutdruck, Ödeme, Thrombopenie) nicht unproblematisch, aber aufgrund der Notwendigkeit unterschiedlicher Therapien entscheidend. Bei der Differenzierung „SLE-Schub versus Präeklampsie" ist deswegen eine sorgfältige Suche nach extrarenalen SLE-Symptomen besonders wichtig. Eine probatorische Steroidtherapie kann evtl. differenzialtherapeutisch helfen (z. B. rascher Thrombozytenanstieg bei SLE), gelegentlich aber für die Indikation zur Geburtseinleitung bzw. Sektio zu spät kommen. Eine „neue" Proteinurie > 500 mg/d oder eine Verdopplung bei vorbestehender Proteinurie (insbesondere vor dem dritten Trimester) sollte an eine Exazerbation einer Lupusnephritis denken lassen. Insbesondere der Nachweis eines „nephritischen" Sediments mit dysmorphen Erythrozyten bzw. Zylindern spricht für eine Lupusnephritis. Geeignet zur Beurteilung einer SLE-Aktivierung sind insbesondere typische klinische Befunde (Tab. 5.3) [92].

5.7 Schwangerschaft bei Nierenbeteiligung

Eine Besonderheit stellt die Planung von Schwangerschaften bei Lupusnephritis (LN) dar, sowohl im Hinblick auf eine SLE-Aktivierung als auch bezüglich von Komplikationen in der Schwangerschaft. Frauen mit LN haben im Vergleich zu Frauen ohne Nierenbeteiligung in der Schwangerschaft ein erhöhtes Risiko für einen renalen und auch für einen nichtrenalen Schub [56, 88]. Das höchste Risiko besteht bei aktiver Lupusnephritis zu Beginn der Schwangerschaft, während Frauen mit längerer Remission das geringste Risiko aufzeigen [48, 93, 94]. Eine 2010 publizierte Metaanalyse umfasste 2751 Schwangerschaften bei Frauen mit LN. Mütterliche Komplikationen betrafen einen SLE-Schub (25,6 %), Hypertonie (16,3 %), Nephritis (16,1 %), Präeklampsie (7,6 %) und Eklampsie (0,8 %). Die Rate an nicht erfolgreichen Schwangerschaften lag bei 23 % und an Frühgeburten bei 39,4 %. Es zeigte sich eine signifikante Assoziation einer aktiven LN mit Frühgeburten und mit Hypertonie sowie einer bekannten Nie-

Tab. 5.3: Differenzierung einer SLE-Aktivität von physiologischen Veränderungen in der Schwangerschaft, adaptiert nach [92].

Zeichen/Symptom	Schwangerschaftsassoziierte Veränderungen	Hinweis auf SLE-Aktivität
Haut/Schleimhaut	– Gesichtsrötung – Palmarerythem – Haarausfall postpartal	– photosensitiver Hautausschlag – orale oder nasale Ulzerationen
Bewegungsapparat	– Arthralgien – Myalgien	– Arthritis
Hämatologisch	– milde Anämie – milde Thrombozytopenie	– Leukopenie, Lymphopenie – hämolytische Anämie – Thrombozytopenie
Renal	– physiologisch: Proteinurie < 300 mg/d	– nephritisches Sediment – Proteinurie > 300 mg/d
Immunologisch	– Anstieg der Komplementfaktoren	– Abfall der Komplementfaktoren – Anstieg der DNS-AK
Anderes	– Müdigkeit – milde Ödeme – milde Dyspnoe	– Fieber ohne Hinweise auf Infekt – Lymphadenitis – Serositis

renbeteiligung mit Hypertonie und Präeklampsie [47]. Eine Studie von 113 Schwangerschaften bei 81 Frauen mit LN beschrieb 34 renale Schübe (30 %), von denen 20 unter Therapie reversibel waren, drei Frauen entwickelten eine irreversible renale Funktionseinschränkung, eine dieser Patientinnen wurde dialysepflichtig [93].

Der höchste Risikofaktor für einen renalen Schub in der Schwangerschaft betraf die renale Funktion vor Konzeption: Patientinnen mit entweder einer Proteinurie von mehr als 1 g/24 h oder einer glomerulären Filtrationsrate von weniger als 60 ml/min/Körperoberfläche wiesen ein neunfach erhöhtes Risiko für einen renalen Schub auf. In dieser Studie waren eine Therapie mit niedrig-dosiertem ASS und ein normales Komplement bei Konzeption mit niedrigerem Risiko für einen fetalen Verlust verbunden.

Als günstig wird eine Schwangerschaftsplanung bei inaktiver Lupusnephritis (mindestens sechs Monate), geringer Proteinurie (Urin-Protein-Kreatinin-Ratio < 50 mg/mmol), normaler Nierenfunktion und normalem Blutdruck angesehen [95]. Viele junge Frauen erhalten heute Mycophenolsäure zur Remissionsinduktion und zum -erhalt bei Vorliegen einer Lupusnephritis. Mycophenolsäure (MMF) ist aufgrund der deutlich erhöhten Fehlbildungsrate (um 25 %) nach Exposition im ersten Trimenon kontraindiziert und muss mindestens sechs Wochen vor dem Versuch einer Konzeption abgesetzt bzw. auf ein sicheres Immunsuppressivum umgesetzt sein [96, 97] (Kap. 10). Eine Azathioprin-Therapie sollte zur Remissionserhaltung fortgesetzt werden und führt zu weniger Schüben in der Schwangerschaft [23]. Analysen von Schwangerschaften bei transplantierten Patienten bzw. SLE-Patientinnen fanden kein erhöhtes Risiko für angeborene Anomalien beim Fortsetzen der Medikation. Azathioprin kann daher bei entsprechender Indikation in der gesamten Schwangerschaft eingesetzt werden. Alternativen bei Azathioprin-Unverträglichkeit sind Calcineurin-Inhibitoren (Ciclosporin oder Tacrolimus) [95, 98]. Grundsätzlich besteht durch das Absetzen von MMF bzw. durch ein Umsetzen auf eine andere Immunsuppression das Risiko einer Reaktivierung des SLE und der Nephritis im Besonderen. Innerhalb einer prospektiven Beobachtungsstudie kam es bei 3 von 23 (13 %) Patientinnen, die aufgrund von Kinderwunsch bei stabiler LN (!) von MMF auf Azathioprin umgestellt wurden, innerhalb von drei bis sechs Monaten nach Umstellung zu einem renalen Schub (vor Konzeption) [23]. Frauen mit einem Schub waren signifikant jünger (medianes Alter 27 vs. 30 Jahre; $p = 0,03$). Es wurde ein Trend zu mehr renalen Schüben bei kürzerer Dauer der MMF-Therapie (29 vs. 38 Monate; $p = 0, 17$) vor der Umstellung beobachtet.

Ein Angiotensin-Converting-Enzym-(ACE-)Hemmer ist bei konkreter Planung einer Schwangerschaft abzusetzen bzw. spätestens bei einem positiven Schwangerschaftstest [99]. Es kann von Bedeutung sein, wenn bis zum Eintreten einer Gravidität die „Nephroprotektion" eines ACE-Inhibitors über längere Zeit wegfallen würde. Bei nachverfolgten Schwangerschaften mit ACE-Hemmer-Exposition im ersten Trimenon ergab u. a. eine neuere Studie mit Einschluss von zwei Kontrollgruppen keine eindeutigen Hinweise auf ein nennenswertes teratogenes Potenzial in der Frühschwangerschaft [100]. Die Patientin sollte wie immer über Risiken und Vorteile der Therapie bis zur Konzeption aufgeklärt sein. Im ersten Trimenon sollte bei hohem Blutdruck dann aber zeitnah auf eines der empfohlenen Antihypertensiva (z. B. Methyldopa, Betablocker) umgestellt werden, da ACE-Inhibitoren in der zweiten Schwangerschaftshälfte u. a. zu Mangeldurchblutung der Plazenta, Oligohydramnion und Neugeborenenanurie führen können [101].

Zu Angiotensin-II-Rezeptor-Antagonisten existieren weitaus weniger Daten. Aus den Schwangerschaftsverläufen mit Exposition im 1. Trimenon lässt sich kein erhöhtes Fehlbildungsrisiko oder spezifisches Fehlbildungsmuster erkennen. Bei Anwendung im 2. und 3. Trimenon bestehen ähnliche Risiken wie bei den ACE-Inhibitoren. In einer prospektiven Fallserie wurde ein ca. 30%iges Risiko für ein Oligo-/Anhydramion beobachtet, wenn die Therapie über die 20. SSW hinaus bestand, zudem wurden Thrombosen der Vena cava als mögliche zusätzliche Fetopathie beschrieben [102, 103].

Die Gabe von niedrig dosierter Acetylsalicylsäure (z. B. ASS 100 mg/d) reduziert das Risiko einer Präeklampsie bei Frauen mit erhöhtem Risiko [104, 105]. Sie sollte bis spätestens zur 16. SSW begonnen werden [106].

Angesichts der sehr niedrigen Kosten, der breiten Verfügbarkeit, einfachen Verabreichung und des hohen Sicherheitsprofils stellt niedrig dosierte Acetylsalicylsäure ein attraktives Mittel zur Prävention dieser Komplikationen dar. Es gibt in jüngerer Zeit vermehrt Empfehlungen zur Gabe von Acetylsalicylsäure in der Schwangerschaft bei allen Frauen mit erhöhtem Präeklampsie-Risiko (> 6–10 %) [106–108]. Bei größerer

Proteinurie oder Ödemen im Verlauf einer Schwangerschaft sollte auch eine Thromboseprophylaxe mit Heparin in Erwägung gezogen werden.

Schwangerschaften bei Lupus-Patientinnen nach einer Nierentransplantation sind selten. Eine kleine Fallserie beschreibt den Verlauf von neun Schwangerschaften bei drei Patientinnen, alle mit normaler Nierenfunktion nach der Transplantation und Therapie mit Kortison, Azathioprin und Calcineurin-Inhibitoren [109]. Fünf der Schwangerschaften endeten in einem Abort, vier in einer Lebendgeburt, davon waren zwei ohne Komplikationen, zwei Schwangerschaften bei derselben Patientin endeten in der Geburt eines SGA-Babys, einmal im Zusammenhang mit einer Präeklampsie. Der SLE und die Nierenfunktion blieben bei allen Frauen stabil.

5.8 Kontraindikationen

In einigen Situationen, z. B. bei schweren Einschränkungen von Organfunktionen, sollte einer Patientin grundsätzlich von einer Schwangerschaft abgeraten werden (Tab. 5.4), ebenso einer Lupus-Patientin mit instabiler Erkrankung, insbesondere bei noch bestehender Aktivität einer Nieren- oder ZNS-Beteiligung, bei hochdosierter oder komplexer Immunsuppression und bei dem Z. n. zerebralen Komplikationen im Rahmen einer vorausgegangenen Schwangerschaft. Bei SLE-Aktivität, anhaltendem Glucocorticoid-Bedarf (≥ 10 mg Prednison) oder zum Beispiel unzureichend eingestellter Hypertonie sollte die Situation erst optimiert werden.

Tab. 5.4: Situationen, in denen eine Schwangerschaft bei SLE nicht geplant werden sollte.

Abraten von einer Schwangerschaft	Schwangerschaft verschieben
– schwere Niereninsuffizienz (ECC < 30–50 ml/min)	– schwerer SLE-Schub in den letzten 6 Monaten
– schwere pulmonal-arterielle Hypertonie (PAP > 50 mmHg systolisch oder symptomatisch)	– anhaltender Glukokortikoid-Bedarf (≥ 10 mg Prednison)
– schwere restriktive Lungenerkrankung (FCV < l)	– komplexe Immunsuppression (z. B. Rituximab)
– schwere Herzinsuffizienz	– schlecht/schwierig einzustellender Hypertonus
– vorangegangene schwere Präeklampsie/ HELLP-Syndrom trotz Therapie mit ASS und Heparin	– aktive Lupusnephritis
	– zerebraler Insult in den letzten 6 Monaten

5.9 Beratung vor einer Schwangerschaft

Die Beratung einer SLE-Patientin mit Kinderwunsch ist von entscheidender Bedeutung für den Verlauf der Schwangerschaft und reduziert das Auftreten von mütterlichen oder fetalen Komplikationen.

Zu diesem Zeitpunkt können anhand der Anamnese sowie klinischen und laborchemischen Untersuchung die individuellen Risiken der Patientin in Bezug auf eine Schwangerschaft identifiziert und eingeschätzt werden (Tab. 5.5). Dabei spielen insbesondere die Aktivität und die Schwere (z. B. Organbeteiligungen) der Lupus-Erkrankung eine Rolle. Komorbiditäten (z. B. arterielle Hypertonie) und vorangegangene Schwangerschaften bzw. Schwangerschaftskomplikationen sollen erfasst werden. Zudem dient die Beratung der Identifikation spezieller Risiken in Bezug auf eine Schwangerschaft (Anti-Ro-(SS-A-)/La-(SS-B-) oder Antiphospholipid-Antikörper). Im Allgemeinen wird empfohlen, dass der SLE mindestens sechs Monate vor dem Versuch einer Konzeption stabil und wenig aktiv sein sollte, da hierdurch sowohl das Risiko einer Krankheitsexazerbation in der Schwangerschaft als auch der geburtshilfliche Verlauf positiv beeinflusst werden. Zusätzlich kann während der präkonzeptionellen Beratung die medikamentöse Therapie überprüft und gegebenenfalls angepasst sowie das generelle Management vor, in und nach der Schwangerschaft mit der Patientin besprochen werden. Bei aktiver Erkrankung sollte eine Schwangerschaft verschoben und der SLE zunächst effektiv therapiert und stabilisiert werden. In diesem Zusammenhang ist dann auch eine effektive Kontrazeption mit der Patientin zu besprechen.

5.10 Überwachung in der Schwangerschaft

Bei Schwangeren mit SLE hat sich eine interdisziplinäre Betreuung zwischen Gynäkologen und Rheumatologen bewährt. In der Schwangerschaft sollte eine rheumatologische Kontrolle mit Überprüfung der Aktivität und ggf. Anpassung der Therapie etwa einmal in jedem Trimenon erfolgen (Tab. 5.5). Die engmaschige geburtshilfliche Vorsorge sollte ab dem zweiten Trimeneon etwa alle vier Wochen fetale biometrische Verlaufskontrollen beinhalten, um eine verzögerte Wachstumsdynamik zu erkennen. Wenngleich der Verlaufskontrolle der Wachstumsdynamik eine gewisse Rolle zukommt, werden zur Überwachung des fetalen Befindens klinisch häufiger vor allem Doppler-Untersuchungen und das CTG (Kardiotokogramm) verwendet. Im dritten Trimester wird für Schwangere mit SLE je nach Risikoprofil eine zweiwöchentliche fetale Überwachung (z. B. Bewegungsmuster, Fruchtwassermenge und fetaler Doppler oder biophysikalisches Profil) empfohlen (Kap. 9). In der besonderen Situation mit dem Risiko der fetalen AV-Blockierung, also bei Vorliegen maternaler Anti-Ro-(SSA-) oder Anti-La-(SS-B-)Antikörper, sind darüber hinaus häufigere Kontrollen der fetalen Herzfrequenz indiziert (Kap. 7).

Tab. 5.5: Untersuchungen vor Konzeption und in der Schwangerschaft bei SLE.

Vor Konzeption	

allgemein	– Alter? Gynäkologische Vorerkrankungen? (Fertilität?) (Fertilität des Partners?)
	– vorangegangene Schwangerschaften bzw. Schwangerschaftskomplikationen?
	– Begleiterkrankungen? (Hypertonie, Diabetes, Schilddrüsenerkrankung,
	  Z. n. Thrombose) etc. → interdisziplinäre Zusammenarbeit mit Frauenarzt,
	  Nephrologen, Diabetologen etc.)
	– Nikotin? (Stopp!) Impfungen? (ist z. B. Rötelnschutz vorhanden? → Frauenarzt)
	– Folsäure 4–12 Wochen vor geplanter Konzeption
	– Vitamin-D-Substitution (400–1000 IE/d) (ggf. Spiegel bestimmen)

SLE-spezifisch	**klinisch:**
	– Schwere der Erkrankung /Organschaden? SLE-Aktivität aktuell (idealerweise
	  mit validiertem Instrument, z. B. SLEDAI) bzw. in den letzten 6–12 Monaten?
	– APS? (Kap. 6)
	– medikamentöse Therapie: Kontraindikationen? → Umstellung (Kap. 10)
	
	Labor:
	– BSG/CRP, Blutbild inkl. Thrombozyten, Kreatinin/Kreatininclearance, LDH, CK,
	  Leberwerte
	– Urinstatus, ggf. Eiweißausscheidung (Protein/Kreatinin-Ratio)
	– Komplement (C3 und C4 oder CH50), DNS-AK, ENA-AK (insbesondere SS-A/
	  SS-B-AK), Antiphospholipid-AK, Lupusantikoagulanz

In der Schwangerschaft	

	– rheumatologisch: je nach Schwere und Aktivität des SLE ca. ein- bis dreimonat-
	  liche rheumatologische Kontrollen inkl. Labor, Urinuntersuchung, Blutdruck
	– Überprüfung der Aktivität (idealerweise mit validiertem Instrument,
	  z. B. SLEPDAI)
	– Überprüfung/Anpassung der Therapie
	– Planung der Geburt (zusammen mit Geburtshelfer)
	– ggf. Klärung der Möglichkeit zu stillen (Therapie?)
	– Gabe von ASS 100 mg/d bei Frauen mit erhöhtem Präeklampsie-Risiko
	  (z. B. bei Lupusnephritis)
	– gynäkologisch: Klassifikation als Risikoschwangerschaft. Die Frequenz der
	  Untersuchungen muss dem mütterlichen/fetalen Risiko angepasst werden.
	  Zusätzlich zum Ersttrimesterscreening (11.–14. SSW) und dem Organultra-
	  schall um die 20. SSW sind Ultraschall-Untersuchungen in monatlichen
	  Abständen bis zur Geburt empfehlenswert. Eine Doppler-Sonographie wird
	  empfohlen, insbesondere bei Feten mit Wachstumsretardierung vor der
	  34. SSW (Kap. 9)
	– SS-A-/SS-B-AK-positive Frauen: ab der 16. SSW serielles fetales Bradykardie-
	  Screening/fetale Echokardiographie, Kap. 7; postnatal: kindliches EKG
	– aPL-positive Frauen/APS-Patientinnen: Kap. 6

postpartal	– nach 6, 12 und 24 Wochen Überprüfung der SLE-Aktivität

5.11 Schwangerschaftsverhütung bei SLE

Gerade da die Fertilität bei SLE in der Regel normal ist, sollte das Thema Verhütung früh und aus unterschiedlichen Gründen diskutiert werden. Eine sichere Verhütung ist wichtig, wenn SLE-Patientinnen aufgrund einer aktiven Erkrankung nicht schwanger werden sollen und/oder bei Einnahme bestimmter immunsuppressiver Therapien, die möglicherweise fruchtschädigend wirken.

Anfang der 90er Jahre untersuchte eine skandinavische Arbeitsgruppe die bei SLE-Patientinnen angewendeten Verhütungsmethoden. SLE-Patientinnen im Alter zwischen 18 und 44 Jahren verwendeten demnach im Vergleich zu gesunden Frauen des gleichen Alters deutlich seltener eine regelmäßige Verhütungsmethode (59 % vs. 77 %). Sexuell aktive Frauen mit SLE nutzen zudem signifikant häufiger Barriere-Methoden und die „natürliche Familienplanung" und seltener die Spirale [110]. In einer anderen Studie berichteten 55 % von 97 SLE-Patientinnen ohne Kinderwunsch über mindestens einmaligen ungeschützten Geschlechtsverkehr innerhalb der vorangegangenen drei Monate und 11 % gaben an, fast nie ein Verhütungsmittel zu verwenden. Einige der am häufigsten von SLE-Patientinnen herangezogenen Verhütungsmittel gehören zudem zu den unsichersten Methoden, insbesondere wenn eine teratogene Therapie durchgeführt wird [111, 112]. In einer Umfrage bei 68 Frauen mit SLE gab ein Drittel der Befragten an, bei dem Beginn einer neuen Therapie nicht über Verhütung aufgeklärt worden zu sein [113]. Höheres Alter der Frau, Zugehörigkeit zur weißen Rasse, depressive Symptome und höhere Lupus-Aktivität waren unabhängig voneinander mit dem Nicht-Erhalten dieser Informationen assoziiert. Teilnehmerinnen, die keine Informationen zur Verhütung erhielten, schätzten die Fähigkeiten ihres behandelnden Arztes im Hinblick auf eine partizipative Entscheidungsfindung als niedriger ein.

Bei der Auswahl einer geeigneten Verhütungsmethode sollten die Aktivität der Grunderkrankung, bestehende Organbeteiligungen und Komorbiditäten wie eine arterielle Hypertonie berücksichtigt werden. Zudem muss bedacht werden, dass insbesondere bei SLE-Patientinnen mit Antiphospholipid-Antikörpern eine erhöhte Thromboseneigung besteht (Kap. 6, Tab. 5.6). Unter manchen immunsuppressiven Medikamenten liegt eventuell eine erhöhte Infektanfälligkeit vor.

Prinzipiell werden „natürliche Verhütungsmethoden" von so genannten „Barriere-Methoden" (mechanisch bzw. chemisch verstärkte Barriere, die das Vordringen der Spermien zur befruchtungsfähigen Eizelle verhindert), der Spirale (die mechanisch die Einnistung der befruchteten Eizelle in die Gebärmutterwand verhindert) und „chemischen Verhütungsmethoden", vor allem der Antibabypille, unterschieden. Die Methoden differenzieren sich hinsichtlich Sicherheit („Pearl-Index": Schwangerschaften, die pro Jahr unter der Verhütungsmethode auftreten, d. h., je höher der Pearl-Index ist, desto unsicherer ist die Methode), Anwendungskomfort, unerwünschter Wirkungen und Kosten.

5.11.1 Hormonfreie Kontrazeption

5.11.1.1 Natürliche Familienplanung

Bei der natürlichen Familienplanung handelt es sich um eine Methode, bei der eine Frau bestimmte Körperzeichen beobachtet, die sich im Laufe des Zyklus verändern (Zervixschleim und Temperatur), um damit fruchtbare und unfruchtbare Tage zu bestimmen. Die Methode ist nur dann „relativ" sicher, wenn kein ungeschützter Geschlechtsverkehr in der fruchtbaren Zeit stattfindet. Die natürliche Familienplanung wird am besten über ausgebildete BeraterInnen für natürliche Familienplanung erlernt. Beim Lupus ist die natürliche Familienplanung eher nicht empfehlenswert, da es oft zu veränderten Zyklen, z. B. durch SLE-Aktivität und Einnahme von Medikamenten kommt und eine zuverlässige Temperaturmessung häufig nicht möglich ist. Stress kann die Zuverlässigkeit der Methode beeinflussen. Für einzelne Frauen kann die natürliche Familienplanung aber trotz Lupus in Frage kommen.

5.11.1.2 Barrieremethoden

Kondom und Scheidendiaphragma haben den Vorteil, praktisch ohne Nebenwirkungen zu sein und zudem vor übertragbaren Geschlechtskrankheiten zu schützen. Ihr Nachteil der hohen Unsicherheit (Pearl-Index 7–17 %) lässt sie aber insgesamt als nur bedingt geeignet erscheinen. Die Kombination mit Spermiziden erhöht die Sicherheit (Pearl-Index: 2,5 %). Ein Vorteil von Kondomen liegt in dem zusätzlichen Schutz vor sexuell übertragbaren Erkrankungen. Daher sollte Frauen, die noch keinen festen Partner haben, die Verwendung von Kondomen zusätzlich zu einer sicheren Verhütungsmethode empfohlen werden.

5.11.1.3 Kupferspirale

Bei der Kupferspirale sollen Kupferionen, die von der Kupferwicklung abgegeben werden, wichtig für die kontrazeptive Wirkung sein, ihr Wirkmechanismus ist noch nicht bekannt. Eine Kupferspirale kann bis zu zehn Jahre belassen werden. Es ergeben sich keine systemischen Nebenwirkungen, häufig sind aber Dysmenorrhö und verstärkte Menstruationsblutungen. Eine Weiterentwicklung der klassischen hormonfreien Spirale stellt die Kupferkette (Pearl-Index: 0,1–0,5) dar, die nebenwirkungsärmer sein soll. Bei etwa 5 % kommt es innerhalb von fünf Jahren zu einem Verlust der Spirale. Ihr korrekter Sitz sollte deshalb regelmäßig kontrolliert werden.

5.11.2 Hormonhaltige Kontrazeptiva

SLE-Patientinnen wurde früher oft von der sichersten Methode, der Antibabypille (Kombination aus Gestagen und Östrogen, Pearl-Index 0,01–1 %), abgeraten, da eine Aktivierung der Erkrankung über die darin enthaltenen Östrogene befürchtet wurde. Daten einer doppelblinden, randomisierten Studie (SELENA-Studie; Östrogen-Gestagen-Kombinationspräparat versus Placebo) bei 183 SLE-Patientinnen mit inaktiver bzw. stabiler Erkrankung (Ausschlusskriterium waren positive aPL und eine vorangegangene Thrombose) zeigten allerdings nach zwölf Monaten keinen Unterschied hinsichtlich der Schubrate in beiden Gruppen [114]. Auch eine andere randomisierte Studie mit 162 Patientinnen mit stabilem SLE ergab keinen Hinweis auf eine Aktivierung der Erkrankung unter der Einnahme von Östrogenen im Vergleich zu Gestagenen bzw. einer Gruppe von Patientinnen, die mit der Spirale verhütete [115]. In einer stabilen Situation und bei Abwesenheit von aPL kann daher entschieden werden, einer SLE-Patientin die „Pille" zu verschreiben [116]. Auch bei Frauen, die langjährig die „Pille" ohne Probleme einnehmen und bei denen dann ein SLE diagnostiziert wird, muss diese nicht abgesetzt werden. Wir empfehlen dies allerdings nur Patientinnen, bei denen ein relativ enger zeitlicher Zusammenhang mit der Ersteinnahme und dem Krankheitsbeginn vorliegt.

5.11.2.1 Östrogen-Gestagen-Kombinationen

Die östrogenhaltigen Ovulationshemmer erhöhen das Risiko venöser thrombembolischer Erkrankungen auf das 3- bis 5-Fache und verdoppeln das Risiko eines Schlaganfalls, u. a. durch Veränderung zahlreicher Hämostaseparameter. Dabei spielen vor allem die Ethinylestriadiol-Dosis, aber auch Typ und Dosis der Gestagenkomponente eine Rolle. So scheint das Risiko bei den Pillen der zweiten Generation (mit z. B. Levonorgestrel-Anteil) am geringsten zu sein. Das Thromboserisiko steigt mit der Zahl der vorhandenen Risikofaktoren (neben den Thrombophilien u. a. Adipositas, Rauchen, Hyperhomozysteinämie, Alter > 40 Jahre, positive Familienanamnese). Ovulationshemmer sind daher bei Thromboseneigung kontraindiziert. Bei Frauen mit Thromboserisiko (aPL!) und bei Raucherinnen über 35 Jahren ist die „Pille" kontraindiziert. Dies gilt auch bei Frauen, die aufgrund eines APS mit Cumarinen behandelt werden!

Ein verhältnismäßig neues hormonelles Verhütungsmittel ist der Nuva-Ring. Es handelt sich um einen biegsamen Kunststoffring, der jeden Monat von der Frau in die Vagina eingesetzt wird. Der Ring enthält Östrogen und Gestagen, die innerhalb des Monats an den Körper abgegeben werden. Der Anwendungszyklus umfasst die dreiwöchige Anwendung mit anschließender einwöchiger ringfreier Pause. Der Vorteil liegt in der etwas geringeren Hormonmenge, weil die Stoffe nicht erst die Leber passieren müssen, sondern direkt in den Blutkreislauf gelangen, und vor allem: Das Vergessen der Pille ist kein Thema mehr, ebenso gibt es keine Probleme bei Durchfall oder Erbrechen. Die Nebenwirkungen ähneln denen der Pille, treten aber anscheinend seltener auf. Nachteil sind die etwas höheren Kosten. Bei SLE-Patientinnen ohne spezielle Kontraindikationen scheint der Ring eine Alternative zur Pille darzustellen, wobei hierzu noch keine Daten existieren. Bei Vorliegen einer Thrombophilie ist der Vaginalring ebenso kontraindiziert wie Pflaster oder orale Ovulationshemmer (!).

Tab. 5.6: Hormonelle Kontrazeption bei SLE und APS, mod. nach [117].

	Kupfer-IUD	Gestagen-IUD	Gestagen-Pille	Depot-Gestagen	Gestagen-Implantat	Östrogen-Gestagen-Kombination	Vaginal-Ring	Pflaster
Anwendung	alle 10 Jahre Wechsel durch Facharzt	alle 5 Jahre Wechsel durch Facharzt	tägliche Einnahme zur gleichen Uhrzeit	alle 3 Mon. durch Facharzt intramuskulär	alle 3 Jahre durch Facharzt subkutan	tägliche Einnahme	monatlicher Wechsel durch Patientin	wöchentlicher Wechsel durch Patientin
Mögliche Nebenwirkung	Krämpfe, Blutungen↑	Krämpfe, Blutungen↓	Durchbruchblutung	verzögerte Fertilität nach Absetzen, Knochendichte↓	(Knochendichte↓)	prothrombotisch-medikamentöse Wechselwirkungen	prothrombotisch-medikamentöse Wechselwirkungen	prothrombotisch-medikamentöse Wechselwirkungen
SLE	kein Schubrisiko	kein Schubrisiko	kein Schubrisiko	kein Schubrisiko, Knochendichte↓	kein Schubrisiko, Knochendichte (↓)	kein Schubrisiko bei stabilem SLE	keine Studien	keine Studien
APS	kein Thromboserisiko, Blutungen↑	kein/geringes Thromboserisiko, Blutungen↓	kein/geringes Thromboserisiko, Blutungen↓	kein/geringes Thromboserisiko, Blutungen↓	Thromboserisiko? Blutungen↓	vermeiden	vermeiden	vermeiden

5.11.2.2 Gestagene

Reine Gestagene sind oral, intramuskulär, als Intrauterinsystem oder subdermale Implantate verfügbar (Pearl-Index je nach Methode 0,09–2,5). Gynäkologische Nebenwirkungen (vor allem Zwischenblutungen) treten relativ häufig auf. Später kommt es allerdings oft zu einer Abnahme der Blutungsstärke oder einer Amenorrhö, was vor allem Frauen mit menstruellen Beschwerden und oft auch Frauen, die eine Antikoagulation verwenden müssen, als positiv empfinden. Der Nachteil reiner, niedrig-dosierter Gestagenpillen zeigt sich darin, dass die Sicherheit nicht ganz so hoch ist und diese Pillen jeden Tag sehr konsequent zur gleichen Zeit eingenommen werden müssen. Bei den gestagenhaltigen Spiralen beträgt die ungeplante Schwangerschaftsrate etwa 2 % bei Anwendung über ein Jahr. Etwa 80 % aller Frauen verwenden die Spirale nach einem Jahr weiterhin, diese Rate liegt deutlich höher als z. B. bei hormonhaltigen oralen Kontrazeptiva. Positiv ist, dass die Spirale nach Einsatz fünf Jahre belassen werden kann und dass die Fertilität bereits direkt nach der Entfernung nicht beeinträchtigt ist. Ihr korrekter Sitz sollte wie bei jeder Spirale regelmäßig kontrolliert werden. Einige Frauen haben nach dem Einsetzen irreguläre Menstruationszyklen oder auch verstärkte Menstruationsbeschwerden. Es gibt seit neuerem eine Gestagen-Spirale mit geringerer Größe, die auch für junge Frauen geeignet ist. Das allgemeine Risiko für eine Infektion innerhalb von 20 Tagen nach Einsetzen der Spirale beträgt 1 %. In einer Untersuchung traten bei SLE-Patientinnen, die eine Spirale verwendeten, keine gehäuften Blutungen oder Infektionen auf [110].

Langwirksame Gestagenpräparate (Implantate, „Dreimonatsspritze") als Alternative zu täglichen Pillen haben den Vorteil einer längeren Wirkung und damit Sicherheit ohne Einnahmefehler; allerdings ist z. B. bei Unverträglichkeiten ein schnelles Absetzen nicht möglich. Depotgestagene sollten zudem bei Frauen mit Osteoporoserisiko möglichst vermieden werden. Auch wenn die epidemiologische Datenlage unzureichend ist (vor allem für die Dreimonatsspritze und Gestagenimplantate), kann angenommen werden, dass reine Gestagene, insbesondere die Minipille, das Risiko venöser Thrombosen nicht erhöhen. Für Frauen mit Thromboserisiko können in Abwägung des Risikos einer ungeplanten Schwangerschaft daher reine Gestagenpräparate in Erwägung gezogen werden [117].

5.11.2.3 Notfall-Kontrazeption

Seit 2015 ist die „Pille danach" auch in Deutschland rezeptfrei erhältlich. Bei der „Pille danach" handelt es sich um ein hochdosiertes Hormonpräparat, das im Notfall eine ungewollte Schwangerschaft, z. B. nach einem ungeschützten Geschlechtsverkehr, verhindern kann. Am besten wirkt die Pille danach, wenn sie 12–24 h nach dem ungeschützten Verkehr eingenommen wird. Zur Verfügung stehen derzeit zwei Präparate: Das eine enthält den Wirkstoff Levonorgestrel und kann bis zu 72 h nach dem ungeschützten Geschlechtsverkehr eingenommen werden – dann lässt sich in neun von zehn Fällen eine ungewollte Schwangerschaft verhindern. Außerdem gibt es eine „Pille danach" mit dem Wirkstoff Ulipristalacetat. Der Wirkstoff ist ein synthetischer Progesteron-Rezeptor-Modulator: Er besetzt im Körper die Andockstellen für das weibliche Sexualhormon Progesteron, so dass dieses nicht mehr binden und seine Wirkung entfalten kann. Das bedeutet, der Eisprung wird verzögert beziehungsweise gehemmt und die Gebärmutterschleimhaut beeinflusst. Hier beträgt das Zeitfenster für die Einnahme 120 h. Mögliche unerwünschte Wirkungen beider Präparate sind vor allem Kopfschmerzen, Übelkeit und Bauchschmerzen. Außerdem kann es zu Blutungen oder Zwischenblutungen, Brustspannen, Schwindel und Erbrechen kommen. In Einzelfällen sind nach Levonorgestrel Thrombosen berichtet worden. Es gibt keine speziellen Studien zur Einnahme der „Pille danach" bei Lupus-Patientinnen. Eine Aktivierung des Lupus ist durch die Einnahme prinzipiell nicht zu erwarten. Im „Notfall" kann also auch eine Lupus-Patientin die „Pille danach" verwenden, zumal eine ungeplante Schwangerschaft ein Risiko darstellen kann. Aufgrund der vereinzelt aufgetretenen Thrombosen unter Levonorgestrel würde Lupus-Patientinnen, vor allem Frauen mit positiven Antiphospholipid-Antikörpern, eher die Verwendung von Ulipristalacetat empfohlen werden.

5.12 Literatur

[1]   Fischer-Betz R. Systemischer Lupus erythematodes. In: Hettenkofer HJ, Schneider M, Braun J (Hrsg.): Rheumatologie, Diagnostik, Klinik, Therapie. Georg Thieme Verlag Stuttgart. 2014; 216–229.

[2]   Chehab G, Fischer-Betz R, Schneider M. Changes in mortality and morbidity in systemic lupus erythematosus. Z Rheumatol. 2011; 70(6): 480–485.

[3]   Yurkovich M, Vostretsova K, Chen W, Aviña-Zubieta JA. Overall and cause-specific mortality in patients with systemic lupus erythematosus: a meta-analysis of observational studies. Arthritis Care Res (Hoboken). 2014; 66(4): 608–616.

[4]   Clowse ME, Jamison M, Myers E, et al. A national study of the complications of lupus in pregnancy. Am J Obstet Gynecol. 2008; 199(2): 127.e1–6.

[5]   Chakravarty EF, Nelson L, Krishnan E. Obstetric hospitalizations in the United States for women with systemic lupus erythematosus and rheumatoid arthritis. Arthritis Rheum. 2006; 54(3): 899–907.

[6]   Ekblom-Kullberg S, Kautiainen H, Alha P, Helve T, Leirisalo-Repo M, Julkunen H. Reproductive health in women with systemic lupus erythematosus compared to population controls. Scand J Rheumatol. 2009; 38(5): 375–380.

[7]   Clowse ME, Chakravarty E, Costenbader KH, Chambers C, Michaud K. Effects of infertility, pregnancy loss, and patient concerns on family size of women with rheumatoid arthritis and systemic lupus erythematosus. Arthritis Care Res. 2012; 64(5): 668–674.

[8]   Hickman RA, Gordon C. Causes and management of infertility in systemic lupus erythematosus. Rheumatology (Oxford). 2011; 50(9): 1551–1558.

[9]   Silva CA, Brunner HI. Gonadal functioning and preservation of reproductive fitness with juvenile systemic lupus erythematosus. Lupus. 2007; 16(8): 593–599.

[10] Shabanova SS, Ananieva LP, Alekberova ZS, Guzov II. Ovarian function and disease activity in patients with systemic lupus erythematosus.Clin Exp Rheumatol. 2008; 26(3): 436–441.

[11] Boumpas DT, Austin HA 3rd, Vaughan EM, Yarboro CH, Klippel JH, Balow JE. Risk for sustained amenorrhea in patients with systemic lupus erythematosus receiving intermittent pulse cyclo-phosphamide therapy. Ann Intern Med. 1993 Sep 1; 119(5): 366–369. PMID: 8338289.

[12] Houssiau FA, Lauwerys BR. Current management of lupus nephritis. Best Pract Res Clin Rheumatol. 2013; 27(3): 319–328.

[13] Velarde-Ochoa M del C, Esquivel-Valerio JA, Vega-Morales D, Skinner-Taylor CM, Galarza-Delgado DÁ, Garza-Elizondo MA. Anti-Müllerian hormone in reproductive age women with systemic lupus erythematosus. Reumatol Clin. 2015; 11(2): 78–82.

[14] Lawrenz B, Henes J, Henes M. et al. Impact of systemic lupus erythematosus on ovarian reserve in premenopausal women: evaluation by using anti-Muellerian hormone. Lupus. 2011; 20(11): 1193–1197.

[15] Ma W, Zhan Z, Liang X, Chen J, Huang X, Liao C. Subclinical impairment of ovarian reserve in systemic lupus erythematosus patients with normal menstruation not using alkylating therapy. J Womens Health (Larchmt). 2013; 22(12): 1023–1027.

[16] Gasparin AA, Souza L, Siebert M, et al. Assessment of anti-Müllerian hormone levels in premenopausal patients with systemic lupus erythematosus. Lupus. 2015 Jul 28. pii: 0961203315598246 [Epub ahead of print].

[17] Tiseo BC, Cocuzza M, Bonfa E, Srougi M, Silva CA. Male fertility potential alteration in rheumatic diseases: a systematic review. Int Braz J Urol. 2016; 42(1): 11–21.

[18] Soares PM, Borba EF, Bonfa E, Hallak J, Corrêa AL, Silva CA. Gonad evaluation in male systemic lupus erythematosus. Arthritis Rheum. 2007 Jul; 56(7): 2352–2361.

[19] Meistrich ML. Stage-specific sensitivity of spermatogonia to different chemotherapeutic drugs. Biomed Pharmacother 1984; 38: 137–142.

[20] Latta K, Von Schnakenburg C, Ehrich JH. A meta-analysis of cytotoxic treatment for frequently relapsing nephrotic syndrome in children. Pediatr Nephrol. 2001; 16: 271–282.

[21] Clark CA, Spitzer KA, Laskin CA. Decrease in pregnancy loss rates in patients with systemic lupus erythematosus over a 40-year period. J Rheumatol. 2005; 32(9): 1709–1712.

[22] Clowse ME, Magder LS,Witter F, Petri M. The impact of increased lupus activity on obstetric outcomes. Arthritis Rheum. 2005; 52(2): 514–521.

[23] Fischer-Betz R, Specker C, Brinks R, Aringer M, Schneider M. Low risk of renal flares and negative outcomes in women with lupus nephritis conceiving after switching from mycophenolate mofetil to azathioprine.Rheumatology (Oxford). 2013; 52(6): 1070–1076.

[24] Koh JH, Ko HS, Kwok SK, Ju JH, Park SH. Hydroxychloroquine and pregnancy on lupus flares in Korean patients with systemic lupus erythematosus. Lupus. 2015; 24(2): 210–217.

[25] Shand AW, Algert CS, March L, Roberts CL. Second pregnancy outcomes for women with systemic lupus erythematosus. Ann Rheum Dis. 2013; 72(4): 547–551.

[26] Petri M, Allbritton J. Fetal outcome of lupus pregnancy: a retrospective case-control study of the Hopkins Lupus Cohort. J Rheumatol. 1993; 20(4): 650–656.

[27] Wong KL, Chan FY, Lee CP. Outcome of pregnancy in patients with systemic lupus erythematosus. A prospective study. Arch Intern Med. 1991; 151(2): 269–273.

[28] Mintz G, Niz J,Gutierrez G,Garcia-Alonso A, Karchmer S. Prospective study of pregnancy in systemic lupus erythematosus. Results of a multidisciplinary approach. J Rheumatol. 1986; 13(4): 732–739.

[29] Lê Huong D, Wechsler B, Vauthier-Brouzes D, Seebacher J, Lefèbvre G, Blétry O, et al. Outcome of planned pregnancies in systemic lupus erythematosus: a pro-spective study on 62 pregnancies. Br J Rheumatol. 1997; 36(7): 772–777.

[30] Carmona F, Font J, Azulay M, Creus M, Fábregues F, Cervera R, et al. Risk fac-tors associated with fetal losses in treated antiphospholipid syndrome pregnancies: a multivari-ate analysis. Am J Reprod Immunol. 2001; 46(4): 274–279.

[31]   Georgiou PE, Politi EN, Katsimbri P, Sakka V, Drosos AA. Outcome of lupus pregnancy: a con-
        trolled study. Rheumatology (Oxford). 2000; 39(9): 1014–1019.
[32]   Clowse ME, Magder LS, Petri M. The clinical utility of measuring complement and anti-dsDNA
        antibodies during pregnancy in patients with systemic lupus erythematosus. J Rheumatol.
        2011; 38(6): 1012–1016.
[33]   Ruiz-Irastorza G, Crowther M, Branch W, Khamashta MA. Antiphospholipid syndrome. Lancet.
        2010; 376(9751): 1498–1509.
[34]   Ramsey-Goldman R, Kutzer JE, Kuller LH, Guzick D, Carpenter AB, Medsger TA Jr. Previous
        pregnancy outcome is an important determinant of subsequent pregnancy outcome in women
        with systemic lupus erythematosus. Am J Reprod Immunol. 1992; 28(3–4): 195–198.
[35]   Clowse ME, Magder LS, Witter F, Petri M. Early risk factors for pregnancy loss in lupus. Obstet
        Gynecol. 2006; 107(2 Pt 1): 293–299.
[36]   Clark CA, Spitzer KA, Nadler JN, Laskin CA. Preterm deliveries in women with systemic lupus
        erythematosus. J Rheumatol. 2003; 30(10): 2127–2132.
[37]   Yasmeen S, Wilkins EE, Field NT, Sheikh RA, Gilbert WM. Pregnancy outcomes in women with
        systemic lupus erythematosus. J Matern Fetal Med. 2001; 10(2): 91–96.
[38]   Wallenius M, Salvesen KÅ, Daltveit AK, Skomsvoll JF. Systemic lupus erythematosus and out-
        comes in first and subsequent births based on data from a national birth registry. Arthritis
        Care Res (Hoboken). 2014; 66(11): 1718–1724.
[39]   Chakravarty EF, Colón I, Langen ES, et al. Factors that predict prematurity and preeclampsia
        in pregnancies that are complicated by systemic lupus erythematosus. Am J Obstet Gynecol.
        2005; 192(6): 1897–1904.
[40]   Jakobsen IM, Helmig RB, Stengaard-Pedersen K. Maternal and foetal outcomes in pregnant
        systemic lupus erythematosus patients: an incident cohort from a stable referral population
        fol-lowed during 1990–2010. Scand J Rheumatol. 2015; 44(5): 377–384.
[41]   Borella E, Lojacono A, Gatto M, et al. Predictors of maternal and fetal complications in SLE
        patients: a prospective study. Immunologic Research. 2014; 60(2–3): 170–176.
[42]   Saavedra MA, Cruz-Reyes C, Vera-Lastra O, et al. Impact of previous lupus nephritis on mater-
        nal and fetal outcomes during pregnancy. Clinical Rheumatology. 2012; 31(5): 813–819.
[43]   Clowse ME, Wallace DJ, Weisman M, James A, Criscione-Schreiber LG, Pisetsky DS. Predictors
        of preterm birth in patients with mild systemic lupus erythematosus. Ann Rheum Dis. 2013;
        72(9): 1536–1539.
[44]   Johnson MJ, Petri M, Witter FR, Repke JT. Evaluation of preterm delivery in a systemic lupus
        erythematosus pregnancy clinic. Obstet Gynecol. 1995; 86(3): 396–399.
[45]   Kim SY, Lee JH. Prognosis of neonates in pregnant women with systemic lupus erythemato-
        sus. Yonsei Med J. 2008; 49(4): 515–520.
[46]   Wollmann HA. Zu klein bei Geburt (SGA). Monatsschrift Kinderheilkunde 152. 2004; 528–535.
[47]   Smyth A, Oliveira GH, Lahr BD, et al. A systematic review and meta-analysis of pregnancy
        outcomes in patients with systemic lupus erythematosus and lupus nephritis. Clin J Am Soc
        Nephrol 2010; 5(11): 2060–2068.
[48]   Gladman DD, Tandon A, Ibañez D, Urowitz MB. The effect of lupus nephritis on pregnancy
        outcome and fetal and maternal complications. J Rheumatol. 2010; 37(4): 754–758.
[49]   Magid MS, Kaplan C, Sammaritano LR, Peterson M, Druzin ML, Lockshin MD. Placental pa-
        thology in systemic lupus erythematosus: a prospective study. Am J Obstet Gynecol. 1998;
        179(1): 226–234.
[50]   Marder W, Knight JS, Kaplan MJ, Somers EC, Zhang X, O'Dell AA, et al. Placental histology and
        neutrophil extracellular traps in lupus and pre-eclampsia pregnan-cies. Lupus Sci Med. 2016;
        3(1): e000134.

[51] Chakravarty EF, Nelson L, Krishnan E. Obstetric hospitalizations in the United States for women with systemic lupus erythematosus and rheumatoid arthritis. Arthritis Rheum. 2006; 54(3): 899–907.

[52] Moroni G, Ponticelli C. Pregnancy after lupus nephritis. Lupus. 2005; 14(1): 89–94.

[53] Qazi U, Lam C, Karumanchi SA, Petri M. Soluble Fms-like tyrosine kinase associated with preeclampsia in pregnancy in systemic lupus erythematosus. J Rheumatol. 2008; 35(4): 631–634.

[54] Arkema EV, Palmsten K, Sjöwall C, Svenungsson E, Salmon JE, Simard JF. What to Expect When Expecting With Systemic Lupus Erythematosus (SLE): A Population-Based Study of Maternal and Fetal Outcomes in SLE and Pre-SLE. Arthritis Care Res (Hoboken). 2016; 68(7): 988–994.

[55] Lima F, Buchanan NM, Khamashta MA, Kerslake S, Hughes GR. Obstetric outcome in systemic lupus erythematosus. Semin Arthritis Rheum. 1995; 25(3): 184–192.

[56] Saavedra MA, Sánchez A, Morales S, Navarro-Zarza JE, Ángeles U, Jara LJ. Primigravida is associated with flare in women with systemic lupus erythematosus. Lupus. 2015; 24(2): 180–185.

[57] Hutcheon JA, Lisonkova S, Joseph KS. Epidemiology of pre-eclampsia and the other hypertensive disorders of pregnancy. Best Pract Res Clin Obstet Gynaecol. 2011; 25(4): 391–403.

[58] Bramham K, Hunt BJ, Bewley S, Germain S, Calatayud I, Khamashta MA, et al. Pregnancy outcomes in systemic lupus erythematosus with and without previous nephritis. J Rheumatol. 2011; 38(9): 1906–1913.

[59] Clowse ME, Grotegut C. Racial and Ethnic Disparities in the Pregnancies of Women with Systemic Lupus Erythematosus. Arthritis Care Res (Hoboken). 2016 Jan 27, doi: 10.1002/acr.22847.

[60] Ritchie J, Smyth A, Tower C, Helbert M, Venning M, Garovic V. Maternal deaths in women with lupus nephritis: a review of published evidence. Lupus. 2012; 21(5): 534–541.

[61] Moura C, Bernatsky S, St. Pierre Y, Scott S, Pineau CA, Clarke AE, et al. Increased Direct Healthcare Costs in SLE Pregnancies [abstract]. Arthritis Rheumatol. 2015; 67(Suppl 10).

[62] Kuo CF, Grainge MJ, Valdes AM, See LC, Luo SF, Yu KH, et al. Familial Aggregation of Systemic Lupus Erythematosus and Coaggregation of Autoimmune Diseases in Affected Families. JAMA Intern Med. 2015; 175(9): 1518–1526.

[63] Ong KK, Dunger DB. Perinatal growth failure: the road to obesity, insulin resistance and cardiovascular disease in adults. Best Pract Res Clin Endocrinol Metab. 2002; 16(2): 191–207.

[64] Leunissen RW, Kerkhof GF, Stijnen T, Hokken-Koelega A. Timing and tempo of first-year rapid growth in relation to cardiovascular and metabolic risk profile in early adulthood. JAMA. 2009; 301(21): 2234–2242.

[65] Chernausek SD. Update: consequences of abnormal fetal growth. J Clin Endocrinol Metab. 2012; 97(3): 689–695.

[66] Østensen M, Khamashta M, Lockshin M, Parke A, Brucato A, Carp H, et al. Anti-inflammatory and immunosuppressive drugs and reproduc-tion. Arthritis Res Ther. 2006; 8(3): 209.

[67] Rahman P1, Gladman DD, Urowitz MB. Clinical predictors of fetal outcome in systemic lupus erythematosus. J Rheumatol. 1998; 25(8): 1526–1530.

[68] Skomsvoll JF, Ostensen M, Irgens LM, Baste V. Perinatal outcome in pregnancies of women with connective tissue disease and inflammatory rheumatic disease in Norway. Scand J Rheumatol. 1999; 28(6): 352–356.

[69] Bonaminio PN, de Regnier R, Chang E, Day N, Manzi S, Ramsey-Goldman R. Minor physical anomalies are not increased in the offspring of mothers with systemic lupus erythematosus. Ann Rheum Dis. 2006; 65(2): 246–248.

[70] Liu J, Zhao Y, Song Y, Zhang W, Bian X, Yang J, et al. Pregnancy in women with systemic lupus erythematosus: a retrospective study of 111 pregnancies in Chinese women. J Matern Fetal Neonatal Med. 2012; 25(3): 261–266.

[71] Vinet É, Pineau CA, Scott S, Clarke AE, Platt RW, Bernatsky S. Increased congenital heart defects in children born to women with systemic lupus erythematosus: results from the off-spring of Systemic Lupus Erythematosus Mothers Registry Study. Circulation. 2015; 131(2): 149–156.

[72] Vinet É, Pineau CA, Clarke AE, Scott S, Fombonne É, Joseph L, et al. In-creased Risk of Autism Spectrum Disorders in Children Born to Women With Systemic Lupus Erythematosus: Results From a Large Population-Based Cohort. Arthritis Rheumatol. 2015; 67(12): 3201–3208.

[73] Cohen-Solal JF1, Jeganathan V, Hill L, Kawabata D, Rodriguez-Pinto D, Grimaldi C, et al. Hor-monal regulation of B-cell function and systemic lupus erythematosus. Lupus. 2008; 17(6): 528–532.

[74] Cutolo M1, Brizzolara R, Atzeni F, Capellino S, Straub RH, Puttini PC. The immunomodulatory effects of estrogens: clinical relevance in immune-mediated rheumatic diseases. Ann N Y Acad Sci. 2010; 1193: 36–42.

[75] Meehan RT, Dorsey JK. Pregnancy among patients with systemic lupus erythematosus receiv-ing immunosuppressive therapy. J Rheumatol. 1987; 14(2): 252–258.

[76] Lockshin MD. Pregnancy does not cause systemic lupus erythematosus to worsen. Arthritis Rheum. 1989; 32(6): 665–670.

[77] Tincani A, Faden D, Tarantini M, Lojacono A, Tanzi P, Gastaldi A, et al. Systemic lupus erythe-matosus and pregnancy: a prospective study. Clin Exp Rheumatol. 1992; 10(5): 439–446.

[78] Urowitz MB, Gladman DD, Farewell VT, Stewart J, McDonald J. Lupus and pregnancy studies. Arthritis Rheum 1993; 36(10): 1392–1397.

[79] Ruiz-Irastorza G, Lima F, Alves G, Khamashta MA, Simpson J, Hughes GR, et al. Increased rate of lupus flare during pregnancy and the puerperium: a prospective study of 78 pregnancies. Br J Rheumatol. 1996; 35(2): 133–138.

[80] Petri M, Howard D, Repke J. Frequency of lupus flare in pregnancy. The Hopkins Lupus Preg-nancy Center experience. Arthritis Rheum. 1991; 34(12): 1538–1545.

[81] Cortés-Hernández J, Ordi-Ros J, Paredes F, Casellas M, Castillo F, Vilardell-Tarres M. Clinical predictors of fetal and maternal outcome in systemic lupus erythematosus: a prospective study of 103 pregnancies. Rheumatology (Oxford). 2002; 41(6): 643–650.

[82] Buyon JP, Kim MY, Guerra MM, Laskin CA, Petri M, Lockshin MD, et al. Predictors of Pregnancy Outcomes in Patients With Lupus: A Cohort Study. Ann Intern Med. 2015; 163(3): 153–163.

[83] Doria A, Tincani A, Lockshin M. Challenges of lupus pregnancies. Rheumatology. 2008; 47(Suppl 3): iii9–iii12.

[84] Tedeschi SK, Guan H, Fine A, Costenbader KH, Bermas B. Organ-specific systemic lupus ery-thematosus activity during pregnancy is associated with adverse pregnancy outcomes. Clin Rheumatol. 2016; 35(7): 1725–1732.

[85] Levy RA, Vilela VS, Cataldo MJ, Ramos RC, Duarte JL, Tura BR, et al. Hydroxychloroquine (HCQ) in lupus pregnancy: double-blind and placebo-controlled study. Lupus. 2001; 10(6): 401–404.

[86] Clowse ME, Magder L, Witter F, Petri M. Hydroxychloroquine in lupus pregnancy. Arthritis Rheum. 2006; 54(11): 3640–3647.

[87] Costedoat-Chalumeau N, Amoura Z, Le Thi Huong D, Wechsler B, Piette JC. Pleading to main-tain hydroxychloroquine throughout Lupus pregnancies. Rev Med Interne. 2005; 26(6): 467–469.

[88] Kwok LW, Tam LS, Zhu T, Leung YY, Li E. Predictors of maternal and fetal outcomes in pregnan-cies of patients with systemic lupus erythematosus. Lupus. 2011; 20(8): 829–836.

[89] Jara LJ, Medina G, Cruz-Dominguez P, Navarro C, Vera-Lastra O, Saavedra MA. Risk factors of systemic lupus erythematosus flares during pregnancy. Immunol Res. 2014; 60(2–3): 184–192.

[90] Buyon JP, Cronstein BN, Morris M,Tanner M, Weissmann G. Serum complement values (C3 and C4) to differentiate between systemic lupus activity and preeclampsia. Am J Med. 1986; 81(2): 194–200.

[91] Yee C-S, Akil M, Khamashta M, et al. The BILAG2004–pregnancy index is reliable for assessment of disease activity in pregnant SLE patients. Rheumatology. 2012; 51(10): 1877–1880.

[92] Lateef A, Petri M. Managing lupus patients during pregnancy. Best Pract Res Clin Rheumatol. 2013; 27(3): 435–447.

[93] Imbasciati E, Tincani A, Gregorini G, Doria A, Moroni G, Cabiddu G, et al. Pregnancy in women with pre-existing lupus nephritis: predictors of fetal and maternal outcome. Nephrol Dial Transplant. 2009; 24, 519–525.

[94] Day CJ, Lipkin GW, Savage CO. Lupus nephritis and pregnancy in the 21st century. Nephrol Dial Transplant. 2009; 24(2): 344–347.

[95] Bertsias GK, Tektonidou M, Amoura Z, et al. Joint European League Against Rheumatism and European Renal Association-European Dialysis and Transplant Association (EULAR/ERA-EDTA) recommendations for the management of adult and paediatric lupus nephritis. Ann Rheum Dis 2012; 71(11): 1771–1782.

[96] Hoeltzenbein M, Elefant E, Vial T, Finkel-Pekarsky V, Stephens S, Clementi M, et al. Teratogenicity of mycophenolate confirmed in a prospective study of the European Network of Teratology Information Services. Am J Med Genet A. 2012; 158A(3): 588–596.

[97] Flint J, Panchal S, Hurrell A, van de Venne M, Gayed M, Schreiber K, et al. BSR and BHPR Standards, Guidelines and Audit Working Group. BSR and BHPR guideline on prescribing drugs in pregnancy and breastfeeding – Part I: standard and biologic disease modifying antirheumatic drugs and corticosteroids. Rheumatology (Oxford). 2016 Jan 10. pii: kev404. [Epub ahead of print].

[98] Webster P, Wardle A, Bramham K, Webster L, Nelson-Piercy C, Lightstone L. Tacrolimus is an effective treatment for lupus nephritis in pregnancy. Lupus. 2014; 23(11): 1192–1196.

[99] Flint J, Panchal S, Hurrell A, van de Venne M, Gayed M, Schreiber K, et al. BSR and BHPR Standards, Guidelines and Audit Working Group. BSR and BHPR guideline on prescribing drugs in pregnancy and breastfeeding – Part II: analgesics and other drugs used in rheumatology practice. Rheumatology (Oxford). 2016 Jan 10. pii: kev405. [Epub ahead of print].

[100] Diav-Citrin O, Shechtman S, Halberstadt Y, Finkel-Pekarsky V, Wajnberg R, Arnon J, et al. Pregnancy outcome after in utero exposure to angiotensin converting enzyme inhibitors or angiotensin receptor blockers. Reprod Toxicol. 2011; 31(4): 540–545.

[101] Quan A. Fetopathy associated with exposure to angiotensin converting enzyme inhibitors and angiotensin receptor antagonists. Early Hum Dev. 2006; 82(1): 23–28.

[102] Alwan S, Polifka JE, Friedman JM. Angiotensin II receptor antagonist treatment during pregnancy. Birth Defects Res A Clin Mol Teratol. 2005; 73(2): 123–130.

[103] Oppermann M, Padberg S, Kayser A, Weber-Schoendorfer C, Schaefer C. Angiotensin-II receptor 1 antagonist fetopathy – risk assessment, critical time period and vena cava thrombosis as a possible new feature. Br J Clin Pharmacol. 2013; 75(3): 822–830.

[104] Askie LM, Duley L, Henderson-Smart DJ, Stewart LA, on behalf of the PARIS Collaborative Group. Antiplatelet agents for prevention of pre-eclampsia: a meta-analysis of individual patient data. Lancet 2007; 369: 1791–1798.

[105] Roberge S, Villa P, Nicolaides K, Demers S, Villa P, Bujold E. Early administration of low-dose aspirin for the prevention of preterm and term preeclampsia: a systematic review and meta-analysis. Fetal Diagn Ther. 2012; 31(3): 141–146.

[106] Schramm AM, Clowse ME. Aspirin for prevention of preeclampsia in lupus pregnancy. Auto-immune Dis. 2014; 2014: 920467.

[107] Bartsch E, Park AL, Kingdom JC, Ray JG. Risk threshold for starting low dose aspirin in pregnancy to prevent preeclampsia: an opportunity at a low cost. PLoS One. 2015; 10(3): e0116296.

[108] Bond S. US Preventive Services Task Force Guideline Supports Low-Dose Aspirin for Prevention of Preeclampsia. J Midwifery Womens Health. 2015; 60(2): 220–224.

[109] Campise M, Giglio E, Trespidi L, Messa P, Moroni G. Pregnancies in women receiving renal transplant for lupus nephritis: description of nine pregnancies and review of the literature. Lupus. 2015; 24(11): 1210–1213.

[110] Julkunen HA, Kaaja R, Friman C. Contraceptive practice in women with systemic lupus erythematosus. Br J Rheumatol. 1993; 32(3): 227–230.

[111] Schwarz EB, Manzi S. Risk of unintended pregnancy among women with systemic lupus erythematosus. Arthritis Rheum. 2008; 59(6): 863–866.

[112] Yazdany J, Trupin L, Kaiser R, Schmajuk G, Gillis JZ, Chakravarty E, et al. Contraceptive counseling and use among women with systemic lupus erythematosus: a gap in health care quality? Arthritis Care Res (Hoboken). 2011; 63(3): 358–365.

[113] Ferguson S, Trupin L, Yazdany J, Yelin E, Barton J, Katz P. Who receives contraception counseling when starting new lupus medications? The potential roles of race, ethnicity, disease activity, and quality of communication. Lupus. 2016 Jan; 25(1): 12–17.

[114] Petri M., Kim MY, Kalunian KC, Grossman J, Hahn B, Sammaritano LR, et al. Combined oral contraceptives in women with systemic lupus erythematosus. N Engl J Med. 2005; 353(24): 2550–2558.

[115] Sánchez-Guerrero J, Uribe AG, Jiménez-Santana L, Mestanza-Peralta M, Lara-Reyes P, Seuc AH, et al. A trial of contraceptive methods in women with systemic lupus erythematosus. N Engl J Med. 2005; 353(24): 2539–2549.

[116] Andreoli L, Bertsias GK, Agmon-Levin N, Brown S, Cervera R, Costedoat-Chalumeau N, et al. EULAR recommendations for women's health and the management of family planning, assisted reproduction, pregnancy and menopause in patients with systemic lupus erythematosus and/or antiphospholipid syndrome. Ann Rheum Dis. 2016 Jul 25. pii: annrheumdis-2016-209770, doi: 10.1136/annrheumdis-2016-209770. [Epub ahead of print].

[117] Sammaritano LR. Contraception in patients with systemic lupus erythematosus and antiphospholipid syndrome. Lupus. 2014; 23(12): 1242–1245.

Christof Specker

6 Antiphospholipidsyndrom

Zusammenfassung: Das Antiphospholipidsyndrom (APS) wurde Mitte der 80er Jahre des letzten Jahrhunderts identifiziert. Während zunächst bei Lupus-Patienten das überzufällig häufige Auftreten thromboembolischer Komplikationen und Fehlgeburten beim Nachweis von Anticardiolipin-Antikörpern (aCL) auffiel, wurde dieses später auch ohne zugrundeliegenden Lupus beschrieben, so dass seitdem das primäre APS dem sekundären beim SLE gegenübergestellt wird. Während früher ein APS auch im Zusammenhang mit anderen rheumatologischen Erkrankungen gesehen wurde, wird dieses, seitdem nur noch hochtitrige Antiphospholipid-Antikörper (aPL) als serologisches Kriterium eines APS gewertet werden, in seiner sekundären Form inzwischen nahezu ausschließlich beim Lupus gefunden. Noch spezifischer als aCL sind das so genannte Lupusantikoagulans (LAK) und Antikörper gegen β2-Glykoprotein I (aβ2 I). In den letzten Jahren wurde evident, dass insbesondere bei Vorliegen aller drei serologischen Kriterien des APS (aCL, aβ2 I, LA), so genannte Triple-Positivität, das Risiko für (weitere) thromboembolische und geburtshilfliche Komplikationen erhöht ist. Therapeutisch werden beim APS in der Schwangerschaft Thrombozytenaggregationshemmer (ASS) und Heparin eingesetzt, außerhalb der Schwangerschaft vor allem Vitamin-K-Antagonisten. Zum Einsatz der direkten oralen Antikoagulantien gibt es beim APS noch keine ausreichenden Erfahrungen.

6.1 Historie und Klassifikation

Antiphospholipid-Antikörper (aPL) wurden – indirekt – erstmals 1906 von Wassermann beschrieben. Er hatte einen Komplementfixationstest zur Bestimmung von „Reagin" im Serum von Patienten mit Syphilis entwickelt [1]. 1941 konnte als Antigen ein saures Phospholipid identifiziert werden, welches „Cardiolipin" genannt wurde, da es durch Alkoholextraktion aus Rinderherzmuskeln zu gewinnen war [2]. 1957 wurde erstmals eine Gerinnungsstörung bei SLE-Patienten mit falsch positiver „Wassermann-Reaktion" beschrieben, die sich in verlängerten Gerinnungszeiten äußerte [3], ohne dass die Patienten eine gesteigerte Blutungsneigung aufwiesen. Hierfür wurde 1972 der Begriff „Lupusantikoagulans" (LAK) geprägt [4].

Obwohl bereits 1963 erstmalig über einen SLE-Patienten berichtet wurde, der trotz eines „zirkulierenden Antikoagulans" an Thrombosen litt [5], kristallisierte sich erst in den 80er Jahren ein Zusammenhang zwischen falsch positiver Luesserologie, LA, Anticardiolipin-Antikörpern (aCL) und thromboembolischen Komplikationen bei SLE-Patienten heraus. Der Befund einer infarzierten Plazenta wurde erstmals 1975 mit einem LA in Zusammenhang gebracht [6] und in der Folgezeit mehrfach bestätigt [7]. 1985 wurde dann über die auffällige Assoziation von aCL mit Fehlgeburten bei

DOI 10.1515/9783110461664-008

40 SLE-Patientinnen berichtet [8] und 1986 wurde das Antiphospholipid-(Antikörper-) Syndrom erstmals definiert [9, 10].

Klinisch wiesen Patienten mit Antiphospholipidsyndrom (APS) venöse oder arterielle Thrombosen, (mäßig ausgeprägte) Thrombozytopenien und rezidivierende Aborte auf [11]. Später wurde die Bedeutung des β2-Glykoproteins I (β2GPI) als das eigentliche Ziel-Antigen der „autoimmun" induzierten aPL (und nur diese sind mit einer gesteigerten Thromboseneigung assoziiert) beim APS erkannt, neben dem LA gelten Antikörper hiergegen (aβ2GP I) als hochspezifisch für das APS [12].

Die Klassifikationskriterien wurden mehrmals überarbeitet.

Seit 2006 gelten die in Tab. 6.1 aufgeführten Sydney-Klassifikationskriterien des APS [13]. Serologisch werden hier noch deutlich höhere Titer von IgG- oder IgM-Phospholipid-Antikörpern gefordert (> 40 U/ml bzw. über der 99. Perzentile des Labortests), was die Spezifität dieser Kriterien deutlich erhöht und somit die Patienten charakterisiert, welche auch ein entsprechendes Risiko für Thrombembolien und Schwangerschaftskomplikationen aufweisen. Letztere treten beim APS typischerweise erst nach dem 1. Trimenon auf [14].

Die Entdeckung der Assoziation von aPL mit thromboembolischen Komplikationen beruhte zunächst auf klinischen Beobachtungen einzelner Fälle und später ganzer Kohorten von Patienten mit SLE. Als erkannt wurde, dass auch Patienten ohne zugrundeliegenden Lupus ein APS aufweisen können, wurde dieses als primäre Form (pAPS) von der nun sekundären (sAPS) bei Autoimmunerkrankungen unterschieden. Insbe-

Tab. 6.1: 2006 überarbeitete Klassifikationskriterien für das Antiphospholipid-Syndrom [13].

Klinisch	ein oder mehrere in der Bildgebung oder Histologie eindeutige venöse oder arterielle Thrombosen
	– Schwangerschaftskomplikationen – sonst ungeklärter Tod eines normal entwickelten Feten ab der 10. SSW – eine oder mehr Frühgeburten vor der 34. SSW aufgrund einer Eklampsie, Präeklampsie oder Plazentainsuffizienz – drei und mehr Aborte vor der 10. SSW ohne chromosomale, anatomische oder hormonelle Ursachen
Serologisch	Nachweis eines Lupusantikoagulans nach internationalen Richtlinien (z. B. mit Bestätigungstest) [15]
	mittelhohe (> 40 U/ml) bzw. hohe (> 99. Perzentile des Labortests) Titer von IgG- oder IgM-Cardiolipin-Ak (aCL)
	IgG- oder IgM-Antikörper gegen β2-Glycoprotein I über der 99. Perzentile des Labortests

Ein APS wird angenommen, wenn mindestens ein klinisches und ein serologisches Kriterium vorliegen. Ein serologischer Test wird erst dann gewertet, wenn er mindestens zweimal im Abstand von mindestens drei Monaten eindeutig positiv war. Mehr als fünf Jahre vor einem klinischen Ereignis durchgeführte Testergebnisse werden nicht berücksichtigt.

sondere seitdem nur wirklich hohe aPL als Risikofaktor und Klassifikationskriterium für ein APS gelten (siehe oben), wurde klar, dass es sich beim sAPS fast ausnahmslos um Patienten mit SLE oder oligosymptomatischem LE handelt und aPL bei anderen Autoimmunerkrankungen eher falsch positiv (Infektionen, Medikamente) sind. Angaben zum Verhältnis des primären zum sekundären APS divergieren sehr. Einzelne klinische (z. B. Raynaud-Phänomen) und serologische (z. B. positive ANA, Leukopenie) Autoimmunphänomene des Lupus finden sich häufig beim APS, ein voll ausgebildeter SLE aber eher selten [16].

Ein sAPS wird je nach Definition bei ca. 15–30 % aller SLE-Patienten gefunden, wobei die serologischen Phänomene (aPL) allein häufiger vorkommen (20–40 %) [17]. Präpubertär tritt das APS nur sehr selten auf und die Geschlechtsprädisposition, welche beim SLE ca. 9 : 1 beträgt, liegt weniger stark auf der Seite der Frauen, wobei das Verhältnis für das sAPS mit 3 bis 7 : 1 etwas weniger abzuweichen scheint als für das pAPS mit 2 bis 4 : 1 [18].

6.2 Pathogenese und klinische Manifestationen

Histopathologische Untersuchungen haben gezeigt, dass die Gefäßverschlüsse beim APS ausschließlich thromboembolischer und nicht vaskulitischer Genese sind [19, 20]. Dies erklärt, warum eine Immunsuppression beim APS nicht wirksam ist. Die Durchblutungsstörung beim APS wird mit prokoagulatorischen Effekten der aPL auf Thrombozyten und Endothelzellen (Aktivierung, z. B. via Annexin V) zurückgeführt. Einflüsse von aPL auch auf die plasmatische Gerinnung (Protein C, Inhibition der Fibrinolyse) werden ebenfalls diskutiert, konnten aber bislang nicht gut belegt werden. Zur Thrombose kommt es dann bei weiteren disponierenden Faktoren (z. B. Immobilisation, Schwangerschaft, lokalen Gefäßprozessen, weiteren Thrombophilierisiken) [21, 22].

Tiefe Beinvenenthrombosen sind mit 50–75 % die häufigste lokalisierte Manifestation des APS, bei 15–20 % der APS-Patienten kommt es zu Pulmonalarterienembolien. Wenn die arterielle Seite beim APS betroffen ist, sind cerebrovaskuläre Ischämien mit ca. 30–50 % am häufigsten (bzw. werden am leichtesten erkannt). Diese sind aufgrund ihrer oft irreversiblen Auswirkungen auf die psycho-intellektuellen und sensomotorischen Funktionen als die langfristig schwerwiegendsten, invalidisierenden Manifestationen des APS anzusehen [23].

Patientinnen mit APS haben ein erhöhtes Risiko für Schwangerschaftskomplikationen (s. u.). Neben Wachstumsretardierung der Frucht, Frühgeburten und einer gesteigerten Gestoseneigung kommt es insbesondere im 2. und 3. Trimenon häufig zu Aborten, bei schweren Formen des APS finden sich auch wiederholte Frühaborte [17, 24–26]. Histopathologische Untersuchungen konnten typische Infarzierungen der Plazenten von APS-Patientinnen zeigen, welche zu einer Minderversorgung der Frucht führen [6, 8, 27].

6.3 Diagnose

Essentieller Bestandteil in der Diagnose des APS sind die serologischen Untersuchungen. Antiphospholipid-Antikörper (aPL) im engeren Sinne (aCL und/oder aβ2GP I) müssen hoch positiv sein (über 40 U/ml bzw. über der 99. Perzentilen des Labortests, was noch höheren Units pro Milliliter entspricht), um als serologisches Kriterium gelten zu können. Diese Werte liegen deutlich über denen, die als obere Norm von den Testherstellern angegeben werden (z. B. bis zu zwei Standardabweichungen eines gesunden Blutspenderkollektives). Dies hat zur Folge, dass nur wirklich risikobelastete Patienten erfasst werden. IgG-aCL und IgG-aβ2GP I zeigen eine größere prognostische Bedeutung als die entsprechenden IgM-Antikörper, auch wenn beide Isotypen in den Klassifikationskriterien gleich gewertet werden (Tab. 6.2). IgM-Antikörper sind gegenüber IgG-Antikörpern oft nur passager bzw. im Rahmen von Infektionen erhöht und werden auch durch manche Medikamente induziert. Ein Lupusantikoagulans (LAK), welches bei richtigen Voraussetzungen und sachgerechter Durchführung der Bestimmung (da diese störanfällig ist) als stärkster Risikofaktor – auch für Fehlgeburten – gilt, muss durch einen Bestätigungstest verifiziert werden [15]. Ein LA ist in einem hohen Prozentsatz falsch positiv bei bereits eingeleiteter Antikoagulation mit unfraktioniertem Heparin und Vitamin-K-Antagonisten. Auch die neuen oralen Antikoagulantien führen zu solch einem falsch positiven LA-Test [28]. Außerdem müssen die serologischen Auffälligkeiten zweimal im Abstand von mindestens zwölf Wochen eindeutig positiv sein, bevor sie als ein serologisches APS-Kriterium gewertet werden dürfen (Tab. 6.2).

Aborte werden nur dann als klinisches Kriterium eines APS aufgefasst, wenn diese hinsichtlich fetaler Morphologie, Frequenz und Zeitpunkt enge Definitionen erfüllen (Tab. 6.2) [13]. Nach den gültigen Klassifikationskriterien werden Frühaborte nur gewertet, wenn diese mindestens dreimal und ohne anderweitige Ursachen aufgetreten sind. Die typischeren Spätaborte dürfen auch nur einbezogen werden, wenn diese bei einem (bis auf eine Wachstumsretardierung) normal entwickelten Feten sonst unerklärt sind bzw. in der Spätschwangerschaft, wenn sie durch eine für das APS ebenfalls typische Eklampsie, Präeklampsie oder Plazentainsuffizienz bedingt sind.

Bei diesen rigiden (und oft missachteten) Kriterien wird deutlich, dass viele der als APS apostrophierten und behandelten Patienten gar kein APS aufweisen. In einer Untersuchung aus drei Hochschuleinrichtungen in New York war die Diagnose eines APS in 73 % der behandelten (!) Fälle nicht nachzuvollziehen [29]. Zu Details der Labordiagnostik wird auf eine Übersicht aus 2015 verwiesen [30].

6.4 Häufigkeit von Schwangerschaftskomplikationen und prognostische Einschätzung

Nach aktuellem wissenschaftlichem Stand sind aPL nicht mit einer Infertilität assoziiert [31] und in einer großen prospektiven Untersuchung war die Fruchtbarkeit von Frauen mit APS nicht eingeschränkt [25].

Zur Häufigkeit von Schwangerschaftskomplikationen beim APS gibt es nur wenige Studien. Dies liegt an der oft erst retrospektiven Diagnose eines primären APS bei Frauen mit stattgehabten Fehlgeburten, an unterschiedlichen Definitionen oder Genauigkeiten in der Diagnose des APS (s. o.), an Untersuchungen, die schon unter prophylaktischer Therapie erfolgten – und wenn es Daten gibt, stammen diese oft von Lupus-Patientinnen, welche dann nur zum Teil ein (sekundäres) APS aufwiesen bzw. durch den Lupus noch weitere Risikofaktoren für Schwangerschaftskomplikationen boten [27, Übersicht].

In einer frühen retrospektiven Untersuchung von 84 SLE-Patientinnen hatten die 38 ohne aCL bei 93 Schwangerschaften in 25 % Aborte, während von 46 Patientinnen mit aCL 59 % von 93 Schwangerschaften zu einem negativen Ausgang führten [32]. Hierbei zeigte sich nur eine Assoziation zu IgG-aCL (und nicht IgM) und zur Höhe der aCL. Außerdem fiel eine Tendenz zu Spätaborten in der Gruppe der aCL-positiven gegenüber den aCL-negativen auf.

331 (hinsichtlich der Diagnose SLE oder APS) unselektionierte Frauen mit einem ersten Abort (und unabhängig von der Gestationsdauer) zeigten nur in 1,2 % der Fälle erhöhte aCL und in 5 % ein LA, was sich zu der hinsichtlich Alter, Schwangerschaftsanamnese und -dauer (im Verhältnis 1 : 3) gematchten Kontrollgruppe mit 1,5 und 4 % nicht unterschied [33].

In einer retrospektiven Analyse von 366 Frauen mit mindestens zwei Aborten in der Vorgeschichte unterschied sich die Rate an Fehlgeburten mit jeweils 84 % nicht zwischen denen mit (21 % aller Patientinnen) oder ohne (79 % aller Patientinnen) aPL; Spätaborte in der Vorgeschichte wiesen aber 80 % der Frauen mit aPL und weniger als 25 % der Frauen ohne aPL auf [14]. Auch in einer großen retrospektiven Analyse von Frauen mit zwei oder mehr Fehlgeburten in der Vorgeschichte war kein Unterschied in der Rate von Fehlgeburten zwischen denen mit und ohne aPL zu finden [14]. Evident war aber auch hier die Assoziation mit Spät- gegenüber Frühaborten und mit der Titerhöhe der aPL.

In einer kleinen prospektiven Kohorte von Frauen mit mindestens drei Fehlgeburten in der Vorgeschichte und positiven aPL, die in einer weiteren Schwangerschaft eine prophylaktische Behandlung ablehnten, kam es bei 18 (90 %) wieder zu Fehlgeburten. Die Fehlgeburten traten vor allem im ersten Trimester auf, wobei in einer Kontrollkohorte von 100 konsekutiven Frauen mit gleicher Fehlgeburten-Vorgeschichte – aber ohne aPL – die Fehlgeburtsrate bei 34 % lag [34]. In einer prospektiven italienischen Beobachtungsstudie von 360 Patienten mit aPL kam es bei elf von 28 Schwangerschaften (39 %) zu einem Abort [35].

Eine französische Gruppe erfasste prospektiv die Schwangerschaftsverläufe bei Frauen, die zuvor wiederholte Fehlgeburten, aber keine sonstigen thrombembolischen Komplikationen hatten, und verglich dabei Frauen mit aPL mit denen ohne aPL [25]. Die Raten an Frühgeburten, fetalen Wachstumsverzögerungen (*small for gestational age*), Präeklampsien, Eklampsien und HELLP-Syndromen (Hämolyse, erhöhte Leberwerte und Thrombozytopenie) lagen zwar sämtlich bei APS-Patientinnen um 3–5 % höher als bei denen ohne aPL. Da die APS-Patientinnen aber eine Prophylaxe mit Acetylsalicylsäure (ASS) und (niedermolekularem) Heparin erhielten, fiel die Rate an Lebendgeburten gleich aus (Frauen mit wiederholten Frühaborten) oder sogar besser (Frauen mit Spätaborten) bei Patientinnen mit aPL gegenüber denen ohne (s. u.).

In einer großen populationsbasierten Analyse aus Versicherungsdaten von 141 286 Entbindungen in Florida war das Risiko für Eklampsie und Plazentainsuffizienz für Patientinnen mit aPL auch um das 3- bis 4,6-Fache erhöht, der fetale Ausgang wurde aber in den Versicherungsdaten leider nicht festgehalten [36].

In der prospektiven PROMISSE-Studie (Predictors of Pregnancy Outcome: Biomarkers in Antiphospholipid Antibody Syndrome and Systemic Lupus Erythematosus) mit 385 schwangeren SLE-Patientinnen waren Schwangerschaftskomplikationen mit 43,8 (CI 29,5–58,8) % bei Patientinnen mit aPL deutlich häufiger als bei denen, die keine aPL aufwiesen mit 15,4 (CI 11,7–19,7) % [37].

Das Risiko von Schwangerschaftskomplikationen scheint vom klinischen (Zahl bereits stattgehabter gynäkologischer oder thromboembolischer Ereignisse) und serologischen Phänotyp (Höhe der aCL bzw. aβ2GP I, Nachweis eines LA) abhängig zu sein [24], wobei der Nachweis eines LA [37] oder einer so genannten Triple-Positivität [38] in prospektiven Untersuchungen unabhängige Risikofaktoren für einen fetalen Verlust darstellten [39]. APS-Patientinnen mit nur einem einzigen positiven Test, nur niedrigtitrigen aPL (ohne LA) und/oder einer einzigen Schwangerschaftskomplikation in der Vorgeschichte haben meist erfolgreiche (Folge-)Schwangerschaften [24, 25, 40]. In der letzten Untersuchung [40] stellte das LA übrigens nur dann einen Risikofaktor dar, wenn es in der Schwangerschaft (erneut) positiv bestimmt wurde. Anamnestische Angaben eines positiven LA waren nicht mit vermehrten Schwangerschaftskomplikationen assoziiert (was durch die Anforderungen einer korrekten Bestimmung eines LA (s. o.) bedingt sein kann).

In einer Fall-Kontrollstudie von 114 APS-Patientinnen mit und ohne erfolgreichen Schwangerschaftsausgang [24] waren unabhängige Risikofaktoren für Fehlgeburten das Vorliegen eines SLE (sekundäres APS) mit einer Odds Ratio (OR) von 6,9, Thrombosen oder Schwangerschaftskomplikationen in der Vorgeschichte (OR 12,7) und für Triple-Positivität (aCL, aβ2GP 1 und LA) mit einer OR von 9,2.

Insgesamt besteht also ein höheres Risiko für Schwangerschaftskomplikationen bei SLE-Patientinnen mit persistierendem und eindeutigem Nachweis von mehreren aPL, bei multiplen vorangegangenen thromboembolischen Ereignissen und bei schon stattgehabten Schwangerschaftskomplikationen [41]. Das Erkennen gefährdeter Patientinnen ist die wichtigste Voraussetzung, um mehr dieser Hoch-Risikoschwangerschaften erfolgreich zu gestalten.

6.5 Wissenschaftliche Datenlage zur Behandlung von Schwangerschaften beim APS

Wenn es auch schwerfällt, die Rate von Schwangerschaftskomplikationen bei Patientinnen mit aPL, einem APS mit rein geburtshilflichen Komplikationen oder einem APS mit Thromboembolien in der Vorgeschichte genau zu bestimmen, so geht aus den oben zitierten Untersuchungen doch klar hervor, dass diese Frauen unbehandelt ein hohes (mindestens 25 %) bis sehr hohes (über 80 %) Risiko für einen negativen Schwangerschaftsausgang aufweisen.

Erstmals wurde 1983 über einen verbesserten Schwangerschaftsausgang bei fünf von sechs Patientinnen mit einem LA unter Therapie mit Prednisolon (40–60 mg/d) und niedrig dosierter Acetylsalicylsäure (ASS, 75 mg/d) berichtet. Fünf der sechs Patientinnen hatten zuvor schon mindestens eine Fehlgeburt und fünf hatten unter dieser Behandlung dann eine Lebendgeburt [42].

1988 wurde dann erstmals über den alleinigen Einsatz von niedrig dosierter ASS (75 mg/d, begonnen während des ersten ($n = 32$) oder zweiten ($n = 10$) Trimenon) zur Prophylaxe weiterer Fehlgeburten bei 42 Patientinnen mit einer historischen Abortrate von über 90 % berichtet, von denen 16 auch einen SLE und 13 von diesen ebenso ein APS aufwiesen. Unter ASS war es in 88 % ($n = 35$) zu Lebendgeburten gekommen, in 84 % ($n = 16$) bei insgesamt 19 SLE-Schwangerschaften. Erkennbar wurde hier auch eine deutliche Senkung der Rate an untergewichtigen Kindern [43].

Eine erste Publikation zum Einsatz von unfraktioniertem und niedermolekularem Heparin (LMWH) bei 31 Frauen mit einem LA erschien 1992. Von insgesamt 154 Schwangerschaften endeten ohne Therapie über 93 % in Fehl- oder Totgeburten, von 52 mit Prednisolon und Heparin (teilweise auch Warfarin ab dem 2. Trimenon) und/ oder ASS behandelten Schwangerschaften 52 % erfolgreich, von 23 Patientinnen, die in der Schwangerschaft sowohl Prednisolon, ASS als auch Heparin erhielten, endeten 69 % erfolgreich [44].

In kleineren Beobachtungsstudien zu Schwangerschaften bei APS-Patientinnen wurden Erfolgsraten von 79–100 % unter alleiniger Gabe von niedrig dosierter ASS berichtet, was im historischen Vergleich (s. o.) einen deutlichen Rückgang der Fehlgeburtsrate bedeuten würde. Andere fanden eine deutlich höhere Rate an Lebendgeburten von 71–80 % für die Kombination von ASS und Heparin gegenüber 42–44 % für ASS allein [45, 46]. Auch spätere Studien lieferten hinsichtlich der Frage, ob die Kombination von ASS mit Heparin wirksamer ist als die von ASS alleine, unterschiedliche Ergebnisse: Eine Studie konnte keine Überlegenheit der kombinierten Therapie finden [47], eine andere aus demselben Jahr (2002) wohl [48].

Eine Metaanalyse aus 2005 zur Frage der Wirksamkeit unterschiedlicher prophylaktischer Therapien bei Schwangerschaften und APS konnte zwar 13 Studien identifizieren, kam aber aufgrund ihrer zum Teil schlechten Qualität und mangelnden Vergleichbarkeit zu keinem klaren Ergebnis für die alleinige Therapie mit ASS. Für die kombinierte Gabe von ASS und (unfraktioniertem) Heparin wurde gegenüber der alleinigen Therapie mit ASS eine Reduktion der Fehlgeburten auf 46 % gefunden [49].

In einer prospektiven Studie aus 2009 von 88 Patientinnen mit aPL (48 %) oder einer angeborenen Thrombophilie oder antinukleären Antikörpern (!) und der Vorgeschichte von wiederholten Aborten erhielten diese randomisiert entweder LMWH + ASS (n = 45) oder nur ASS (n = 43). Es fand sich hier wiederum kein Unterschied in der Lebendgeburtsrate mit 78 bzw. 79 % [50]. Eine weitere Metaanalyse berichtete 2010 wieder einen Vorteil für die kombinierte ASS- und Heparin-Prophylaxe [51]. Bis auf eine frühe Studie [44] gab es bei allen diesen Studien keine unbehandelten Kontrollgruppen. Es gibt auch keine Studie, welche beim APS eine alleinige Therapie mit Heparin untersuchte oder Heparin allein mit ASS verglichen hätte. Auch liegen keine Vergleichsstudien zum Einsatz von niedermolekularem im Vergleich zu unfraktioniertem Heparin vor.

Eine weitere multizentrisch kontrollierte Studie aus dem Jahre 2015, die die Effektivität einer Therapie von ASS allein oder ASS in Kombination mit LMWH (vor der 12. Schwangerschaftswoche (SSW)) verglich, musste aufgrund zu geringer Rekrutierungszahlen (32 Frauen) und nur sehr geringer Inzidenz erneuter Komplikationen (3 % im Vergleich zu den erwarteten 60 %) beendet werden [52]. Die Studie wurde bei aPL-positiven Frauen mit vorangegangener Frühgeburt (< 34. SSW) aufgrund von hypertensiven Komplikationen (Präeklampsie, HELLP-Syndrom) oder der Geburt eines *Small-for-gestation*-Babys durchgeführt. Die Auswertung zeigte wieder keinen Unterschied in den Therapiegruppen. In dieser Studie waren aber auch nur 25 % der Frauen LA positiv und die meisten hatten lediglich niedrigtitrig positive aPL. Neben somit nur gering ausgeprägtem Risikoprofil dürfte dann auch schon der Effekt der alleinigen ASS-Gabe die Komplikationsrate reduziert haben. Eine Metaanalyse aus 2007 konnte bei Schwangeren mit hohem Gestoserisiko aus anderen Gründen (aPL waren ein Ausschlusskriterium) eine signifikante Reduktion von Präeklampsien unter Thrombozytenaggregationshemmung (meist mit ASS) nachweisen [53].

Eine (vorwiegend) italienische Arbeitsgruppe hat eine große multizentrische, retrospektive Untersuchung durchgeführt, um den Effekt verschiedener Behandlungen auf den Schwangerschaftsausgang bei APS-Patientinnen mit unterschiedlichen Risikofaktoren für Fehlgeburten zu untersuchen [54]. 196 Schwangerschaften (1996–2011) von 156 Frauen, die frühere Thrombosen und/oder einen SLE und/oder eine Triple-Positivität für aPL aufwiesen und spätestens ab der 12. SSW behandelt wurden, gingen in diese Analyse ein. 125 der 156 (64 %) Frauen hatten schon eine Vorgeschichte von Fehlgeburten, 81 (41 %) wiesen (auch) einen SLE auf und eine Triple-Positivität lag bei 107 (55 %) vor. 16 Patientinnen (8,2 %) erhielten niedrig dosiert ASS, 104 (53,1 %) neben ASS prophylaktische Dosen von Heparin und 55 (28,1 %) therapeutische Dosen von Heparin und niedrig dosiert ASS. In 36 % der Fälle erfolgte die ASS-Prophylaxe schon vor der Konzeption, ansonsten wurde diese mit der Heparintherapie bei positivem Schwangerschaftstest begonnen.

149 Schwangerschaften (76 %) endeten positiv mit 150 Säuglingen (einmal Zwillinge), zwischen der 26. und 40. (Mittelwert 36,2 ± 3) Schwangerschaftswoche. Die Säuglinge (78 männlich, 72 weiblich) wiesen ein mittleres Geburtsgewicht von 55,8 ± 24,9 Perzentilen (Bereich 8–99) auf. Der mittlere Apgar-Score betrug 9,1 ± 1,3 SD (Bereich 1–10). In 47 Fällen (24,0 %) war der Schwangerschaftsausgang negativ: 27 Totgeburten (13,8 %), 14 frühe Fehlgeburten (7,1 %) und sechs Frühgeborene, die kurz nach der Geburt verstarben (3,1 %). Alle übrigen Frühgeborenen, einschließlich zweier in Woche 26, zeigten eine normale psychomotorische Entwicklung und keines der Kinder litt unter Fehlbildungen. Mütterliche Komplikationen gehen aus Tab. 6.2 hervor. Drei der tiefen Venenthrombosen und das katastrophale APS ereigneten sich im Wochenbett.

Tab. 6.2: Mütterliche Komplikationen bei 196 APS-Schwangerschaften [54].

Symptom	*n* (%) von 196
(Prä-)Eklampsien	15 (7,7)
arterielle Hypertonie	9 (4,6)
HELLP-Syndrom	7 (3,6)
Thrombozytopenie (< 100 000/µl)	5 (2,6)
tiefe Venenthrombose	5 (2,6)
katastrophales APS	1 (0,5)
Doppelbilder/Amaurosis fugax	1 (0,5)

Eine Thrombose in der Vorgeschichte in Kombination mit Triple-Positivität ergab das einzige Risikoprofil, welches einen signifikanten Unterschied ($p < 0,05$) im Schwangerschaftsausgang in Bezug zu verschiedenen Behandlungsstrategien zeigte. Hier stellte die zusätzliche Behandlung mit ASS und Heparin einen unabhängigen protektiven Faktor (OR 9,7; CI 1,1–88,9) für einen erfolgreichen Schwangerschaftsausgang dar. Eine in wenigen Fällen (10,7 %) zusätzlich durchgeführte Therapie mit niedrig dosiertem Prednisolon, ivIgG und Plasmapherese oder Immunadsorption zeigte keinen statistisch auswertbaren Effekt. Werden die konventionellen Therapien (ASS, Heparin in prophylaktischer oder therapeutischer Dosis) und alle Zusatzbehandlungen (s. o.) jeweils zusammengefasst (und damit höhere Fallzahlen generiert), war bei Patientinnen mit Thrombosen in der Vorgeschichte und Triple-Positivität ein Effekt (Lebendgeburtrate von 58,3 % auf 92,9 %) durch die zusätzliche Therapie statistisch gegeben. Hierbei ist aber nicht bekannt, welche zusätzliche Therapie oder welche Kombination hierfür den Ausschlag gab. Am häufigsten wurde ivIgG eingesetzt.

Auch wenn die Datenlage für die medikamentöse Prophylaxe von Fehlgeburten bei APS nicht ganz eindeutig und vor allem nicht von hoher Qualität ist, wurde in Experten-Guidelines schon länger empfohlen, bereits vor der Konzeption ASS zu geben und bei eingetretener Schwangerschaft zusätzlich niedermolekulares Heparin [17]. Dass hierdurch diese Risikoschwangerschaften in einem hohen Prozentsatz erfolgreich gestaltet werden können, belegt die oben schon mehrfach zitierte prospektive Beobachtungskohorte aus Frankreich zum Einsatz von ASS und LMWH bei Schwangerschaften von APS-Patientinnen aus 2014 [25]. APS-Patientinnen ($n = 517$) erhielten eine Prophylaxe mit 100 mg ASS/d bereits vor erneuter Schwangerschaft. LMWH (Enoxaparin 40 mg (4000 U)/d) wurde zusätzlich vom Zeitpunkt eines positiven Schwangerschaftstests bis zum Einsetzen der Wehen bzw. bis zur Entbindung gegeben. Frauen der Kontrollgruppe ($n = 796$) mit ebenfalls wiederholten Aborten in der Vorgeschichte, aber ohne aPL, erhielten keine Prophylaxe in der Schwangerschaft.

In der Gesamtgruppe der Frauen mit wiederholten Frühaborten (< 10. SSW) oder „fetalem Verlust" (≥ 10. SSW) lag die Rate von Lebendgeburten bei Frauen mit APS (70 % aller Schwangerschaften, 85 % der Schwangerschaften, die bis zur 10. SSW kamen) unter prophylaktischer Therapie nicht niedriger als bei den Frauen ohne aPL. Bei wiederholten Frühaborten in der Vorgeschichte war die Rate erneuter Spontanaborte vor der 10. SSW bei APS-Frauen unter LMWH und ASS ähnlich wie in der Kontrollgruppe, allerdings traten „Spätaborte" (≥ 10. SSW) immer noch häufiger auf (8,3 % vs. 1,9 %; $p < 0,0002$) und damit lag die Rate von Lebendgeburten (etwas) niedriger bei Frauen mit APS (90 % der > 10. SSW Schwangerschaften vs. 98 % bei den Kontrollen; $p < 0,002$). Bei APS-Frauen mit Spätabort in der Vorgeschichte verliefen die Schwangerschaften unter Therapie erfolgreicher als in der Kontrollgruppe, wobei das Risiko für (Prä-)Eklampsien für APS-Patientinnen erhöht blieb.

Keine Behandlung mit niedrig-dosierter ASS und LMWH musste aus Sicherheitsgründen abgebrochen werden, es wurden keine schweren Blutungen beobachtet, ebenso keine Komplikationen einer Spinalanästhesie. Auch postpartale Blutungen waren in der behandelten (APS-)Gruppe mit 7,0 % nicht häufiger als in der unbehandelten mit 6,4 %.

6.6 Management von Schwangerschaften beim APS

Entscheidende Voraussetzung dafür, mehr der Hochrisikoschwangerschaften beim APS erfolgreich zu gestalten, ist das Erkennen wirklich gefährdeter Patientinnen möglichst schon vor der Schwangerschaft sowie deren Beratung, Behandlung und engmaschige Überwachung während dieser [41]. Abgeraten wird APS-Patientinnen von einer Schwangerschaft inzwischen nur noch bei aktiver Grunderkrankung (SLE), insbesondere bei Nierenbeteiligung, bei schlecht einstellbarer Hypertonie, bei schweren zentralnervösen Komplikationen in der Vorgeschichte und bei Z. n. schweren Schwangerschaftskomplikationen trotz prophylaktischer Therapie (Übersicht [55, 56]).

Frauen mit APS oder eindeutig erhöhten aPL sollten über das Risiko von Schwangerschaftskomplikationen aufgeklärt und die Therapie soll in Absprache mit der Patientin und dem behandelnden Gynäkologen individuell festgelegt werden. Bereits vor der Konzeption scheinen Frauen mit gesichertem APS von der Gabe niedrig dosierter Acetylsalicylsäure (ASS) zu profitieren [57]. Es sollte daher bei entsprechendem Risikoprofil und bislang fehlender Antikoagulation oder Thrombozytenaggregationshemmung schon vor der Schwangerschaft niedrig-dosiert ASS (100 mg/d) gegeben werden und bei positivem Schwangerschaftstest dann auch (vorzugsweise) niedermolekulares Heparin (LMWH) (Tab. 6.3) [25]. APS-Patientinnen, die bereits vor der Schwangerschaft eine Antikoagulation mit Vitamin-K-Antagonisten erhalten, sollten diese bei positivem Schwangerschaftstest durch Heparin in therapeutischer Dosierung ersetzen und niedrig dosiert (s. o.) ASS einnehmen [41, 56]. Hierdurch kann die Abortrate bei APS-Schwangerschaften deutlich gesenkt werden [49]. Der alleinige Einsatz von Heparin bei APS-Schwangerschaften ist nicht untersucht und daher nicht zu empfehlen.

Um die 20./21. SSW wird ein fetales „Organscreening" empfohlen und im Verlauf mindestens monatlich eine Überprüfung des fetalen Wachstums und der plazentaren Durchblutung mittels Ultraschall. Im 3. Trimenon sollten diese Kontrollen eher alle zwei Wochen erfolgen [41, 56].

Schwangere sollten im Hinblick auf ihren Blutdruck und eine Ödemneigung (Flüssigkeitseinlagerungen, Gewicht) gut informiert und kontrolliert werden [41], da sich eine Gestose mit entsprechendem Fehlgeburtsrisiko oder auch ein HELLP-Syndrom hierdurch ankündigen kann. In der PROMISSE-Studie war ein deutlich erhöhter Body-Mass-Index (BMI) von über 30 ebenfalls ein signifikanter Risikofaktor für Schwangerschaftskomplikationen [37].

Heparin wird bei Schwangeren mit mittlerem Risiko meist zehn bis zwölf Stunden vor der zu erwartenden Geburt, vor Weheninduktion oder einem geplanten Kaiserschnitt pausiert, dadurch ist eine Regionalanästhesie problemlos möglich [25]. Die nächste Applikation von LMWH sollte frühestens vier bis sechs Stunden nach der Geburt, nach Kaiserschnitt oder nach Entfernung des spinalen/epiduralen Katheters erfolgen.

Für Schwangere mit hohem thrombembolischen Risiko kann das therapeutisch dosierte LMWH vor planmäßiger Entbindung auf aPTT-adjustiertes intravenös appliziertes unfraktioniertes Heparin (UFH) umgestellt und diese Antikoagulation erst vier bis sechs Stunden vor der Geburt, einem geplanten Kaiserschnitt oder Durchführung einer Regionalanästhesie abgesetzt werden. Die Therapie sollte vier bis sechs Stunden *postpartum* wieder begonnen werden [58].

Die ASS-Therapie kann in Abhängigkeit vom Risikoprofil vor dem errechneten Termin pausiert werden, z. B. bei niedrigem Risiko (wie aPL-Positivität ohne klinische Ereignisse) zwischen der 36. und 38. SSW (und sollte dann je nach Risikoprofil, z. B. direkt nach der Entbindung, wiederaufgenommen werden). Bei hohem Risiko wird das Fortführen der Kombination (ASS und LMWH) bis zum Eintritt der Wehen

Tab. 6.3: Therapie bei aPL-positiven Frauen in der Schwangerschaft, nach [17].

Antiphospholipid-Ak* ohne Thrombose und ohne Schwangerschaftskomplikationen in der Vorgeschichte:	
	ASS 100 mg/d

Antiphospholipid-Syndrom ohne Thrombose (ausschließlich Schwangerschaftskomplikationen) in der Vorgeschichte:	
Rezidivierende frühe Aborte	ASS 100 mg/d (vor Konzeption) allein oder in Kombination mit LMWH in prophylaktischer Dosis ab positivem SST, z. B. wenn unter ASS allein erneuter Abort
Abort (> 10. SSW) oder vorangegangene Frühgeburt (< 34. SSW) bei Präeklampsie oder Plazentainsuffizienz	ASS 100/Tag (vor Konzeption) + LMWH in prophylaktischer Dosis ab positivem SST

Antiphospholipidsyndrom mit Thrombosen in der Vorgeschichte:	
Ohne vorherige Cumarin-Therapie	ASS 100 (vor Konzeption) + LMWH in prophylaktischer Dosis ab positivem SST, LMWH-Dosis in der 16.–20. SSW evtl. erhöhen
Mit vorheriger Cumarin-Therapie	Umstellung auf LMWH in effektiver Dosierung + ASS 100 mg/d vor der Konzeption oder spätestens bei positivem SST

In der Schwangerschaft zusätzlich: Kontrolle von Blutdruck, Proteinurie, Gewicht; ab der 16.–20. SSW monatlich Überprüfung des fetalen Wachstums und der Plazenta-Durchblutung

Postpartal: Sechs Wochen lang Heparin (LMWH), dann Therapie nach Indikation (APS) (z. B. ASS oder Marcumar). In den ersten drei Wochen der Heparintherapie sollte das Blutbild zweimal wöchentlich kontrolliert werden. Bei hohem Thromboserisiko sollte der Anti-Xa-Spiegel 3 h nach der Injektion in einem Bereich von 0,35–0,7 Einheiten/ml liegen.

Zudem: Osteoporoseprophylaxe bei LMWH-Therapie; physikalische Methoden (Kompressionsstrümpfe, Venengymnastik)

* triple positiv oder deutlich und persistierend erhöht

empfohlen. Ein vorzeitiger Verschluss des Ductus arteriosus beim Fetus wurde unter niedrig dosiertem ASS (80–300 mg/d) nicht beschrieben. Bei unvorhergesehener Entbindung ist die Blutungsneigung unter fortgeführter Thrombozytenaggregationshemmung mit niedrig dosierter ASS zumindest unter prophylaktischer Heparingabe kaum erhöht (leichte Blutungen) [25].

Auf die gesteigerte Thromboseneigung im Wochenbett ist bei den APS-Patientinnen ebenfalls besonders zu achten. Vier bis sechs Stunden postpartal bzw. zwölf Stunden nach Sectio sollte wieder mit einer Heparinisierung begonnen werden. Je nach Vortherapie/Klinik sollte auch frühzeitig erneut mit ASS begonnen oder eine orale Antikoagulation wiederaufgenommen werden.

Nur bei Vorliegen eines SLE scheinen apL-positive Frauen durch die zusätzliche Gabe von Hydroxychloroquin auch eine Verbesserung des fetalen Schwangerschaftsausganges zu erreichen [59], bei einem reinen (primären) APS gibt es aber hierfür keine Evidenz, wie eine systematische Literaturrecherche zeigen konnte [60].

6.7 Schwangerschaftsverhütung, assistierte Reproduktion, Stillzeit und Hormonersatztherapie

Bei Frauen mit (eindeutig) positiven aPL mit oder ohne klinische Manifestationen eines APS muss eine hormonelle Kontrazeption sorgfältig gegen das Risiko einer Thrombose abgewogen werden. Von östrogenhaltigen Kombinationen sollte abgeraten werden und Kupfer-Intrauterinpessare sind uneingeschränkt einsetzbar, sofern keine gynäkologischen Kontraindikationen bestehen [41]. Da in einer großen Metaanalyse zur Frage der Begünstigung von Venenthrombosen unter hormoneller Antikonzeption mit einer reinen Gestagen-Pille kein erhöhtes Thromboserisiko hierfür gegenüber Frauen ohne jede hormonelle Antikonzeption gefunden wurde [61], kann bei Frauen mit APS diese zur Empfängnisverhütung erwogen werden. Bei Hochrisiko-Patientinnen sind aber eher Intrauterinpessare (IUP) zu empfehlen. Da bei den hormonfreisetzenden IUP nur sehr geringe Mengen Levonorgestrel systemisch nachweisbar sind [62], ist deren Risiko für eine Thrombosebegünstigung als sehr gering anzusehen.

Bei assistierter Reproduktion (Maßnahmen zur künstlichen Befruchtung) sollten Patientinnen mit positiven aPL oder einem APS eine Antikoagulation mit LMWH und/ oder eine Thrombozytenaggregationshemmung mit niedrig dosierter ASS erhalten, wie sie dann auch in der Schwangerschaft empfohlen wird [41].

In der Stillzeit kann und soll eine Thrombozytenaggregationshemmung mit ASS und/oder eine Antikoagulation mit Heparin oder Vitamin-K-Antagonisten so fortgeführt bzw. wiederaufgenommen werden, wie sie für das APS auch sonst indiziert ist [56].

Der Einsatz einer Hormonersatztherapie bei Patientinnen mit positiven aPL sollte sorgfältig gegen das Risiko einer Thrombose und von Herz-Kreislauf-Erkrankungen abgewogen werden. Bei entsprechendem aPL-Risikoprofil (hohe IgG-Cardiolipin- und β2-GPI-Antikörper, Lupusantikoagulans, Tripel-Positivität) sollte von einer Hormonersatztherapie Abstand genommen werden [41].

6.8 Literatur

[1] Wassermann A, Neisser A, Bruck C. Eine serodiagnostische Reaktion bei Syphilis. Dtsch Med Wochenschr. 1906; 32: 745–789.
[2] Pangborn MD. A new serologically active phospholipid from beef heart. Proceedings of the society for experimental biology and medicine. 1941; 48: 484–486.
[3] Laurell AB, Nilsson IM. Hypergammaglubulinaemia, circulating anticoagulant and biologic false positive Wassermann reaction J Lab Clin Med. 1957; 49: 694–707.
[4] Feinstein DJ, Rapaport SJ. Acquired inhibitors of blood coagulation. In: Spaet TN (ed) Prog Haemostas Thromb (1st edition): Grune and Stratton, New York. 1972; 75–95.
[5] Bowie EJW, Thompson JH, Pascuzzi CA, Owen CA Thrombosis in SLE despite circulating anticoagulants. J Lab Clin Med. 1963; 9: 416–430.
[6] Nilsson IM, Astedt B, Hedner U, Berezin D. Intrauterine death and the circulating anticoagulant. Acta med scand. 1975; 197: 153–159.
[7] Lubbe WF, Butler WS, Palmer SJ, Liggins GC. Lupus anticoagulant in pregnancy. B J Obst Gyn. 1984; 91: 357–363.
[8] Derue GJ, Englert JH, Harris EN, Gharavi AE, Morgan SH, Hull RG, et al. Fetal loss in systemic lupus: association with anticardiolipin antibodies. J Obstet Gynecol. 1985; 5: 207–209.
[9] Harris EN, Chan JKH, Asherson RA, Aber VR, Gharavi AE, Hughes GRV. Thrombosis, recurrent fetal loss and Thrombocytopenia. Arch Intern Med. 1986; 146: 2153–2156
[10] Harris EN, Hughes GRV, Gharavi AE. The antiphospholipid antibody syndrome. J Rheumatol. 1987; (Suppl.) 13: 210.
[11] Hughes GRV. The antiphospholipid syndrome: ten years on Lancet. 1993; 342: 341–344.
[12] Wilson WA, Gharavi AE, Koike T, Lockshin MD, Branch DW, Piette JC, et al. International consensus statement on preliminary classification criteria for definite antiphospholipid syndrome: report of an international workshop. Arthritis Rheum. 1999; 42: 1309–1311.
[13] Miyakis S, Lockshin MD, Atsumi T, Branch DW, Brey RL, Cervera R, et al. International consensus statement on an update of the classification criteria for definite antiphospholipid syndrome (APS). J Thromb Haemost. 2006 Feb; 4(2): 295–306.
[14] Oshiro BT, Silver RM, Scott JR, Yu H, Branch DW. Antiphospholipid antibodies and fetal death. Obstet Gynecol. 1996 Apr; 87(4): 489–493.
[15] Moore GW. Recent guidelines and recommendations for laboratory detection of lupus anticoagulants. Semin Thromb Hemost. 2014 Mar; 40(2): 163–171. PubMed PMID: 24500573.
[16] Mujic F; Cuadrado MJ; Lloyd M; Khamashta MA; Page G; Hughes GR. Primary antiphospholipid syndrome evolving into systemic lupus erythematosus. J Rheumatol. 1995 Aug; 22(8): 1589–1592.
[17] Ruiz-Irastorza G, Crowther M, Branch W, Khamashta MA. Antiphospholipid syndrome. Lancet. 2010 Oct 30; 376(9751): 1498–14509, doi: 10.1016/S0140-6736(10)60709-X. Epub 2010 Sep 6. Review.
[18] Vianna JL, Khamashta MA, Ordi-Ros J, et al. Comparison of the primary and secondary Antiphospholipid Syndrome: A european multicenter study of 114 patients. Am J Med. 1994; 96: 3–9.
[19] Meroni PL, Rivolta R, Ghidoni P. Histopathological findings in cases of systemic lupus erythematosus-associated antiphospholipid syndrome. Clin Rheumatol. 1991; 10: 211–214.
[20] Hughson MD, McCarty GA, Brumback RA. Spectrum of vascular pathology affecting patients with the antiphospholipid syndrome. Hum Patol. 1995; 26: 716–724.
[21] Erkan D, Yazici Y, Peterson MG, Sammaritano L, Lockshin MD. A cross-sectional study of clinical thrombotic risk factors and preventive treatments in antiphospholipid syndrome. Rheumatology (Oxford). 2002 Aug; 41(8): 924–929.

[22] Giron-Gonzalez JA, Garcia del Rio E, Rodriguez C, Rodriguez-Martorell J, Serrano A. Antiphospholipid syndrome and asymptomatic carriers of antiphospholipid antibody: prospective analysis of 404 individuals. J Rheumatol. 2004 Aug; 31(8): 1560–1567.

[23] Brey RL, Escalante A. Neurological manifestations of antiphospholipid antibody syndrome. Lupus. 1998; 7 Suppl 2: S67–74.

[24] Ruffatti A, Tonello M, Visentin MS, Bontadi A, Hoxha A, De Carolis S, et al. Risk factors for pregnancy failure in patients with anti-phospholipid syndrome treated with conventional therapies: a multicentre, case-control study. Rheumatology (Oxford). 2011 Sep; 50(9): 1684–1689.

[25] Bouvier S, Cochery-Nouvellon E, Lavigne-Lissalde G, Mercier E, Marchetti T, Balducchi JP, et al. Comparative incidence of pregnancy outcomes in treated obstetric antiphospholipid syndrome: the NOH-APS observational study. Blood. 2014 Jan 16; 123(3): 404–413.

[26] Yelnik CM, Laskin CA, Porter TF, Branch DW, Buyon JP, Guerra MM, et al. Lupus anticoagulant is the main predictor of adverse pregnancy outcomes in aPL-positive patients: validation of PROMISSE study results. Lupus Sci Med. 2016 Jan 12; 3(1): e000131.

[27] Branch DW. Thoughts on the mechanism of pregnancy loss associated with the antiphospholipid syndrome. Lupus. 1994; 3: 275–280.

[28] Ratzinger F, Lang M, Belik S, Jilma-Stohlawetz P, Schmetterer KG, Haslacher H, et al. Lupus-anticoagulant testing at NOAC trough levels. Thromb Haemost. 2016 Apr 14; 116(2).

[29] Dunn AS, Kaboli P, Halfdanarson T, Chan H, Hubert R, Rosen S, et al. Do patients followed in anticoagulation clinics for antiphospholipid syndrome meet criteria for the disorder? Thromb Haemost. 2005; 94(3): 548–554.

[30] Specker C. Antiphospholipidsyndrom. Z Rheumatol. 2015 Apr; 74(3): 191–198.

[31] Chighizola CB, de Jesus GR. Antiphospholipid antibodies and infertility. Lupus. 2014; 23(12): 1232–1238.

[32] Loizou S, Byron MA, Englert HJ, David J, Hughes GRV, Walport MJ. Association of quantitative anticardiolipin antibody levels with fetal loss and time of loss in SLE. Q J Med. 1988; 255: 525–531.

[33] Infante-Rivard C, David M, Gauthier R, Rivard GE. Lupus anticoagulants, anticardiolipin antibodies, and fetal loss – A case-control study. N Engl J Med. 1991; 325: 1063–1066.

[34] Rai RS, Clifford K, Cohen H, Regan L. High prospective fetal loss rate in untreated pregnancies of women with recurrent miscarriage and antiphospholipid antibodies. Hum Reprod. 1995 Dec; 10(12): 3301–3304.

[35] Finazzi G, Brancaccio V, Moia M, Ciaverella N, Mazzucconi MG, Schinco PC, et al. Natural history and risk factors for thrombosis in 360 patients with antiphospholipid antibodies: a four-year prospective study from the Italian Registry. Am J Med. 1996 May; 100(5): 530–536.

[36] Nodler J, Moolamalla SR, Ledger EM, Nuwayhid BS, Mulla ZD. Elevated antiphospholipid antibody titers and adverse pregnancy outcomes: analysis of a population-based hospital dataset. BMC Pregnancy Childbirth. 2009 Mar 16; 9: 11, doi: 10.1186/1471-2393-9-11.

[37] Buyon JP, Kim MY, Guerra MM, Laskin CA, Petri M, Lockshin MD, et al. Predictors of Pregnancy Outcomes in Patients With Lupus: A Cohort Study. Ann Intern Med. 2015 Aug 4; 163(3): 153–163, doi: 10.7326/M14-2235.

[38] Pengo V, Biasiolo A, Pegoraro C, Cucchini U, Noventa F, Iliceto S. Antibody profiles for the diagnosis of antiphospholipid syndrome. Thromb Haemost. 2005 Jun; 93(6): 1147–1152.

[39] Alijotas-Reig J, Ferrer-Oliveras R, Ruffatti A, Tincani A, Lefkou E, Bertero MT, et al. The European Registry on Obstetric Antiphospholipid Syndrome (EUROAPS): A survey of 247 consecutive cases. Autoimmun Rev. 2015 May; 14(5): 387–395, doi: 10.1016/j.autrev.2014.12.010.

[40] Mankee A, Petri M, Magder LS. Lupus anticoagulant, disease activity and low complement in the first trimester are predictive of pregnancy loss. Lupus Sci Med. 2015; 2(1): e000095.

[41] Andreoli L, Bertsias GK, Agmon-Levin N, et al. EULAR recommendations for women's health and the management of family planning, assisted reproduction, pregnancy and menopause in patients with systemic lupus erythematosus and/or antiphospholipid syndrome. Ann Rheum Dis. 2016 Jul 25. pii: annrheumdis-2016–209770, doi: 10.1136/annrheumdis-2016-209770.

[42] Lubbe WF, Butler WS, Palmer SJ, Liggins GC. Fetal survival after prednisone suppression of maternal lupus-anticoagulant. Lancet. 1983 Jun 18; 1(8338): 1361–1363.

[43] Elder MG, de Swiet M, Robertson A, Elder MA, Flloyd E, Hawkins DF. Low-dose aspirin in pregnancy. Lancet. 1988 Feb 20; 1(8582): 410.

[44] Many A, Pauzner R, Carp H, Langevitz P, Martinowitz U. Treatment of patients with antiphospholipid antibodies during pregnancy. Am J Reprod Immunol. 1992 Oct–Dec; 28(3–4): 216–218.

[45] Kutteh WH. Antiphospholipid antibody-associated recurrent pregnancy loss: treatment with heparin and low- dose aspirin is superior to low-dose aspirin alone. Am J Obstet Gynecol. 1996 May; 174(5): 1584–1589.

[46] Rai R, Cohen H, Dave M, Regan L. Randomised controlled trial of aspirin and aspirin plus heparin in pregnant women with recurrent miscarriage associated with phospholipid antibodies (or antiphospholipid antibodies). BMJ. 1997 Jan 25; 314(7076): 253–257.

[47] Farquharson RG, Quenby S, Greaves M. Antiphospholipid syndrome in pregnancy: a randomized, controlled trial of treatment. Obstet Gynecol. 2002 Sep; 100(3): 408–413. Erratum in: Obstet Gynecol. 2002 Dec; 100(6): 1361.

[48] Franklin RD, Kutteh WH. Antiphospholipid antibodies (APA) and recurrent pregnancy loss: treating a unique APA positive population. Hum Reprod. 2002 Nov; 17(11): 2981–2985.

[49] Empson M, Lassere M, Craig J, Scott J. Prevention of recurrent miscarriage for women with antiphospholipid antibody or lupus anticoagulant. Cochrane Database Syst Rev. 2005 Apr 18; (2): CD002859.

[50] Laskin CA, Spitzer KA, Clark CA, Crowther MR, Ginsberg JS, Hawker GA, et al. Low molecular weight heparin and aspirin for recurrent pregnancy loss: results from the randomized, controlled HepASA Trial. J Rheumatol. 2009 Feb; 36(2): 279–287, doi: 10.3899/jrheum.080763).

[51] Mak A, Cheung MW, Cheak AA, et al. Combination of heparin and aspirin is superior to aspirin alone in enhancing live births in patients with recurrent pregnancy loss and positive anti-phospholipid antibodies: a meta-analysis of randomized controlled trials and meta-regression. Rheumatology. 2010; 9: 281–288.

[52] van Hoorn ME, Hague WM, van Pampus MG, Bezemer D, de Vries JI, FRUIT investigators. Low-molecular-weight heparin and aspirin in the prevention of recurrent early-onset pre-eclampsia in women with antiphospholipid antibodies: the FRUIT-RCT. Eur J Obstet Gynecol Reprod Biol. 2015; 197: 168–173.

[53] Askie LM, Duley L, Henderson-Smart DJ, Stewart LA, on behalf of the PARIS Collaborative Group. Antiplatelet agents for prevention of pre-eclampsia: a meta-analysis of individual patient data. Lancet 2007; 369: 1791–1798.

[54] Ruffatti A, Salvan E, Del Ross T, et al. Treatment strategies and pregnancy outcomes in antiphospholipid syndrome patients with thrombosis and triple antiphospholipid positivity. A European multicentre retrospective study. Thromb Haemost. 2014 Oct; 112(4): 727–735, doi: 10.1160/TH14-03-0191. Epub 2014 Jul 10. Erratum in: Thromb Haemost. 2014 Dec; 112(6): 1327.

[55] Fischer-Betz R, Specker C. Antiphospholipid-Antikörper und Schwangerschaft. Akt Rheumatol. 2003; 28(3): 131–137, doi: 10.1055/s-2003-40444.

[56] Fischer-Betz R, Specker C. Antiphospholipid-Syndrom. In: Fischer-Betz R, Specker C (Hrsg.): Rheumatische Erkrankungen und Schwangerschaft – Ein Ratgeber für die Praxis. Düsseldorf University Press; 2016. Kapitel 6. ISBN-10 3957580358.

[57] Carmona F, Font J, Azulay M, Creus M, Fábregues F, Cervera R, et al. Risk factors associated with fetal losses in treated antiphospholipid syndrome pregnancies: a multivariate analysis. Am J Reprod Immunol. 2001; 46(4): 274–279.

[58] Hirsh J, Guyatt G, Albers GW, Harrington R, Schünemann HJ, American College of Chest Physicians. Executive summary: American College of Chest Physicians Evidence-Based Clinical Practice Guidelines (8th Edition). Chest. 2008; 133(6 Suppl): 71S–109S.

[59] Leroux M, Desveaux C, Parcevaux M, Julliac B, Gouyon JB, Dallay D, et al. Lupus. 2015; 24(13): 1384–1391.

[60] Sciascia S, Branch DW, Levy RA, Middeldorp S, Pavord S, Roccatello D, et al. The efficacy of hydroxychloroquine in altering pregnancy outcome in women with antiphospholipid antibodies. Evidence and clinical judgment. Thromb Haemost. 2016 Jan 27; 115(2): 285–290, doi: 10.1160/TH15-06-0491.

[61] Mantha S, Karp R, Raghavan V, Terrin N, Bauer KA, Zwicker JI. Assessing the risk of venous thromboembolic events in women taking progestin-only contraception: a meta-analysis. BMJ. 2012 Aug 7; 345: e4944, doi: 10.1136/bmj.e4944.

[62] Dean G, Schwarz EB. Intrauterine contraceptives (IUCs). In: Hatcher RA, Trussell J, Nelson AL, Cates W Jr, Kowal D, et al. Contraceptive technology (20th revised ed.). New York: Ardent Media. 2011; 147–191.

Thomas Dörner und Thomas Rose

7 Neonatale Lupussyndrome

Ab der 11.–12. Schwangerschaftswoche (SSW) können Antikörper der Immunglobulinklasse G (IgG) über den neonatalen Fc-Rezeptor (FcRn) der Synzytiotrophoblasten die Plazentaschranke via Transzytose überwinden, um dann im Sinne des passiven maternalen Immunschutzes das Kind *in utero* und insbesondere in den ersten Lebenswochen vor Infektionen zu schützen [1]. Neben protektiven Antikörpern werden durch diesen unspezifischen, diaplazentaren IgG-Transport auch Auto-Antikörper übertragen. Damit können klassische maternale Autoimmunerkrankungen mit Auto-Antikörpern verschiedene immunvermittelte Reaktionen beim Fötus hervorrufen. Diese werden als passiv erworbene Autoimmunerkrankungen bezeichnet.

Es können verschiedene neonatale Erkrankungen, wie z. B. eine neonatale Myasthenie oder neonatale Autoimmunthrombopenie, von den typischen neonatalen Lupus erythematodes [NLE]-Syndromen unterschieden werden. Letztere werden durch maternale SS-A/SS-B-AK (sehr selten auch Anti-RNP-Auto-Antikörper) bedingt, die bei bis zu 54 % der Neugeborenen einen NLE verursachen [2, 3].

Grundsätzlich müssen zwei wesentliche NLE-Syndrome differenziert werden. Zum einen handelt es sich um den typischen NLE beim Neugeborenen mit Manifestationen an verschiedenen Organen mit im Vordergrund stehenden Hauterscheinungen und möglicher Beteiligung der Leber und Blutbildung [3]. Hier findet sich gehäuft eine Assoziation mit einem maternalen SLE wieder, wobei auch positive Anti-dsDNA [4] oder Anti-RNP-Auto-Antikörper neben den typischen SS-A/SS-B-Antikörpern eine pathogenetische Rolle spielen könnten. [5, 6] Die Rolle von Anti-dsDNA beim NLE ist neben den immunpathogenetisch relevanten Anti-SS-A/SS-B-Antikörpern unklar bzw. wenig untersucht. In Studien beim SLE konnte gezeigt werden, dass Anti-dsDNA-AK mit Oberflächenstrukturen, z. B. von Thrombozyten, kreuzreagieren und damit eine Immunreaktion hervorrufen können. Zu anderen Organmanifestationen liegen keine aufschlussreichen Daten vor.

Der NLE bildet sich in der Regel erst um die Geburt aus und ist nach dem Abbau der mütterlichen IgG in den ersten sechs Lebensmonaten selbstlimitierend. Die Hautmanifestationen werden häufig erst nach der Geburt durch UV-Exposition klinisch apparent. Langfristige Schädigungen beim Kind, wie Vernarbungen der Haut oder ZNS-Veränderungen, kommen beim NLE nur selten vor [3, 7, 8].

Davon zu trennen ist die oft folgenreiche kardiale Manifestation des NLE mit der Entwicklung kindlicher Rhythmusstörungen in Form des so genannten angeborenen Herzblocks (*congenital heart block*, CHB) und/oder einer Kardiomyopathie [9]. Diese AV-Blockierungen treten nach der 14.–20. SSW u. a. durch Auto-Antikörper vermittelte Entzündungsreaktionen im fetalen Herzen auf und zeigen sich klinisch als fetale Bradyarrhythmie (Folge der Dissoziation von Vorhof- und Ventrikelaktionen). Dies kann dann mit hämodynamischen Konsequenzen für das Kind verbunden sein

DOI 10.1515/9783110461664-009

(Hydrops-Risiko). Dabei sind unterschiedliche Grade der kindlichen AV-Blockierung vom 1.–3. Grad beschrieben worden. Diese kardialen Veränderungen sind im Gegensatz zu den nichtkardialen oft irreversibel und mit einer erhöhten Mortalität und Morbidität des Kindes verbunden [9, 10]. Wenn ein solches CHB-Kind erfolgreich geboren und ggf. mit einem Schrittmacher versorgt wird, besteht eine Prognose für das 10-Jahreslangzeitüberleben von 90 %. Interessanterweise besteht eine engere Assoziation des CHB-Syndroms mit einem subklinischen Sjögren-Syndrom (im Gegensatz zum o. g. NLE mit Beziehung zum maternalen SLE [9, 11, 12]. Die Mehrheit der Mütter wird erst durch die Indexschwangerschaft auffällig und ist dann häufig serologisch durch Auto-Antikörper gegen Ro52kD, 60kD, La sowie Rheumafaktoren und negative Anti-dsDNA-Antikörper charakterisiert (sog. *full house* Auto-Antikörperprofil). Eine fetale Rhythmusstörung ohne Nachweis dieser Auto-Antikörper findet sich eigentlich nur bei gleichzeitig vorliegenden pathoanatomischen Auffälligkeiten des kindlichen Herzens [13]. Da die mütterlichen Syndrome von NLE und CHB wesentlich unterschiedlich sind (SLE vs. Sjögren-Syndrom), liegen nur in max. 10 % der Fälle Überlappungen zwischen CHB und NLE vor.

> Die neonatalen LE-Syndrome umfassen neben den (a) selbstlimitierenden Formen mit Haut-, Leber- und Blutmanifestationen in enger klinischer und serologischer Assoziation mit einem mütterlichen SLE (b) den irreversiblen kongenitalen Herzblock (CHB), zumeist in Assoziation mit einem (sub)klinischen und serologischen Sjögren-Syndrom.

Spezifische diagnostische Kriterien für die beiden Syndrome NLE und CHB existieren nicht, so dass die Kombination von typischen Auto-Antikörpern, den maternalen Syndromen (SLE beim NLE, subklinisches Sjögren beim CHB) und dem klinischen Erscheinungsbild beim Kind die Diagnose sichern.

Die maternofetalen Autoimmunsyndrome können als beispielhaft für die **pathogenetische Rolle von Auto-Antikörpern** gelten, da es hier offenbar nicht durch direkte Immunzellbeteiligung zu den klinischen Syndromen kommt. Allerdings ist die Zugänglichkeit der Auto-Antigene im Zielgewebe von großer Bedeutung und bestimmt offenbar die klinischen Konsequenzen.

Die Assoziation zwischen den SS-A-Antikörpern und dem NLE wurde 1981 beschrieben, wenig später erfolgte dann auch die Beschreibung der Assoziation zum CHB [14–16]. Zunächst war keine Differenzierung dieser Antikörper erfolgt. Nachfolgende Untersuchungen erlaubten dann die grundsätzliche Trennung eines 60 kDa und 52 kDa schweren Ro/SS-A-Proteins, welche auf unterschiedlichen Genen kodiert werden und unterschiedliche Zellfunktionen aufweisen. Die meisten SS-A-Antikörper-Detektionssysteme können entweder ein oder beide Antigene spezifisch erkennen. Wichtig ist die differenzierte Beauftragung dieser Nachweise. Beim CHB treten häufiger Anti-Ro-52kDa-Antikörper als Anti-Ro-60kDa-Antikörper (90 % vs. 76 %) auf. Bei der Anti-Ro60-Antikörperbestimmung sollte das native Ro60-Protein als Antigen verwendet werden, da dieses für den Nachweis der Auto-Antikörper sensitiver ist als das rekombinante Protein [9]. Immunpathogenetische und andere Untersuchungen hinsichtlich der Feinspezifität der Auto-Antikörper haben nicht hinreichend belegen können, dass die involvierten Auto-Antikörper gegen die verschiedenen Ro/SS-A- oder La/SS-B-Proteine zusätzlich andere Epitope erkennen [17]. Neben den beiden letztgenannten Auto-Antikörpern ist es angezeigt, Anti-SS-B/La und die Rheumafaktoren (RF) zu bestimmen, um eine möglichst hohe Sensitivität zu erreichen. Anti-SS-B/La-Antikörper finden sich bei 55 % der Mütter mit CHB betroffenen Kinder wieder und treten, abgesehen von seltenen Fällen (< 1 % der beschriebenen CHB-Fälle), fast immer mit SS-A-Antikörpern gemeinsam auf [9]. Liegen SS-A/Ro- und SS-B/La-Antikörper gemeinsam bei der Schwangeren vor, kommt es zu einer Risikozunahme von 2 % auf 3,1 % (Odds Ratio: 3,69), einen CHB zu entwickeln [18]. Zusätzlich sind der Nachweis von IgM-Rheumafaktoren und der fehlende Nachweis von Anti-dsDNA zur diagnostischen Abgrenzung hilfreich. Dieses Seroprofil dient der Erfassung des typischerweise CHB-assoziierten subklinischen Sjögren-Syndroms der Mutter.

Neben dem Antikörperprofil scheinen die Auto-Antikörperkonzentrationen eine Rolle für die Entwicklung eines CHB zu spielen. Hohe Konzentrationen von SS-A/SS-B-AK sind bei Müttern mit einer erhöhten CHB-Prävalenz assoziiert [19–21]. In einer prospektiven Studie mit 186 Antikörper-exponierten Föten zeigte sich, dass SS-A/Ro-Antikörperkonzentrationen von über 100 U/ml zwischen hohem und niedrigem CHB-Risiko diskriminieren. 85 % (33 von 39) der von CHB betroffenen Mütter hatten SS-A/Ro-Konzentrationen von über 100 U/ml im ELISA (Grenzwert 8 U/ml) und weitere 15 % (6/39) wiesen Konzentrationen zwischen 55–99 U/ml auf. Nichtbetroffene Mütter zeigten signifikant niedrigere Konzentrationen. Interessanterweise entwickelte keines der Neugeborenen (0/39) einen CHB bei SS-A/Ro-Antikörperkonzentrationen unter 50 U/ml [20]. Eine sichere Nutzung bestimmter Antikörpertiter für die Diagnose bzw. Prognose des CHB hat sich bislang für die Praxis nicht etabliert. Die Beurteilung der Konzentrationen von SS-A/Ro- und SS-B/La-Antikörpern wird zudem durch den natürlichen Anstieg der diaplazentaren Übertragung von IgG im Schwangerschaftsverlauf sowie einen physiologischen Anstieg der maternalen Antikörperkonzentrationen beeinflusst [22, 23].

> Das Auto-Antikörperprofil und hilfsweise die Höhe der Konzentration der Auto-Antikörper geben Hinweise für die Risikostratifizierung. Das Vorliegen nur eines Auto-Antikörpers in niedriger Konzentration erscheint prognostisch günstig, schließt aber in keinem Falle das Auftreten eines CHB aus. Das Vorliegen eines *Full-house Pattern* der Auto-Antikörper mit hohen Konzentrationen scheint prognostisch mit einem höheren Risiko verbunden zu sein, obwohl umfangreiche Daten fehlen.

7.1 Klinische Manifestationen des NLE – oftmals bei mütterlich manifestem SLE

Es gibt wenige Studien zur Prävalenz einzelner NLE-Manifestationen. Die Studien stützen sich dabei auf Patientenkohorten, die typischerweise mit dem NLE assoziiert sind und SS-A/Ro- und SS-B/La-Antikörper aufweisen, wie bei dem SLE und Sjögren-Syndrom. Selten treten diese Antikörper jedoch auch bei anderen maternalen Autoimmunerkrankungen (z. B. rheumatoider Arthritis) auf. Aussagen zur Prävalenz des NLE unter anderen Autoimmunerkrankungen können deshalb nicht hinreichend sicher getroffen werden. Es ist jedoch anzunehmen, dass das Vorliegen von SS-A/SS-B-Antikörpern per se ein erhöhtes Risiko für die Entwicklung eines NLE darstellt, unabhängig von der zugrundeliegenden Autoimmunerkrankung. Daher ist es empfehlenswert, bei Autoimmunerkrankungen nach SS-A/SS-B-AK zu fahnden.

7.1.1 Die kutane Manifestation

Etwa 16–40 % der SS-A/Ro-Antikörper-exponierten Kinder von SLE-Müttern entwickeln nach der Geburt und unter UV-Exposition eine kutane Manifestation [2, 3]. Wurde bei der ersten Schwangerschaft bereits ein kutaner NLE diagnostiziert, erhöht sich das Risiko in der Folgeschwangerschaft für eine erneute kutane Beteiligung von 16 % auf etwa 20 %. Der NLE wurde auch als Risikofaktor für die Entwicklung einer kardialen Manifestation (CHB) in der Folgeschwangerschaft berichtet. Eine Datenanalyse aus der Research *Registry for Neonatal Lupus* (RRNL) der NIH zeigte, dass das Risiko für einen CHB dann von 2 % auf 13 % steigt [24].

Beim kutanen NLE werden histopathologische Hautveränderungen beschrieben, die denen eines kutanen Lupus erythematodes im Erwachsenenalter entsprechen können [25, 26].

In einer Auswertung der RRNL zu Verteilungsmustern des kutanen NLE zeigte sich, dass alle eingeschlossenen Kinder ($n = 57$) Hautläsionen im Gesicht (100 %) und dann vorrangig periorbital aufwiesen (58 %). Bei weiteren 54 % war die Kopfhaut betroffen und 26 % zeigten Läsionen am Oberkörper. Prinzipiell kann jede Körperregion betroffen sein, aber es dominieren die UV-exponierten Areale. In einer Studie von Neiman et al. bezüglich der Art der Hautveränderungen, wiesen 2/3 der Läsionen eine annulare und 1/3 eine unregelmäßige Form auf [27].

Im Durchschnitt entwickelten die Neugeborenen sechs Wochen postpartum einen kutanen NLE, also relativ rasch nach UV-Licht-Kontakt. Bei einigen wenigen Neugeborenen wurden Hautläsionen jedoch erst in der 16. Woche postpartum dokumentiert.

Unabhängig davon ist die UV-Exposition ein wichtiger Manifestationsfaktor, der offenbar erst die Bindung der bei den Kindern zirkulierenden Auto-Antikörper an das Auto-Antigen auf Keratinozyten vermittelt und die Hautentzündung verursacht [28]. Wenige Kinder werden mit bereits bestehenden Hautveränderungen geboren, so dass auch andere Faktoren als UV-Licht zur Pathogenese des kutanen NLE beitragen könnten. Denkbar ist z. B. die Freisetzung proinflammatorischer Zytokine mit deren Effektormechanismen als zelluläre Reaktion auf UV.

Der kutane NLE verläuft in aller Regel transient und bildet sich mit dem Abbau der maternalen Auto-Antikörper in der Neugeborenen-Zirkulation nach vier bis acht Monaten zurück. Selten bleiben Hautveränderungen mit Hypo-, Hyperpigmentierung oder auch Narbenbildung zurück [8, 25, 27].

Wird ein beginnender kutaner NLE diagnostiziert, sollte ein strikter UV-Schutz des Kindes erfolgen. Bei der Therapie des kutanen NLE werden zudem topische Kortikosteroide eingesetzt, deren Wirksamkeit jedoch nur durch wenige Studien untersucht ist. Daher liegt die Evidenz für diese Therapie niedrig. In einer kleinen Studie von Neiman et al. wurde kein Unterschied hinsichtlich des Outcomes mit oder ohne Einsatz topischer Kortikosteroide berichtet [27].

> Die Hautveränderungen beim kutanen NLE können sehr heterogen auftreten und werden deshalb häufig mit anderen Hauterkrankungen, wie z. B. kutanen Pilzinfektionen, verwechselt. Der kutane NLE wurde als Risikofaktor für die Entwicklung eines CHB in einer Folgeschwangerschaft berichtet. Daher sollte eine genaue Evaluierung der Hautveränderungen vorgenommen und in der Beratung berücksichtigt werden.
>
> Die Therapie sollte individuell im Kontext des Ausmaßes der kutanen Manifestation symptomatisch bzw. topisch erfolgen. Aufgrund des zumeist benignen Verlaufes sind systemische Therapien nicht angezeigt oder nur sehr selten notwendig.

7.1.2 Die hepatobiliären Manifestationen

Obwohl diese Organmanifestation relativ selten im Vordergrund steht, wurde in einer prospektiven Studie mit Einschluss von 128 Neugeborenen von SS-A/Ro-Antikörper-positiven Müttern berichtet, dass 26 % eine hepatische Manifestation aufwiesen (erhöhte Transaminasen oder Anstieg der GGT als Cholestasemarker) [3]. Lee et al. konnten in der Auswertung der RRNL drei klinische Verläufe unterscheiden, wobei diese Einteilung nur auf der Grundlage von 19 Patienten erfolgte [29]. Eine kleine Gruppe von sechs Neugeborenen entwickelte ein schweres Leberversagen mit letalem Ausgang, wobei vier von diesen sechs in der anatomisch-histologischen Aufarbeitung der Leber eine neonatale Hämochromatose aufwiesen. Fünf Neugeborene entwickelten in den ersten Lebenswochen eine cholestatische und sechs zeigten nach zwei bis drei Lebensmonaten eine milde Verlaufsform mit lediglich erhöhten Transaminasen. Zwei weitere Kinder konnten der Einteilung nicht sicher zugeordnet werden [29]. Nicht sicher ist, inwieweit bei diesen Syndromen auch begleitende Auto-Antikörper einer primär biliären Zirrhose oder Autoimmunhepatitis der Mutter von Bedeutung sind, da isolierte Anti-Ro52kDa-Auto-Antikörper auch häufig bei der PBC nachweisbar sind [30].

Sofern kein schweres Leberversagen vorliegt, ist die Prognose dieser NLE-Unterform sehr gut. Bei der Mehrheit der Betroffenen bestehen die Laborveränderungen über das erste Lebensjahr hinweg und bilden sich erst dann zurück. Es wird angenommen, dass die Prävalenz der Manifestation höher ist, als bisher dokumentiert [3, 29], so dass im Falle von SS-A/Ro-Antikörper-positiven Müttern bei unklaren Krankheitssymptomen des Neugeborenen auch an eine hepatobiliäre Beteiligung im Rahmen des NLE gedacht werden sollte. Hier ist die Bestimmung der Transaminasen und Cholestaseparameter bei NLE-Risikopatienten angezeigt.

7.1.3 Die hämatologischen Manifestationen

In einer Studie von Cimaz et al. hatten 27 % der SS-A/Ro-Antikörper-exponierten Neugeborenen eine hämatologische Beteiligung, die sich in einer Neutropenie, Thrombozytopenie oder Anämie manifestierte. Diese Immunzytopenien werden in der Mehrheit der Fälle in den ersten zwei Lebensmonaten zumeist laborchemisch apparent. Die zugrundeliegenden Pathomechanismen sind bisher nicht geklärt, obwohl auch hier Antikörper-vermittelte Effektormechanismen vermutet werden.

Die häufigste hämatologische Manifestation war in dieser Untersuchung eine Neutropenie (< 1000 Neutrophile/mm^3) [23 % (25/107)]. Von 25 neutropenen Neugeborenen entwickelte jedoch keines eine Sepsis [3, 25]. Die Neutropenie wird im Kontext einer Kreuzreaktivität von SS-A-Antikörpern und einem Zellmembranprotein von Neutrophilen (Ro-64 kDa) erklärt, durch die das Komplementsystem aktiviert und ein Zelluntergang eingeleitet wird [31]. Alternativ wären auch Effekte von IFNα auf hämatopoetische Stammzellen denkbar [32].

Etwa 4–5 % der NLE-Fälle zeigten eine Thrombozytopenie oder Anämie und 1,6 % eine Beteiligung mehrerer Zelllinien. Gastrointestinale Blutungen aufgrund von Thrombozytopenien sind beim NLE beschrieben, kommen aber insgesamt sehr selten vor.

Während die Neutropenie im Kontext der SS-A/Ro-Antikörper erklärt werden kann, ist dies bei der Thrombozytopenie und Anämie bisher nicht verstanden. Allerdings ist nicht in jedem Falle ein hinreichender Ausschluss einer neonatalen Autoimmunthrombopenie (NAIT) durch Inkompatibilität der kindlichen Thrombozyten-Antigene mit den mütterlich induzierten Antikörpern untersucht worden. Dies lässt sich durch genetische Testungen beider Eltern aufklären.

Abgesehen von seltenen Komplikationen ist die hämatologische Manifestation des NLE insgesamt mit einer guten Prognose verbunden. Untersuchungen des peripheren Blutbildes geben hier rasch Aufschluss auf eine mögliche hämatologische Manifestation. Diese hat in der Regel einen transienten Charakter, wird aber im Einzelfall bei schwerwiegender Ausprägung eine spezialisierte Abklärung durch einen pädiatrischen Hämatologen erforderlich machen.

7.1.4 Die neurologisch-psychiatrische Manifestation

Die Blut-Hirn-Schranke ist beim Fötus nicht vollständig ausgebildet, so dass ange-nommen wird, dass neuropsychologische Beteiligungen auftreten können.

In einer kanadischen Kohorte wurden retrospektiv 87 Neugeborene, deren Müt-ter SS-A/Ro-Antikörper aufgewiesen haben, hinsichtlich des Auftretens eines Hydro-zephalus untersucht. Sieben Kinder entwickelten einen Hydrozephalus, wobei eines neurochirurgisch versorgt werden musste. Die anderen sechs zeigten eine spontane Rückbildung [2]. Dies entspricht in der untersuchten Kohorte einer Prävalenz von 8 % und liegt damit deutlich höher als in der Normalbevölkerung mit etwa 0,08 %. Die Diagnose Hydrozephalus wurde zwischen dem zweiten und elften Lebensmonat ge-stellt. Unserer Erfahrung nach tritt diese Manifestation weitaus seltener auf. Für diese Annahme spricht, dass nur wenige Studien existieren, obwohl das Thema eine hohe klinische Relevanz aufweist. Offenbar liegt hier ein Selektionsbias vor und weitere Stu-dien haben bisher eine so hohe Prävalenzrate nicht bestätigt.

Prendiville et al. untersuchten elf Kinder mit NLE im Zeitraum von der Geburt bis zwei Monate postpartum mittels cerebralem CT und Neurosonographie und fanden bei neun von ihnen unspezifische Veränderungen im zerebralen Marklager. Weiterhin wurden subependymale Blutungen, Zysten und Pseudozysten beschrieben und einige wenige Neugeborene waren symptomatisch und zeigten neben Bewusstseinsstörun-gen fokale Krampfanfälle sowie spastische Paraparesen [8, 33]. Interessanterweise wiesen alle Kinder dieser Studie eine kutane Manifestation auf und hatten gleichzei-tig noch eine weitere NLE-Manifestation (9/11), so dass multiple NLE-Manifestationen möglicherweise ein Risikofaktor für die Entwicklung dieser neurologischen Mani-festationen sein könnten. In der Studie wurde der Langzeitverlauf der Kinder nicht hinreichend verfolgt, was aber für eine bessere Einschätzung solcher Befunde not-wendig ist.

Es ist bisher unklar, inwieweit eine Auto-Antikörperexposition in Beeinträch-tigungen hinsichtlich der Entwicklung kognitiver Fähigkeiten resultiert. Viele Ein-flussfaktoren spielen in der kognitiven Entwicklung von Kindern eine Rolle und die Prävalenz an Lernstörungen wird beispielsweise in der Bevölkerung der USA von den *Centers for Disease Control* (CDC) auf 8 % geschätzt. Die Komplexität der Genese der kognitiven Störung in Verbindung mit der hohen Prävalenz in der Bevölkerung erschwert die statistische Analyse bei seltenen Erkrankungen. Askanase et al. unter-suchten diese Fragestellung an 104 Kindern aus der RRNL mittels Fragebogen und fanden keinen Unterschied zur Kontrollgruppe, während andere Studien eine höhere Prävalenz an Lern- und Verhaltensstörungen bei NLE-Kindern berichteten [34–36].

> Die neurologisch-psychiatrische Beteiligung im Rahmen des NLE ist bisher unzureichend unter-sucht. Berichte über SS-A/Ro-Antikörper-exponierte Kinder und ein möglicherweise erhöhtes Ri-siko für die Entwicklung eines Hydrozephalus sowie ein erhöhtes Risiko für die Beeinträchtigung der Entwicklung kognitiver Fähigkeiten und ihrer langfristigen klinischen Konsequenzen bedürfen der Bestätigung.

7.2 CHB als Schwangerschaftskomplikation – oftmals in Assoziation mit subklinischem Sjögren-Syndrom der Mutter

7.2.1 Die kardiale Manifestation

Ein Spektrum verschiedener kardialer Veränderungen kann mit dem NLE assoziiert auftreten, insbesondere Herzrhythmusstörungen (AV-Blöcke, SA-Block, Vorhofflattern, verlängertes QTc-Interval). Seltener, aber klinisch bedeutend, sind myokardiale (dilatative Kardiomyopathie, endokardiale Fibroelastose Myokarditis) und selten strukturelle Veränderungen (AV-Klappen-Dysplasie oder Stenose, ASD, VSD). Letztere sind evtl. nicht gesichert einem Immunpathomechanismus zuzuordnen.

Der kongenitale Herzblock (CHB) ist die häufigste kardiale Manifestation, tritt bei über 80 % als AV-Block Grad III (AVB Grad III) auf und wird in aller Regel im 2. Trimenon erstmals durch Ultraschallfeindiagnostik nachgewiesen [9], siehe Abb. 7.1. Erstbeschreibungen von niedrigeren als kompletten AV-Blockierungen wurden durch unsere Arbeitsgruppe 1991 berichtet [13].

Etwa 15–20 % der Föten zeigen diffuse myokardiale Herzerkrankungen, die entweder isoliert oder gemeinsam mit einem CHB auftreten können [37]. In der Echokardiographie werden dann eine ventrikuläre Dilatation, systolische Dysfunktion, myokardiale Hypertrophie und häufiger eine erhöhte Echogenität des Endokards festgestellt. Der letzte Befund entspricht dem histopathologischen Korrelat einer endokardialen Fibroelastose (EFE). Die EFE kann in bis zu 7 % gemeinsam mit einem CHB auftreten, wurde aber auch in etwa 19 % als isolierte Manifestation mit einer schlechten Prognose und hohen intrauterinen Mortalität berichtet [9, 37, 38]. Im Gegensatz zum CHB gibt es allerdings keine hinreichenden langfristigen Beobachtungen, die die Prognose der EFE besser einschätzen lassen.

Bei weiteren 16–42 % der kardialen Manifestationen werden strukturelle Veränderungen, wie ein persistierender Ductus arteriosus Botalli, Vorhof- und Ventrikelseptumdefekte sowie AV-Klappenabnormalitäten beschrieben, die häufig kardiochirurgisch versorgt werden müssen [39]. Die simultan nachweisbaren pathoanatomischen Veränderungen sind sehr selten.

Die verschiedenen kardialen Veränderungen können im Fötus oder Neugeborenen eine Herzinsuffizienz mit vermindertem Herzminutenvolumen zur Folge haben. Klinisch geht dies einher mit Pleura-, Perikardergüssen sowie anderen Zeichen der Überwässerung, die in einem Hydrops fetalis resultieren. Etwa 15 % der Kinder mit einem CHB entwickeln einen solchen Hydrops fetalis, der signifikant mit der kindlichen Mortalität assoziiert ist [40].

Die allgemeine Inzidenz eines CHB liegt zwischen 1 : 17 000 und 1 : 25 000 Lebendgeburten. Der CHB gehört damit zu den seltenen, aber schwerwiegenden Erkrankungen [12, 41–43]. Eine Übersichtsarbeit von 1416 betroffenen Müttern mit CHB zeigte, dass 87 % von ihnen SS-A/Ro- und/oder SS-B/La-Antikörper aufwiesen. Eigene Untersuchungen belegen auch den häufigen Nachweis von Rheumafaktoren und feh-

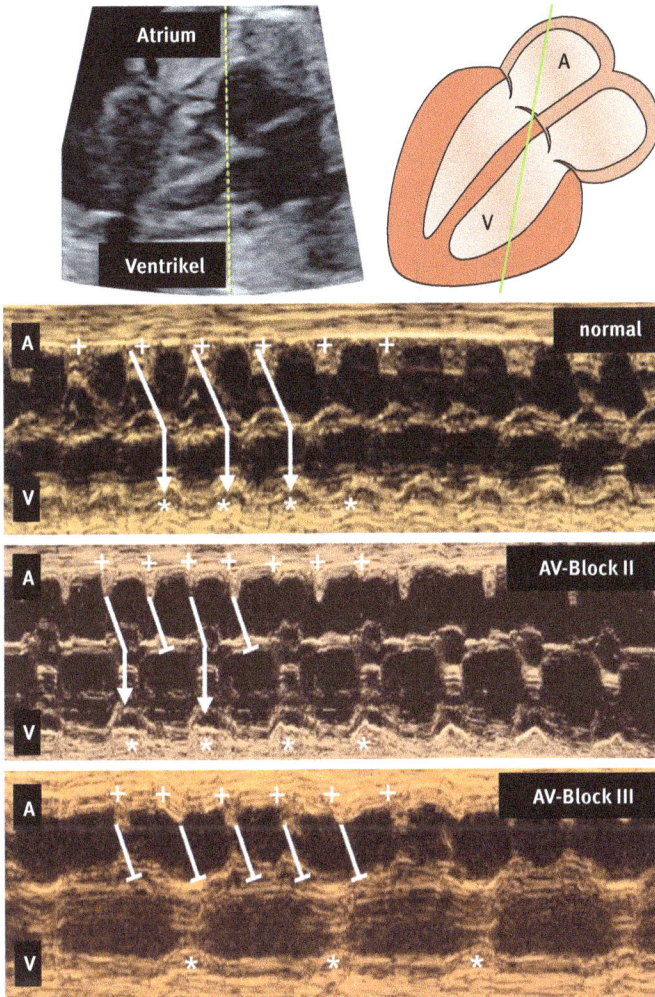

Abb. 7.1: Die Untersuchung des fetalen Herzens erfolgt mittels M-Mode (oder Time-Motion). Die Linie wird so gelegt, dass gleichzeitig eine Vorhof- (Atrium = A) und eine Ventrikelwand (V) entlang der Linie liegen. Bei den Herzaktionen können somit die atrio-ventikulären Überleitungen abgeleitet werden. Bild oben: normales Herz: Auf jede Vorhofkontraktion (+) erfolgt eine Ventrikelkontraktion (*). Die Pfeile zeigen die AV-Überleitung. Mitte: AV-Block II: Jede zweite Vorhofkontraktion führt zu einer Ventrikelkontraktion, dabei ist jede zweite Vorhofkontraktion blockiert. Die Ventrikelfrequenz beträgt die Hälfte der Frequenz auf Vorhofebene und liegt zwischen 65–75 Schlägen/min. Unten: AV-Block Grad III: Hier schlagen die Vorhöfe und die Ventrikel unabhängig voneinander und die Ventrikelfrequenz liegt zwischen 45 bis 60 Schlägen/min; Abbildung freundlicherweise zur Verfügung gestellt von Prof. Dr. R. Chaoui, Berlin.

lende Anti-dsDNA-Auto-Antikörper [44] sowie eine Dominanz betroffener Mädchen im Verhältnis 3 : 1 gegenüber männlichen Nachkommen [45]. Im Jahr 2014 wurden etwa 715 000 Kinder in Deutschland geboren [46], so dass geschätzt etwa 30 Kinder pro Jahr in Deutschland mit einem CHB zur Welt kommen.

Etwa 2 % der SS-A/Ro-Antikörper-exponierten Neugeborenen entwickeln einen CHB. Das Risiko steigt von 2 % auf 17–18 %, wenn in einer vorangegangenen Schwangerschaft ein CHB aufgetreten ist [24, 47]. Lag eine kutane Manifestation bei einem früher geborenen Kind vor, so erhöht sich das Risiko für einen CHB von 2 % auf 13 % in der Folgeschwangerschaft [24]. Allerdings ist auf Grund der klinisch-serologischen Unterschiede der Mütter von NLE- und CHB-Kindern ein Wechsel zwischen den beiden materno-fetalen Syndromen aus eigener Erfahrung eher selten.

Der autoimmune CHB ist definiert über das Vorliegen eines AV-Blocks (AVB) im Fötus (ab 11. SSW) bzw. bei Neugeborenen von Müttern mit zugrundeliegender Autoimmunerkrankung und/oder positiven Auto-Antikörpern, ohne dass anatomische Veränderungen im fetalen Herzen vorliegen, die eine Blockbildung erklären können [48]. Zum Zeitpunkt der Diagnosestellung des CHB sind die überwiegende Mehrheit (53 %; 455/856) der Mütter asymptomatische Träger der Auto-Antikörper und nur 13 % (113/856) haben einen oligosymptomatischen SLE oder am häufigsten ein subklinisches Sjögren-Syndrom [9].

Nach einer Studie von Brito-Zerón et al. werden die meisten CHB intrauterin diagnostiziert. 54 % (151/280) der Diagnosen fallen dabei auf die 20.–24. SSW, 20 % (56/280) auf die 25.–29. SSW und nur 9 % auf die Zeit nach der 34. SSW (25/280). Lediglich ein kleiner Anteil der Betroffenen (2 %) entwickelte einen Herzblock in der neonatalen Periode, möglicherweise auch aufgrund einer verspäteten Diagnose. In der Übersichtsarbeit entwickelte keiner der Föten einen CHB vor der 18. SSW. Eigene Erfahrungen bei über 70 CHB-Fällen sprechen dafür, dass zwischen der 16.–28. SSW in aller Regel der CHB nachgewiesen wird. Nach der 28. SSW muss eher von einer verspäteten Diagnose ausgegangen werden. Optimal sollte ab der 16. SSW mit dem CHB-Screening bei Risikopatienten mit der fetalen Echokardiographie begonnen werden [9].

Bei Diagnosestellung zeigen die meisten Kinder eine niedrige ventrikuläre Herzfrequenz zwischen 30–100 Schlägen/min. Die überwiegende Mehrheit (> 80 %) weist dabei einen AVB Grad III auf und nur etwa 10–16 % einen AVB Grad II und seltener auch andere kardiale Rhythmusstörungen [9].

Es müssen Besonderheiten in der Entwicklung des kindlichen Herzens in der 11.–30. SSW vorliegen, die eine Bindung der mütterlichen Auto-Antikörper zulassen und zu einer schweren Myokarditis führen. Das wird durch die zeitliche Häufung in der Schwangerschaft bei Risikomüttern deutlich, die in aller Regel selbst nicht von einer Rhythmusstörung betroffen sind. Obgleich autoimmunbedingte AVB Grad III auch im Erwachsenenalter in extremen Einzelfällen berichtet wurden, müssen hier Besonderheiten bei den Müttern oder ein überzufälliges Zusammentreffen vermutet werden. Das höchste dokumentierte Alter mit später Entwicklung eines autoimmunen AVB

Grad III war 43 Jahre [49]. Grundsätzlich besteht aber für SS-A/Ro-Antikörper-positive Erwachsene kein erhöhtes Risiko für eine Rhythmusstörung oder eine Kardiomyopathie.

Die Implantation eines Herzschrittmachers ist für die Mehrheit der Neugeborenen mit komplettem CHB (64–79 %) notwendig und erfolgt bei ungefähr 50 % in den ersten zehn Tagen postpartum und bei weiteren 30 % innerhalb des ersten Lebensjahres [9, 40]. Die Mortalität des CHB liegt bei etwa 17–19 %. Eine niedrige Herzfrequenz (< 55 Schlägen/min), die intrauterine (Hazard Ratio, HR 6) oder postnatale Entwicklung (HR 228) einer dilatativen Kardiomyopathie sind dabei prognostisch ungünstig und mit der erhöhten Mortalität verbunden [9, 40, 50]. Der überwiegende Anteil der betroffenen Kinder verstirbt intrauterin (70 %) und 25 % im ersten Lebensjahr [9, 40]. In wenigen Fällen wurde intrauterin ein Schrittmacher implantiert. In den vier beschriebenen Fällen sind alle Föten verstorben. Zwei dieser Föten erlitten trotz erfolgreicher Implantation und zunächst gutem Rhythmisierungsergebnis einen plötzlichen Tod. Bei den anderen beiden Fällen verlief die Schrittmacherimplantation nicht erfolgreich [51].

Das bisher untersuchte Langzeitüberleben nach Schrittmacherimplantation über einen Zeitraum von neun bis zehn Jahren liegt zwischen 87 % und 95 % [40, 52].

Immunpathomechanismen: Die Auto-Antikörper sind ein zentraler Bestandteil in der Pathogenese des CHB. Der genaue Mechanismus, durch den SS-A/Ro-, SS-B/La-Antikörper zu einer Verletzung von kardialem Gewebe in einem offenbar umschriebenen Zeitraum der kindlichen Herzentwicklung führen, ist nicht geklärt.

Darüber hinaus sind weitere **prädisponierende Faktoren** beschrieben. Ambrosi et al. fanden heraus, dass das **maternale Alter** bei der Schwangerschaft Einfluss auf die Entwicklung eines CHB nimmt. Je älter die Mütter bei der Geburt waren, desto höher lag die Prävalenz für einen CHB [53]. Auch Skog et al. zeigten, dass Mütter, deren Kinder von einem AVB Grad II und Grad III betroffen waren, signifikant älter waren als Mütter nichtbetroffener Kinder [54].

Möglicherweise sind der **Schwangerschaftsbeginn und die Jahreszeit** von Bedeutung, so treten in Schweden vermehrt CHB auf, wenn die Geburt im Sommer liegt bzw. die Schwangerschaftswoche 18–24 (Zeitpunkt, an dem ein CHB am häufigsten diagnostiziert wird) auf den späten Winter fällt. Während 58,5 % der SS-A-Antikörper-exponierten Neugeborenen in den Sommermonaten Juni bis August einen CHB entwickelten, waren es in der restlichen Zeit nur 39 % der Exponierten. Ob ein niedrigerer Vitamin-D-Spiegel im Winter eine Rolle in der Pathogenese des CHB spielt und durch eine Vitamin-D-Supplementierung verhindert werden kann, muss jedoch noch untersucht werden. Neben dem möglichen Einflussfaktor von Vitamin D könnten auch Infektionen mit erhöhter Inzidenz im Winter einen Erklärungsansatz liefern [53].

Die Exposition gegenüber den maternalen Auto-Antikörpern löst kardiale Entzündungsprozesse aus. Im Zuge dessen kommt es zur Apoptose von Kardiomyozyten und dazu, dass die intrazellulären Antigene SS-A/Ro und SS-B/La auf der Oberfläche der zugrunde gehenden Zellen präsentiert und somit zugänglich werden. Die diaplazentar übertragenen Auto-Antikörper reagieren mit diesen Antigenen und führen dazu, dass die ablaufende *Clearance* der Zellen durch andere Kardiomyozyten nicht geordnet abläuft. Makrophagen wandern daraufhin ein und führen zu einer Inflammationsreaktion, die potenziell zu einer Fibrose kardialen Gewebes führt [55]. Der Mechanismus der Fibrosierung als chronische Entzündung erklärt, warum viele der kardialen Manifestationen irreversibel verlaufen und der AV-Knoten als „Achillessehne der Erregungsüberleitung" funktionell am schwersten betroffen ist. Darüber hinaus kann der AV-Knoten auch im Ergebnis der Entzündung verkalken, wie durch Autopsieuntersuchungen belegt werden konnte [56–58]. Die Regenerationsfähigkeit von kardialem Gewebe ist im Vergleich zur Leber oder Hämatopoese deutlich vermindert und bezgl. des AV-Knotens ohne Kompensationsmöglichkeit.

SS-A/Ro-, SS-B/La-Antikörper können mit L-Typ-Calcium-Kanälen kreuzreagieren und zu einer Blockierung der Calcium-Kanäle führen, was elektrophysiologische Veränderungen an AV- und Sinus-Knoten verursacht [59].

Neben der Antikörper-vermittelten Immunreaktion wird eine Aktivierung über Toll-like-Rezeptoren (TLR) diskutiert, die in der Folge zu einer Inflammation, gesteigerten Apoptose und abschließend zu einer Fibrosierung kardialer Strukturen führt. Nukleinsäure-assoziierte Auto-Antigene, Einzelstrang-RNA und Immunkomplexe aus SS-A/Ro60-Antigenen und Anti-SS-A/Ro60-Antikörpern aktivieren verschiedene TLR (TLR-9, -7 und -8) und führen zur Produktion proinflammatorischer Zytokine, wie TNFα, und zum Anstoß profibrosierender Prozesse (z. B. Kollagensekretion). Dieser Mechanismus kann möglicherweise durch Chloroquin und Hydroxychloroquin inhibiert werden [60, 61].

7.2.2 Therapie des CHB

Bei der Therapie stehen die Einnahme von systemischen Kortikosteroiden, Antimalariamitteln und intravenöse Immunglobuline (IVIG) zur Verfügung. Ziele der Therapie sind die Rückbildung reversibler AV-Blockierungen (AVB Grad I und AVB Grad II) und die Verhinderung der weiteren Progression hin zu irreversiblen Veränderungen, wie einer Myokarditis/Kardiomyopathie und Perikarditis, zu erreichen.

7.2.2.1 Kortikosteroide

In der Schwangerschaft werden zur Therapie des Feten fluorierte Kortikosteroide, wie Dexamethason und Betamethason, eingesetzt, die nicht wie das Prednisolon durch die plazentare 11β-Hydroxysteroid-Dehydrogenase inaktiviert werden. Bei der Kortisontherapie in der Schwangerschaft ist zu bedenken, dass sich die Plasmahalbwertszeit für Betametason im Fetus auf 12 h verdoppelt und die fetale Betamethasonkonzentration nur etwa 1/3 der maternalen Konzentration entspricht [62, 63]. Häufig wird Dexamethason zwischen 2 mg und 4 mg pro Tag eingesetzt.

Die Rationale für den Einsatz dieser Kortikosteroide beim CHB beruht auf deren anti-inflammatorischen Eigenschaften. Es wird angenommen, dass sich der AVB Grad III erst im Zuge inflammatorischer Prozesse mit einer abschließenden Vernarbung des kardialen Gewebes entwickelt. Für diese Annahme spricht, dass der potenziell reversible AVB Grad I und Grad II in einen irreversiblen AVB Grad III übergehen kann [64]. Die frühzeitige Detektion niedriggradiger AV-Blockierungen ist daher prognostisch wichtig, um die anti-inflammatorische Therapie beginnen zu können.

Nur wenige Studien haben die Prävalenz und den Verlauf des AVB Grad I bei SS-A/Ro-Antikörper-positiven Müttern untersucht. Der Einsatz aller o. g. therapeutischen Möglichkeiten beruht nicht auf kontrollierten Studien.

Der AVB Grad I kommt bei SS-A/Ro-Antikörper-exponierten Föten zu etwa 3–33 % vor [61–65]. In einer prospektiven Studie mit 24 SS-A/Ro-Antikörper-positiven Schwangeren wurde der Verlauf der AV-Blockierungen untersucht. Acht Föten (33 %, 8/24) zeigten in der fetalen Dopplerechokardiographie einen AVB Grad I. Während bei sechs (6/8) der Föten ein spontan reversibler Verlauf dokumentiert werden konnten, entwickelten zwei im Verlauf eine höhergradige Rhythmusblockierung [64].

In einer weiteren prospektiven Studie von Rein et al. wiesen 8,6 % (6/70) einen AVB Grad I auf. Alle sechs Schwangeren erhielten 4 mg Dexamethason und zeigten eine Rückbildung. Friedman et al. untersuchten 98 Schwangerschaften hinsichtlich des prognostischen Wertes eines verlängerten PR-Intervalls von über 150 ms. In ihrer Kohorte hatten 3 % ($n = 3$) ein verlängertes PR-Intervall. Zwei erhielten Dexamethason und zeigten ebenfalls einen prompten Rückgang der PR-Verlängerung.

In der multizentrischen, nichtrandomisierten PRIDE-Studie untersuchten Friedman et al. die Dexamethasongabe bei 40 von CHB betroffenen Müttern. 30 Schwangere erhielten Kortikosteroide und zehn wurden nicht behandelt. Insgesamt wurden drei AVB Grad I festgestellt (2/30 vs. 1/10), die sich sowohl mit als auch ohne Kortikosteroide zurückbildeten [65, 66].

Zum AVB Grad I im ersten Lebensjahr ist wenig bekannt. In einer Studie von 46 Kindern von SS-A-Antikörper-positiven Müttern entwickelten vier einen AVB Grad I (9 %). Alle vier betroffenen Kinder zeigten eine spontane Rückbildung innerhalb des ersten Lebensjahres [67].

Zusammenfassend wird der AVB Grad I nicht zwingend als prädiktiv für die Entwicklung eines kompletten CHB (AVB Grad III) eingeschätzt, da er einen variablen Verlauf mit hoher Rate an spontanen Rückbildungen aufweist [68]. Die Bedeutung des AVB Grad I und die damit verbundene Ableitung einer Therapiebedürftigkeit sollte individuell im Kontext der Schwangerschaftsanamnese, des Antikörperprofils und der Höhe der Antikörperkonzentrationen und in Übereinstimmung mit aufgeklärten Patienten erfolgen. Die Indikation zur Kortikoidsteroidtherapie sollte im Einzelfall einer kritischen Nutzen-Risiko-Bewertung unterzogen werden [69, 70].

Neben dem Versuch, eine Progression höhergradiger AV-Blockierungen zu unterbinden, sollen andere Manifestationen (Kardiomyopathie, Perikarditis) vermieden werden, da diese mit einer erhöhten Mortalität und Morbidität verbunden sind.

In einer französischen Registerauswertung wurde der Effekt von fluorierten Kortikosteroiden auf die Progression eines AVB Grad II untersucht. Von 24 Patienten wurden 13 Patienten mit Kortikosteroiden behandelt und 11 ohne. In beiden Gruppen zeigte sich eine Progression hin zu einem AVB Grad III, ohne dass ein Unterschied zwischen den Gruppen festgestellt werden konnte (9/13 vs. 8/11) [40].

In der PRIDE-Studie wurden sechs Neugeborene (6/30) mit AVB Grad II mit Dexamethason behandelt und der klinische Verlauf über ein Jahr evaluiert. Nur ein Kind (1/6) zeigte eine dauerhafte Rückbildung in dem normofrequenten Sinusrhythmus. Drei Kinder (3/6) zeigten eine Progression in den AVB Grad III und zwei Kinder verblieben im AVB Grad II, wobei eines mit einem Schrittmacher versorgt werden musste [66].

In einer weiteren Studie wurde untersucht, ob der frühzeitige Einsatz von Kortikosteroiden eine Progression bis hin zu extranodalen Manifestationen verhindern kann. Hierfür wurden Schwangere mit Föten mit autoimmunen AVB Grad II und Grad III eingeschlossen, bei denen innerhalb einer Woche nach Diagnosestellung eine Therapie mit fluorierten Steroiden begonnen wurde. Es wurden insgesamt 156 Fälle mit isoliertem AV-Block Grad II ($n = 13$) oder Grad III ($n = 143$) eingeschlossen und in zwei Gruppen unterteilt: eine Gruppe mit ($n = 71$) und die andere ohne Kortikosteroideinnahme ($n = 85$). Zusammenfassend konnte kein Unterschied in der Progression zwischen den Gruppen festgestellt werden. Die Anzahl an notwendigen Schrittmacherimplantationen sowie die Mortalität (9,9 % vs. 8,8 %) fielen annähernd gleich aus [71].

> Die weitere Progression des CHB kann mit Steroiden nach aktueller Literatur nicht sicher verhindert bzw. deutlich beeinflusst werden. Allerdings ist keine abschließende Bewertung hinsichtlich der Beeinflussung prognoserelevanter Faktoren (Kardiomyopathie, Perikarditis, Pleuritis, Hydropsentwicklung) zu treffen. Daher ist im Einzelfall die Indikation für fluorierte Kortikosteroide unter strenger Nutzen-Risiko-Abwägung zu prüfen.

7.2.2.2 Hydroxychloroquin

Die Aktivierung von TLR-Signalwegen spielt in der Pathogenese des CHB eine Rolle. Hydroxychloroquin (HCQ) wirkt unter anderem über die Hemmung bestimmter TLR-Signalwege und möglicherweise auch Interaktionen im lysosomalen Abbau und somit evtl. mit der Antigenpräsentation. Bei *In-vitro*-Studien konnte der Prozess der Inflammation durch Chloroquin signifikant reduziert werden [60, 61]. Der genaue Wirkmechanismus der Antimalariamittel bei Autoimmunerkrankungen ist jedoch nicht geklärt.

In einer retrospektiven Studie mit 201 Schwangeren mit SLE zeigte HCQ in einer multivariaten Analyse nach Korrektur bzgl. verschiedener möglicher Confounder eine Risikoreduktion für den CHB um 50 % (OR = 0,46, 95 % KI 0,18–1,18, p = 0, 1) [72].

Izmirly et al. untersuchten retrospektiv, ob eine HCQ-Einnahme ein erneutes Auftreten eines CHB bei einer Folgeschwangerschaft reduzieren kann. Bei 257 CHB-positiven Schwangerschaften zeigte sich, dass Schwangere, die HCQ einnahmen, ein geringeres Risiko für einen erneuten CHB aufwiesen als Schwangere ohne HCQ-Einnahme (7,5 %, (3/40) vs. 21,2 %, (46/217); OR 0,23, p = 0,037) [73].

In einer kleinen retrospektiven Studie mit 33 SS-A/Ro-, SS-B/La-AK-positiven Schwangeren entwickelte die Gruppe unter HCQ ebenfalls weniger häufig einen CHB (1/14 vs. 7/19) [74].

Die Sicherheit von HCQ in der Schwangerschaft [75] wurde von vielen Studien belegt [76]. In einer systematischen Übersichtsarbeit (12 Studien, 588 Kinder, bei denen die Mütter HCQ oder Chloroquin in der Schwangerschaft eingenommen hatten), wird das Risiko für okulare Toxizität als vernachlässigbar niedrig bzw. als nicht vorhanden eingeschätzt [77]. (Siehe hierzu mehr im Kapitel zur Therapie in der Schwangerschaft)

Aktuell wird die PATCH-Studie (PATCH, *Preventive Approach to Congenital Heart Block With Hydroxychloroquine*) zur kontrollierten Prüfung der Wirksamkeit und Sicherheit von HCQ bei CHB durchgeführt (ClinicalTrials.gov, Identifier: NCT01379573) [78]. Das Ende der Studie ist für Dezember 2019 angegeben, so dass die Ergebnisse wahrscheinlich gegen 2020 zu erwarten sind.

> Die aktuelle Studienlage zeigt, dass die Einnahme von HCQ mit einem verminderten Auftreten von CHB bei Föten assoziiert zu sein scheint. Bis aussagekräftige Daten von kontrollierten Studien vorliegen, empfehlen wir die Einnahme von HCQ in der Schwangerschaft bei SS-A/Ro- mit/ohne SS-B/La-AK-positiven Schwangeren. Dies betrifft insbesondere Patientinnen mit Risikofaktoren wie NLE oder CHB in der vorangegangenen Schwangerschaft, subklinischem Sjögren-Syndrom oder einem *full-house autoantibody pattern* [75, 76, 79]. Inwieweit es gerechtfertigt ist, „gesunden" Schwangeren mit SS-A/Ro- mit oder ohne SS-B/La-AK die Einnahme von HCQ zu empfehlen, müssen weitere Studien, wie z. B. die laufende PATCH-Studie, klären. Unser Vorgehen beinhaltet die ausführliche Beratung der Schwangeren über Nutzen und Risiken der HCQ-Einnahme (siehe Ende des Kapitels mit Beispielen individueller Situationen).

Intravenöse Immunglobuline (IVIG)

Die Gabe von Immunglobulinen wurde in den letzten zehn bis 20 Jahren immer wieder propagiert. Diese soll im Wesentlichen drei Mechanismen beeinflussen. Es soll der Abbau von SS-A/Ro-, SS-B/La-Antikörpern in der maternalen Zirkulation beschleunigt, der diaplazentare Transport durch Kompetition vermindert und proinflammatorische Prozesse sollen durch Immunmodulation der Makrophagen reduziert werden [80]. Insgesamt hat sich die IVIG-Gabe nicht breit durchgesetzt, da hier insbesondere der fehlende sichere Effektivitätsnachweis bei gleichzeitig sehr hohen Kosten in keinem Verhältnis steht.

In einer kleinen Fallserie aus Finnland mit acht Schwangeren, bei der in der vorangegangenen Schwangerschaft ein CHB festgestellt wurde, erfolgte – im Sinne einer rezidivprophylaktischen Wirkung – eine Therapie mit IVIG (1 g/kg KG) zusammen mit fluorierten Kortikosteroiden [81]. Keines der acht Neugeborenen entwickelte einen CHB. Die geringe Fallzahl bei dem niedrigen Rezidivrisiko und der gleichzeitige Einsatz von fluorierten Kortikosteroiden erlaubten u. E. keine sichere Einschätzung. In zwei prospektiven, nicht randomisierten Studien wurde die Gabe von IVIG zur Rezidivprophylaxe in Folgeschwangerschaften bei CHB-Müttern untersucht. Beide Studien mussten jedoch abgebrochen werden, da kein prophylaktischer Effekt von IVIG auf die erneute Entwicklung eines CHB festgestellt werden konnte. Es wurde spekuliert, dass die niedrige IVIG-Dosis von 400 mg/kg KG, anstelle der üblichen 1 g/kg KG, nicht ausreichend war. Es bleibt deshalb zu untersuchen, ob sich eine höhere IVIG-Dosis als effektiv erweist [82, 83].

Neben der prophylaktischen Gabe wurden IVIG als Therapie bei bereits eingetretener kardialer Manifestation untersucht. Hier konnte in einer Fallstudie eine prompte und deutliche klinische Verbesserung des Föten erzielt werden, mit Rückgang des AVB Grad II/AVB Grad III in einen Sinusrhythmus [84].

In einer kleinen retrospektiven Studie mit 20 Schwangeren mit von CHB betroffenen Föten wurde untersucht, ob Kortikosteroidgaben gemeinsam mit der Gabe von etwa 1 g/kg KG IVIG (beides während der Schwangerschaft und nach der Geburt) die Prognose der Neugeborenen mit EFE verbessern können und es fand sich in ihrer Kohorte unter der Kombinationstherapie eine niedrigere Mortalität im Vergleich zu „historischen" Kontrollen. 80 % (16/20) der Neugeborenen mit EFE oder Kardiomyopathie überlebten im medianen Follow-up von 2,9 Jahren (1,1–9,9 Jahre), während in der Vergleichsgruppe 78 % (25/32) verstarben oder herztransplantiert werden mussten [85].

> In der CHB-Prophylaxe hat sich die IVIG-Gabe zum jetzigen Zeitpunkt in kontrollierten Studien nicht als wirksam erwiesen. Daher ist diese Therapieoption aktuell auch wegen des verbleibenden Restrisikos der Übertragung einer Infektion, der zusätzlich durch IVIG erhöhten Plasmaviskosität in der Schwangerschaft und schließlich der sehr hohen Kosten nicht zu empfehlen. Daher sollte IVIG nur Einzelfällen nach kritischer Indikationsprüfung vorbehalten bleiben.

Plasmapherese und Kombinationstherapie

In Einzelfällen wurden Mütter erfolgreich mit Plasmapheresen behandelt, wobei hier möglicherweise auch ein Publikationsbias vorliegt und nicht sicher davon auszugehen ist, dass ein CHB verhindert oder verbessert werden kann [86, 87]. Eine prospektive Studie hat die Kombination von Plasmapherese mit fluorierten Steroiden und die postpartale Gabe von IVIG untersucht [88]. Dabei wurden 34 CHB-Patienten in zwei Gruppen untersucht. Die eine Gruppe erhielt fluorierte Steroide (n = 24), während die zweite Gruppe (n = 10) die Kombinationstherapie bekam. In der ersten Gruppe zeigten sich signifikant mehr Schrittmacherimplantationen im ersten Lebensjahr, während in der zweiten Gruppe im Verlauf der Schwangerschaft signifikant steigende Herzfrequenzen bei den Kindern festgestellt wurden. In der zweiten Gruppe waren jedoch signifikant mehr AVB Grad II eingeschlossen worden (6/10) als in der ersten Gruppe (2/24), so dass die Ergebnisse zurückhaltend interpretiert werden müssen.

Der klinische Nutzen der Plasmapherese als auch einer Kombinationstherapie mit Plasmapherese ist nicht sicher belegt und sollte wegen der Risiken bezüglich Katheteranlage und Infektionsrisiko im Rahmen einer Schwangerschaft nur nach strengster Indikationsstellung erwogen werden.

7.2.3 Empfehlungen für die klinische Praxis

SS-A/Ro-, SS-B/La-Antikörper treten bei 2,8 % [37] bis 7,6 % aller Schwangeren auf [89]. Das Screening auf diese Auto-Antikörper gemeinsam mit der Testung auf Rheumafaktoren und Anti-dsDNA-Antikörper gehört nicht zum Routinescreening der pränatalen Diagnostik bei Schwangeren. Bei zugrundeliegender Autoimmunerkrankung der Schwangeren, wie einem SLE oder einem Sjögren-Syndrom, ggf. auch anderen entzündlich-rheumatischen Erkrankungen (z. B. rheumatoider Arthritis), sollte eine Testung dieser Auto-Antikörper idealerweise vor Konzeption vorgenommen werden. Das Ergebnis bietet eine wichtige Grundlage für eine NLE-/CHB-Risikoberatung und sollte in Absprache zwischen dem Rheumatologen und Geburtsmediziner erfolgen. Dies gilt auch, wenn die Antikörper bei asymptomatischen Schwangeren gefunden werden.

Die Mehrheit der Schwangeren, deren Kinder einen CHB entwickeln, sind zum Zeitpunkt der Schwangerschaft asymptomatisch und nur sehr wenige der asymptomatischen Schwangeren entwickeln im Verlauf einen oligo-symptomatischen SLE oder ein subklinisches Sjögren-Syndrom [90].

Bei Nachweis von SS-A/Ro- mit oder ohne SS-B/La-Antikörper bei Schwangeren sollte möglichst früh in der Schwangerschaft eine Therapie mit HCQ diskutiert und ggf. bereits bei Konzeptionswunsch begonnen werden. In einer tabellarischen Übersicht haben wir dabei unser therapeutisches Vorgehen vereinfacht zusammengefasst (Tab. 7.1), möchten hier aber ausdrücklich auf die fehlende Evidenzlage durch belastbare Studienergebnisse hinweisen.

In einer ersten Schwangerschaft bzw. bei unproblematischer vorangegangener Schwangerschaft sollte ab der 16. SSW bei AK-positiven Schwangeren in engeren Intervallen (häufig, alle 10–14 Tage) eine fetale US-Feindiagnostik bis zur 28.–30. SSW erfolgen. Bei erhöhtem Risiko für einen fetalen Herzblock oder Verdacht auf eine solche Komplikation ist eine Mitbetreuung in einem erfahrenen Pränatalzentrum zu empfehlen. Hier stellt die fetale Echokardiographie nicht nur zum Nachweis das führende Diagnostikum bei Fragestellungen bzgl. eines CHB dar, da auch geringere AV-Blockierungen damit erkannt werden können, sondern es handelt sich gleichfalls um einen simultanen Nachweis einer EFE oder einer Kardiomyopathie als weitere mögliche Komplikation. Sichere Empfehlungen zum Intervall zwischen einzelnen Kontrolluntersuchungen gibt es nicht. Folgende Punkte sollten bei der Entscheidung zur Intervalllänge berücksichtigt werden:

1. Risikofaktoren für die Entwicklung eines CHB, wie höheres mütterliches Alter, subklinisches Sjögren Syndrom, hohe SS-A/SS-B-Antikörpertiter, *full house-pattern,*

2. bei vorangegangener NLE-/CHB-Schwangerschaft sollte aufgrund des hohen Rezidivrisikos ab der 16. SSW im wöchentlichen Abstand eine fetale Echokardiographie erfolgen. Dieses Vorgehen entspricht den aktuellen EULAR-Empfehlungen [9, 91],

3. Vermeidung von Unsicherheiten durch Überdiagnostik: Der einmalige Nachweis eines AVB Grad I hat bisher eine nicht gesicherte klinische Relevanz und muss nicht zwingend zu einem Block Grad II oder Grad III führen. Daher kann in solchen Fällen eine Kontrolle nach ein bis zwei Wochen zunächst empfohlen werden; auch hier gibt es keine sicheren Erfahrungen und somit Empfehlungen über die notwendigen Untersuchungsintervalle sowie den Überwachungszeitraum bei unauffälligen Folgeuntersuchungen. Unser Vorgehen beim AVB Grad I wird in der Tabelle am Ende des Kapitels kurz beschrieben. In jedem Fall können zu häufige Untersuchungen ein Unsicherheitsgefühl bei Schwangeren erzeugen, was dazu führen kann, dass die Schwangerschaft als negativ empfunden wird. Eine Studie konnten belegen, dass häufige Untersuchungen zur Detektion von CHBs von der Mehrheit der Schwangeren als stressreich empfunden wurden, aber insgesamt wurde dies positiv bewertet, da gleichzeitig mehr Sicherheit über den Zustand des Ungeborenen bestand. Inwiefern die Schwangerschaft nachhaltig als negatives Ereignis im Gedächtnis bleibt oder sich gar Stressfaktoren auf die fetale Entwicklung auswirken, bleibt jedoch zu untersuchen [92].

Da auch postpartale CHBs und eine Häufung von Herzanomalien beschrieben wurden, sind bei Geburt des Kindes eine Echokardiographie sowie ein EKG empfehlenswert. Es handelt sich jedoch um äußerst seltene Ereignisse im Rahmen der an sich sehr seltenen CHB-Fälle. Unabhängig davon, ist für alle Neugeborenen mit einem CHB-Risiko durch die Mutter ein EKG in den ersten Lebenstagen aus Dokumentationsgründen angezeigt.

Das klinische Management eines AVB Grad I bei einem SS-A-Antikörper-exponierten Kind wird sehr unterschiedlich gehandhabt. Obgleich Zuwarten in dieser Situation gerechtfertigt scheint, ist die Indikation für HCQ oder auch die Gabe von fluorierten Steroiden begründbar. Inwiefern HCQ bei spätem Einsatz in der Schwangerschaft eine weitere Progression hin zu höhergradigen Blockierungen verhindert oder aber nur transient in der Schwangerschaft auftreten kann, bleibt in Studien zu untersuchen.

Die Indikation für fluorierte Steroide sollte interdisziplinär mit Geburtsmedizinern, Pädiatern, Kardiologen und Rheumatologen abgeklärt werden. Das initiale Vorgehen im Fall des AV Grad II ist ähnlich dem vom AVB Grad III mit Einsatz von HCQ und kurzzeitigem Therapieversuch mit fluorierten Kortikosteroiden, um eine weitere Progression mit der Entwicklung einer Kardiomyopathie/EFE und eines Hydrops fetalis zu limitieren.

Obwohl die Evidenz zum Einsatz von Kortikosteroiden beim CHB in den letzten Jahren als schwächer angesehen wird, liegen Berichte vor, bei denen Kortikosteroide positive Effekte erzielt haben. Deren Einsatz sollte möglichst auf die Schwangerschaft begrenzt bleiben und ab der 32. SSW auch schrittweise in der Dosis reduziert werden.

Tab. 7.1: Mögliche Szenarien bei vorliegenden klinischen und serologischen Konstellationen bei CHB-Risiko sowie eingetretenen CHB-Formen.

Szenario	Mögliches Vorgehen*
Erhöhtes und bekanntes Risiko für einen CHB	
Asymptomatische Trägerin des *full house pattern*	HCQ: Beginn so früh wie möglich in der Schwangerschaft; ab 16. SSW engmaschige US-Feindiagnostik bis Woche 28
Asymptomatisch Trägerin hoher SS-A/SS-B-AK-Titer	HCQ: Beginn so früh wie möglich in der Schwangerschaft; ab 16. SSW engmaschige US-Feindiagnostik bis Woche 28
Symptomatische SLE und Sjögren- Erkrankung (einschließlich hämatologische Manifestation, wie Neutropenie und Lymphopenie)	HCQ: bereits vor der Schwangerschaft zur Kontrolle der Krankheitsaktivität initiieren; ggf. weitere immunsuppressive Therapie überprüfen und ggf. anpassen (siehe hierzu Therapiekapitel); ab 16. SSW engmaschige US-Feindiagnostik bis Woche 28
NLE (kutane Manifestation)/ CHB in der vorangegangenen Schwangerschaft	HCQ: Beginn so früh wie möglich in der Schwangerschaft wöchentlich fetale Echokardiographie ab 16. SSW bis Woche 28
Bei Nachweis einer AV-Blockierung	
Detektion AV-Block Grad I	– engmaschige fetale Herzfrequenzkontrolle per US-Feindiagnostik innerhalb von 1–2 Wochen – bei Rückbildung – zuwarten und US-Folgeuntersuchung im Intervall von 2–4 Wochen, ggf. erneut danach und EKG nach Entbindung – bei Persistenz – Kontrollen bzgl. einer möglichen Progredienz in höhergradige Blockbilder und Prüfung des Nutzens/Risikos (Dexamethason) sowie Patientenaufklärung – bei individuellen Risikofaktoren: Indikationsprüfung für HCQ und ggf. Dexamethason 2–4 mg/d unter strikter Verlaufskontrolle
Detektion AV-Block Grad II und Grad III	– Indikation für HCQ, zusätzlich ist Dexamethason 2–4 mg/d unter fetaler Herzfrequenzkontrolle (Herzecho) zu prüfen; im Verlauf Prüfung der Dexamethasondosis in Abhängigkeit von anderen Komplikationen (Hydropsentwicklung, Kardiomyopathie), Reserveoptionen: IVIG, Plasmapherese, Orciprenalin bei schwerer Bradykardie des Kindes

* Empfehlungen basieren nicht auf sicheren Studienergebnissen

7.2.4 Stillen

SS-A/Ro-, SS-B/La-Antikörper können in der Muttermilch nachgewiesen werden. Es muss davon ausgegangen werden, dass der Großteil der entsprechenden Antikörper im kindlichen Gastrointestinaltrakt durch Proteolyse abgebaut wird.

In einer Untersuchung hinsichtlich des Auftretens eines postnatalen NLE zeigte sich bei 266 Kindern von Müttern mit SS-A/Ro-, SS-B/La-Antikörpern kein Unterschied zwischen stillenden und nichtstillenden Müttern.

> Nach aktueller Literaturlage wird nicht davon ausgegangen, dass Stillen einen signifikanten Einfluss auf die postnatale Entwicklung eines NLE ausübt [93].

7.3 Literatur

[1] Roopenian DC, Akilesh S. FcRn: the neonatal Fc receptor comes of age. Nat Rev Immunol. 2007 Sep; 7(9): 715–725.

[2] Boros CA, Spence D, Blaser S, Silverman ED. Hydrocephalus and macrocephaly: new manifestations of neonatal lupus erythematosus. Arthritis Rheum. 2007 Mar 15; 57(2): 261–266.

[3] Cimaz R, Spence DL, Hornberger L, Silverman ED. Incidence and spectrum of neonatal lupus erythematosus: A prospective study of infants born to mothers with anti-Ro autoantibodies. J Pediatr. 2003 Jun; 142(6): 678–683.

[4] Dörner T, Feist E, Pruss A, Chaoui R, Göldner B, Hiepe F. Significance of autoantibodies in neonatal lupus erythematosus. Int Arch Allergy Immunol. 2000 Sep; 123(1): 58–66.

[5] McGeachy C, Lam J. Anti-RNP neonatal lupus in a female newborn. Lupus. 2009 Feb; 18(2): 172–174.

[6] Zhang W, Dang S, Wang J, Nardi MA, Zan H, Casali P, et al. Specific cross-reaction of anti-dsDNA antibody with platelet integrin GPIIIa49–66. Autoimmunity. 2010 Dec; 43(8): 682–689.

[7] Cabañas F, Pellicer A, Valverde E, Morales C, Quero J. Central nervous system vasculopathy in neonatal lupus erythematosus. Pediatr Neurol. 1996 Sep; 15(2): 124–126.

[8] Prendiville JS, Cabral DA, Poskitt KJ, Au S, Sargent MA. Central Nervous System Involvement in Neonatal Lupus Erythematosus. Pediatr Dermatol. 2003 Jan 1; 20(1): 60–67.

[9] Brito-Zerón P, Izmirly PM, Ramos-Casals M, Buyon JP, Khamashta MA. The clinical spectrum of autoimmune congenital heart block. Nat Rev Rheumatol. 2015 May; 11(5): 301–312.

[10] Izmirly PM, Saxena A, Kim MY, Wang D, Sahl SK, Llanos C, et al. Maternal and Fetal Factors Associated With Mortality and Morbidity in a Multi–Racial/Ethnic Registry of Anti-SSA/Ro–Associated Cardiac Neonatal Lupus. Circulation. 2011 Jan 11; 124(18): 1927–1935.

[11] Colombo G, Brucato A, Coluccio E, Compasso S, Luzzana C, Franceschini F, et al. DNA typing of maternal HLA in congenital complete heart block: Comparison with systemic lupus erythematosus and primary Sjögren's syndrome. Arthritis Rheum. 1999 Aug 1; 42(8): 1757–1764.

[12] Skog A, Lagnefeldt L, Conner P, Wahren-Herlenius M, Sonesson S-E. Outcome in 212 anti-Ro/SSA-positive pregnancies and population-based incidence of congenital heart block. Acta Obstet Gynecol Scand. 2016 Jan 1; 95(1): 98–105.

[13] Dörner T, Hiepet F, Goldner B, Apostoloff E. Investigations into Ro-specific antibody-associated congenital cardiac conduction defects. Clin Investig. 1992 Jun; 70(6): 492–496.

[14] Franco HL, Weston WL, Peebles C, Forstot SL, Phanuphak P. Autoantibodies directed against sicca syndrome antigens in the neonatal lupus syndrome. J Am Acad Dermatol. 1981 Jan; 4(1): 67–72.
[15] Kephart DC, Hood AF, Provost TT. Neonatal Lupus Erythematosus: New Serologic Findings. J Invest Dermatol. 1981 Sep 1; 77(3): 331–333.
[16] Reed BR, Lee LA, Harmon C, Wolfe R, Wiggins J, Peebles C, et al. Autoantibodies to SS-A/Ro in infants with congenital heart block. J Pediatr. 1983 Dec 1; 103(6): 889–891.
[17] Wahren-Herlenius M, Muller S, Isenberg D. Analysis of B-cell epitopes of the Ro/SS-A autoanti-gen. Immunol Today. 1999 May 1; 20(5): 234–240.
[18] Gordon P, Khamashta MA, Rosenthal E, Simpson JM, Sharland G, Brucato A, et al. Anti-52 kDa Ro, anti-60 kDa Ro, and anti-La antibody profiles in neonatal lupus. J Rheumatol. 2004 Jan 12; 31(12): 2480–2487.
[19] Salomonsson S, Dörner T, Theander E, Bremme K, Larsson P, Wahren-Herlenius M. A serologic marker for fetal risk of congenital heart block. Arthritis Rheum. 2002 May 1; 46(5): 1233–1241.
[20] Jaeggi E, Laskin C, Hamilton R, Kingdom J, Silverman E. The Importance of the Level of Maternal Anti-Ro/SSA Antibodies as a Prognostic Marker of the Development of Cardiac Neonatal Lupus Erythematosus: A Prospective Study of 186 Antibody-Exposed Fetuses and Infants. J Am Coll Cardiol. 2010 Jun 15; 55(24): 2778–2784.
[21] Reed JH, Clancy RM, Lee KH, Saxena A, Izmirly PM, Buyon JP. Umbilical cord blood levels of maternal antibodies reactive with p200 and full-length Ro 52 in the assessment of risk for cardiac manifestations of neonatal lupus. Arthritis Care Res. 2012 Sep 1; 64(9): 1373–1381.
[22] Buyon JP, Winchester R. Congenital complete heart block. Arthritis Rheum. 1990 May 1; 33(5): 609–614.
[23] Dörner T, Chaoui R, Feist E, Göldner B, Yamamoto K, Hiepe F. Significantly Increased Maternal and Fetal IgG autoantibody levels to 52 kD Ro(SS-A) and La(SS-B) in Complete Congenital Heart Block. J Autoimmun. 1995 Oct; 8(5): 675–684.
[24] Izmirly PM, Llanos C, Lee LA, Askanase A, Kim MY, Buyon JP. Cutaneous Manifestations of Neonatal Lupus and Risk for Subsequent Congenital Heart Block. Arthritis Rheum. 2010 Apr; 62(4): 1153–1157.
[25] Lee LA. Maternal autoantibodies and pregnancy–II: The neonatal lupus syndrome. Baillières Clin Rheumatol. 1990 Apr; 4(1): 69–84.
[26] Silverman E, Jaeggi E. Non-Cardiac Manifestations of Neonatal Lupus Erythematosus. Scand J Immunol. 2010 Sep 1; 72(3): 223–225.
[27] Neiman AR, Lee LA, Weston WL, Buyon JP. Cutaneous manifestations of neonatal lupus without heart block: characteristics of mothers and children enrolled in a national registry. J Pediatr. 2000 Nov; 137(5): 674–680.
[28] Dörner T, Hucko M, Mayet WJ, Trefzer U, Burmester GR, Hiepe F. Enhanced membrane expres-sion of the 52 kDa Ro(SS-A) and La(SS-B) antigens by human keratinocytes induced by TNF alpha. Ann Rheum Dis. 1995 Jan 11; 54(11): 904–909.
[29] Lee LA, Sokol RJ, Buyon JP. Hepatobiliary disease in neonatal lupus: prevalence and clinical characteristics in cases enrolled in a national registry. Pediatrics. 2002 Jan; 109(1): E11.
[30] Dorner T. Differential recognition of the 52-kd Ro(SS-A) antigen by sera from patients with primary biliary cirrhosis and primary Sjogren's syndrome. Hepatology. 1996 Dec; 24(6): 1404–1407.
[31] Kurien BT, Newland J, Paczkowski C, Moore KL, Scofield RH. Association of neutropenia in systemic lupus erythematosus (SLE) with anti-Ro and binding of an immunologically cross-reactive neutrophil membrane antigen. Clin Exp Immunol. 2000 Apr 1; 120(1): 209–217.

[32] Holmes DA, Suto E, Lee WP, Ou Q, Gong Q, Smith HRC, et al. Autoimmunity-associated protein tyrosine phosphatase PEP negatively regulates IFN-α receptor signaling. J Exp Med. 2015 Jun 29; 212(7): 1081–1093.

[33] Chen CC, Lin K-L, Chen C-L, Wong AM-K, Huang J-L. Central nervous system manifestations of neonatal lupus: a systematic review. Lupus. 2013 Dec 1; 22(14): 1484–1488.

[34] Askanase AD, Izmirly PM, Katholi M, Mumtaz J, Buyon JP. Frequency of neuro-psychiatric dysfunction in anti-SSA/SSB exposed children with and without neonatal lupus. Lupus [Internet]. 2009 Dec 14 [cited 2016 Apr 19]; Available from: http://lup.sagepub.com/content/early/2009/12/14/0961203309354542

[35] Crawford SG, Kaplan BJ, Kinsbourne M. The Effects of Parental Immunoreactivity on Pregnancy, Birth, and Cognitive Development: Maternal Immune Attack on the Fetus? Cortex. 1992 Sep; 28(3): 483–491.

[36] Behan P, Geschwind N. Dyslexia, Congenital Anomalies, and Immune Disorders: The Role of the Fetal Environmenta. Ann N Y Acad Sci. 1985 Dec 1; 457(1): 13–18.

[37] Hornberger LK, Al Rajaa N. Spectrum of Cardiac Involvement in Neonatal Lupus. Scand J Immunol. 2010 Sep 1; 72(3): 189–197.

[38] Nield LE, Silverman ED, Taylor GP, Smallhorn JF, Mullen JBM, Silverman NH, et al. Maternal anti-Ro and anti-La antibody-associated endocardial fibroelastosis. Circulation. 2002 Feb 19; 105(7): 843–848.

[39] Capone C, Buyon JP, Friedman DM, Frishman WH. Cardiac Manifestations of Neonatal Lupus: A Review of Autoantibody Associated Congenital Heart Block and its Impact in an Adult Population. Cardiol Rev. 2012 Mar; 20(2): 72–76.

[40] Levesque K, Morel N, Maltret A, Baron G, Masseau A, Orquevaux P, et al. Description of 214 cases of autoimmune congenital heart block: Results of the French neonatal lupus syndrome. Autoimmun Rev. 2015 Dec; 14(12): 1154–1160.

[41] Sirén MK, Julkunen H, Kaaja R. The increasing incidence of isolated congenital heart block in Finland. J Rheumatol. 1998 Sep; 25(9): 1862–1864.

[42] Michaëlsson M, Engle MA. Congenital complete heart block: an international study of the natural history. Cardiovasc Clin. 1972; 4(3): 85–101.

[43] Camm AJ, Bexton RS. Congenital complete heart block. Eur Heart J. 1984; 5(suppl A): 115–117.

[44] Feist E, Chaoui R, Göldner B, Hiepe F, Dörner T. Neonataler Lupus erythematodes und kompletter kongenitaler Herzblock. Aktuelle Rheumatol. 2003; 28(2): 102–107.

[45] Silverman ED, Laxer RM. NEONATAL LUPUS ERYTHEMATOSUS. Rheum Dis Clin N Am. 1997 Aug 1; 23(3): 599–618.

[46] Staat & Gesellschaft – Geburten – Statistisches Bundesamt (Destatis) [Internet]. [cited 2016 Apr 25]. Available from: https://www.destatis.de/DE/ZahlenFakten/GesellschaftStaat/Bevoelkerung/Geburten/Geburten.html

[47] Llanos C, Izmirly PM, Katholi M, Clancy RM, Friedman DM, Kim MY, et al. Recurrence rates of cardiac manifestations associated with neonatal lupus and maternal/fetal risk factors. Arthritis Rheum. 2009 Oct 1; 60(10): 3091–3097.

[48] Brucato A, Jonzon A, Friedman D, Allan LD, Vignati G, Gasparini M, et al. Proposal for a new definition of congenital complete atrioventricular block. Lupus. 2003 Jan 6; 12(6): 427–435.

[49] Bergman G, Skog A, Tingström J, Ottosson V, Hoxha A, Ambrosi A, et al. Late development of complete atrioventricular block may be immune mediated and congenital in origin. Acta Paediatr. 2014 Mar 1; 103(3): 275–281.

[50] Schmidt KG, Ulmer HE, Silverman NH, Kleinman CS, Copel JA. Perinatal outcome of fetal complete atrioventricular block: a multicenter experience. J Am Coll Cardiol. 1991 May; 17(6): 1360–1366.

[51] Brito-Zerón P, Izmirly PM, Ramos-Casals M, Buyon JP, Khamashta MA. Autoimmune congenital heart block: complex and unusual situations. Lupus. 2016 Feb 1; 25(2): 116–128.

[52] Eliasson H, Sonesson S-E, Salomonsson S, Skog A, Wahren-Herlenius M, Gadler F. Outcome in young patients with isolated complete atrioventricular block and permanent pacemaker treatment: A nationwide study of 127 patients. Heart Rhythm. 2015 Nov; 12(11): 2278–2284.

[53] Ambrosi A, Salomonsson S, Eliasson H, Zeffer E, Skog A, Dzikaite V, et al. Development of heart block in children of SSA/SSB-autoantibody-positive women is associated with maternal age and displays a season-of-birth pattern. Ann Rheum Dis. 2011 Sep 27; annrheumdis-2011–200207.

[54] Skog A, Wahren-Herlenius M, Sundström B, Bremme K, Sonesson S-E. Outcome and Growth of Infants Fetally Exposed to Heart Block-Associated Maternal Anti-Ro52/SSA Autoantibodies. Pediatrics. 2008 Apr 1; 121(4): e803–809.

[55] Miranda-Carús M-E, Askanase AD, Clancy RM, Donato FD, Chou T-M, Libera MR, et al. Anti-SSA/Ro and Anti-SSB/La Autoantibodies Bind the Surface of Apoptotic Fetal Cardiocytes and Promote Secretion of TNF-α by Macrophages. J Immunol. 2000 Jan 11; 165(9): 5345–5351.

[56] Ho SY, Esscher E, Anderson RH, Michaëlsson M. Anatomy of congenital complete heart block and relation to maternal anti-Ro antibodies. Am J Cardiol. 1986 Aug; 58(3): 291–294.

[57] Topaz DO. Myocardial calcifications in infants with congenital heart disease. Pediatr Cardiol. 1986 Jun; 7(2): 75–78.

[58] Miranda ME, Tseng C-E, Rashbaum W, Ochs RL, Casiano CA, Di Donato F, et al. Accessibility of SSA/Ro and SSB/La antigens to maternal autoantibodies in apoptotic human fetal cardiac myocytes. J Immunol. 1998; 161(9): 5061–5069.

[59] Xiao G-Q, Hu K, Boutjdir M. Direct Inhibition of Expressed Cardiac L- and T-Type Calcium Channels by IgG From Mothers Whose Children Have Congenital Heart Block. Circulation. 2001 Mar 20; 103(11): 1599–1604.

[60] Clancy RM, Alvarez D, Komissarova E, Barrat FJ, Swartz J, Buyon JP. Ro60-Associated Single-Stranded RNA Links Inflammation with Fetal Cardiac Fibrosis via Ligation of TLRs: A Novel Pathway to Autoimmune-Associated Heart Block. J Immunol. 2010 Feb 15; 184(4): 2148–2155.

[61] Alvarez D, Briassouli P, Clancy RM, Zavadil J, Reed JH, Abellar RG, et al. A Novel Role of Endothelin-1 in Linking Toll-like Receptor 7-mediated Inflammation to Fibrosis in Congenital Heart Block. J Biol Chem. 2011 Feb 9; 286(35): 30444–30454.

[62] Kemp MW, Newnham JP, Challis JG, Jobe AH, Stock SJ. The clinical use of corticosteroids in pregnancy. Hum Reprod Update. 2015 Nov 20; dmv047.

[63] Ballard PL, Ballard RA. Scientific basis and therapeutic regimens for use of antenatal glucocorticoids. Am J Obstet Gynecol. 1995 Jul; 173(1): 254–262.

[64] Sonesson S-E, Salomonsson S, Jacobsson L-A, Bremme K, Wahren-Herlenius M. Signs of first-degree heart block occur in one-third of fetuses of pregnant women with anti–SSA/Ro 52-kd antibodies. Arthritis Rheum. 2004 Apr 1; 50(4): 1253–1261.

[65] Friedman DM, Kim MY, Copel JA, Davis C, Phoon CKL, Glickstein JS, et al. Utility of Cardiac Monitoring in Fetuses at Risk for Congenital Heart Block The PR Interval and Dexamethasone Evaluation (PRIDE) Prospective Study. Circulation. 2008 Jan 29; 117(4): 485–493.

[66] Friedman DM, Kim MY, Copel JA, Llanos C, Davis C, Buyon JP. Prospective Evaluation of Fetuses With Autoimmune-Associated Congenital Heart Block Followed in the PR Interval and Dexamethasone Evaluation (PRIDE) Study. Am J Cardiol. 2009 Apr 15; 103(8): 1102–1106.

[67] Gerosa M, Cimaz R, Stramba-Badiale M, Goulene K, Meregalli E, Trespidi L, et al. Electrocardiographic abnormalities in infants born from mothers with autoimmune diseases—a multicentre prospective study. Rheumatology. 2007 Jan 8; 46(8): 1285–1289.

[68] Jaeggi ET, Silverman ED, Laskin C, Kingdom J, Golding F, Weber R. Prolongation of the Atrioventricular Conduction in Fetuses Exposed to Maternal Anti-Ro/SSA and Anti-La/SSB Antibodies

Did Not Predict Progressive Heart Block: A Prospective Observational Study on the Effects of Maternal Antibodies on 165 Fetuses. J Am Coll Cardiol. 2011 Mar 29; 57(13): 1487–1492.

[69] Costedoat-Chalumeau N, Amoura Z, Le Thi Hong D, Wechsler B, Vauthier D, Ghillani P, et al. Questions about dexamethasone use for the prevention of anti-SSA related congenital heart block. Ann Rheum Dis. 2003 Oct; 62(10): 1010–1012.

[70] Saxena A, Izmirly PM, Mendez B, Buyon JP, Friedman DM. Prevention and treatment in utero of autoimmune associated congenital heart block. Cardiol Rev. 2014; 22(6): 263–267.

[71] Izmirly PM, Saxena A, Sahl SK, Shah U, Friedman DM, Kim MY, et al. Assessment of fluorinated steroids to avert progression and mortality in anti-SSA/Ro-associated cardiac injury limited to the fetal conduction system. Ann Rheum Dis. 2015 Dec 1; annrheumdis-2015-208311.

[72] Izmirly PM, Kim MY, Llanos C, Le PU, Guerra MM, Askanase AD, et al. Evaluation of the risk of anti-SSA/Ro-SSB/La antibody-associated cardiac manifestations of neonatal lupus in fetuses of mothers with systemic lupus erythematosus exposed to hydroxychloroquine. Ann Rheum Dis. 2010 Oct; 69(10): 1827–1830.

[73] Izmirly PM, Costedoat-Chalumeau N, Pisoni CN, Khamashta MA, Kim MY, Saxena A, et al. Maternal Use of Hydroxychloroquine Is Associated With a Reduced Risk of Recurrent Anti-SSA/Ro-Antibody–Associated Cardiac Manifestations of Neonatal Lupus. Circulation. 2012 Mar 7; 126(1): 76–82.

[74] Tunks RD, Clowse MEB, Miller SG, Brancazio LR, Barker PCA. Maternal autoantibody levels in congenital heart block and potential prophylaxis with antiinflammatory agents. Am J Obstet Gynecol. 2013 Jan; 208(1): 64.e1–64.e7.

[75] Østensen M, Khamashta M, Lockshin M, Parke A, Brucato A, Carp H, et al. Anti-inflammatory and immunosuppressive drugs and reproduction. Arthritis Res Ther. 2006 May 11; 8(3): 1–19.

[76] Costedoat-Chalumeau N, Dunogué B, Leroux G, Morel N, Jallouli M, Guern VL, et al. A Critical Review of the Effects of Hydroxychloroquine and Chloroquine on the Eye. Clin Rev Allergy Immunol. 2015 Feb 12; 49(3): 317–326.

[77] Osadchy A, Ratnapalan T, Koren G. Ocular Toxicity in Children Exposed in Utero to Antimalarial Drugs: Review of the Literature. J Rheumatol. 2011 Jan 12; 38(12): 2504–2508.

[78] Preventive Approach to Congenital Heart Block With Hydroxychloroquine – Full Text View – ClinicalTrials.gov [Internet]. [cited 2016 Mar 8]. Available from: https://clinicaltrials.gov/ct2/show/study/NCT01379573

[79] Costedoat-Chalumeau N, Amoura Z, Huong DLT, Lechat P, Piette J-C. Safety of hydroxy-chloroquine in pregnant patients with connective tissue diseases. Review of the literature. Autoimmun Rev. 2005 Feb; 4(2): 111–115.

[80] Samuelsson A, Towers TL, Ravetch JV. Anti-inflammatory Activity of IVIG Mediated Through the Inhibitory Fc Receptor. Science. 2001 Jan 19; 291(5503): 484–486.

[81] Kaaja R, Julkunen H. Prevention of recurrence of congenital heart block with intravenous immunoglobulin and corticosteroid therapy: Comment on the editorial by Buyon et al. Arthritis Rheum. 2003 Jan 1; 48(1): 280–281.

[82] Friedman DM, Llanos C, Izmirly PM, Brock B, Byron J, Copel J, et al. Evaluation of fetuses in a study of intravenous immunoglobulin as preventive therapy for congenital heart block: Results of a multicenter, prospective, open-label clinical trial. Arthritis Rheum. 2010 Apr 1; 62(4): 1138–1146.

[83] Pisoni CN, Brucato A, Ruffatti A, Espinosa G, Cervera R, Belmonte-Serrano M, et al. Failure of intravenous immunoglobulin to prevent congenital heart block: Findings of a multicenter, prospective, observational study. Arthritis Rheum. 2010 Apr; 62(4): 1147–1152.

[84] David AL, Ataullah I, Yates R, Sullivan I, Charles P, Williams D. Congenital fetal heart block: a potential therapeutic role for intravenous immunoglobulin. Obstet Gynecol. 2010 Aug; 116 Suppl 2: 543–547.

[85] Trucco SM, Jaeggi E, Cuneo B, Moon-Grady AJ, Silverman E, Silverman N, et al. Use of Intravenous Gamma Globulin and Corticosteroids in the Treatment of Maternal Autoantibody-Mediated Cardiomyopathy. J Am Coll Cardiol. 2011 Feb 8; 57(6): 715–723.

[86] Buyon JP, Swersky SH, Fox HE. Intrauterine therapy for presumptive fetal myocarditis with acquired heart block due to systemic lupus erythematosus. Experience in a mother with a predominance of SS-B (La) antibodies. Arthritis Rheum. 1987; 30: 44–49.

[87] Feist E, Dörner T, Wagenmann A. Erfolgreiches therapeutisches Management einer Risikoschwangerschaft bei primärem Sjögren-Syndrom mit Plasmapherese und Dexamethason. Z Rheumatol. 1996; 55: 127–132.

[88] Ruffatti A, Favaro M, Brucato A, Ramoni V, Facchinetti M, Tonello M, et al. Apheresis in high risk antiphospholipid syndrome pregnancy and autoimmune congenital heart block. Transfus Apher Sci. 2015 Dec; 53(3): 269–278.

[89] Rozenblyum EV, Sukhdeo S, Jaeggi E, Hornberger L, Wyatt P, Laskin CA, et al. A42: Anti-Ro and Anti-La Antibodies in the General Pregnant Population: Rates and Fetal Outcomes. Arthritis Rheumatol. 2014 Mar 1; 66: S63–S63.

[90] Rivera TL, Izmirly PM, Birnbaum BK, Byrne P, Brauth JB, Katholi M, et al. Disease progression in mothers of children enrolled in the Research Registry for Neonatal Lupus. Ann Rheum Dis. 2009 Jun; 68(6): 828–835.

[91] Andreoli L, Bertsias GK, Agmon-Levin N, Brown S, Cervera R, Costedoat-Chalumeau N, et al. EULAR recommendations for women's health and the management of family planning, assisted reproduction, pregnancy and menopause in patients with systemic lupus erythematosus and/or antiphospholipid syndrome. Ann Rheum Dis. 2016 Jul 25.

[92] Tingström J, Hjelmstedt A, Henriksson EW, Sonesson S-E, Wahren-Herlenius M. Ro/SSA autoantibody-positive pregnancy: reactions to serial fetal Doppler echocardiographic surveillance. Lupus. 2015 Dec 1; 24(14): 1540–1545.

[93] Askanase AD, Miranda-Carus ME, Tang X, Katholi M, Buyon JP. The presence of IgG antibodies reactive with components of the SSA/Ro-SSB/La complex in human breast milk: implications in neonatal lupus. Arthritis Rheum. 2002 Jan; 46(1): 269–271.

Jörg Henes und Melanie Henes

8 Seltene rheumatologische Erkrankungen

8.1 Einleitung

Grundsätzlich gilt für alle seltenen Entitäten der gleiche Grundsatz wie für die häufigeren entzündlich-rheumatischen Erkrankungen: Für eine möglichst komplikationslose Schwangerschaft sollte eine Remission der Erkrankung unter einer Medikation, welche mit einer Schwangerschaft zu vereinbaren ist, für mindestens sechs Monate bestehen. Eine Beratung/Betreuung durch ein entsprechendes Zentrum ist daher bei Kinderwunsch unbedingt anzuraten.

In diesem Kapitel werden wir versuchen mit den wenigen vorhandenen Daten zu Fertilität, Schwangerschaftsverlauf und Schwangerschaftsrisiko bei seltenen rheumatologischen Erkrankungen eine Übersicht und vorsichtige Empfehlungen zu geben. Da sehr viele unterschiedliche seltene Erkrankungen in der Rheumatologie existieren, gehen wir in diesem Kapitel nur auf Erkrankungen ein, welche auch gehäuft im reproduktiven Alter auftreten.

8.2 Systemische Sklerose (früher Sklerodermie)

8.2.1 Kinderwunsch und Fertilität

Die Systemische Sklerose (SSc) betrifft gehäuft Frauen und tritt auch vor dem 40. Lebensjahr auf. Dennoch sind Schwangerschaften bei SSc eher eine Seltenheit [1]. Hierfür gibt es sicherlich mehrere Gründe. Zum einen führt die Erkrankung durch Hautveränderungen gerade auch im Gesicht und an den Händen, teilweise mit Fingerkuppennekrosen, oder vaginale Schleimhautstörungen mit Dyspareunie zu einem häufig reduzierten Selbstwertgefühl mit negativem Einfluss auf Partnerschaft und Sexualität [1, 2]. Zum anderen verläuft die Erkrankung gerade bei jüngeren Patienten oft schwer oder ist schnell progredient, so dass Partnerwahl und Kinderwunsch zurückgestellt werden. Auch wird den Patientinnen vom behandelnden Arzt häufig von einer Schwangerschaft abgeraten.

Es scheint, dass die Erkrankung bereits vor der klinischen Erstmanifestation einen negativen Einfluss auf die Fertilität nehmen kann. Innerhalb einer retrospektiven, kontrollierten Studie konnten Silman et al. zeigen, dass 155 SSc-Patientinnen bereits vor dem Ausbruch der Erkrankung doppelt so häufig Aborte erlebten als Frauen der Kontrollgruppe und eine dreifach erhöhte Infertilitätsrate aufwiesen (keine erfolgreiche Schwangerschaft vor dem 35. Lebensjahr) [3].

Bei Patientinnen mit bereits etablierter Erkrankung bzw. SSc-Manifestation vor dem 45. Lebensjahr fanden Steen und Kollegen in zwei Beobachtungszeiträumen kei-

DOI 10.1515/9783110461664-010

nen Unterschied zwischen Patientinnen mit einer rheumatoiden Arthritis (RA), einer SSc und einer gesunden Kontrollgruppe in Bezug auf Konzeption und Schwangerschaften. Allerdings waren in beiden Studien Patientinnen mit SSc und RA seltener schwanger als die gesunde Kontrollgruppe [1, 4].

Im Fall eines progressiven Verlaufs erhalten SSc-Patienten gehäuft zytotoxische Therapien mit Cyclophosphamid, welche sich negativ auf die Fertilität auswirken können [5]. Sicherlich mitberücksichtigt werden sollte bei der SSc auch ein gewisser ethischer Aspekt. Gerade wenn sehr junge Patienten erkranken, ist der Krankheitsverlauf häufig rasch fortschreitend. Im Gegensatz zu anderen rheumatologischen Erkrankungen liegt die Mortalität dieser Erkrankung leider weiterhin hoch und neue vielversprechende Therapieoptionen fehlen bisher [4, 6, 7]. Dies sollte bei der Beratung bezüglich eines Kinderwunsches auch bedacht werden. Eine Schwangerschaft kann für diese Patientinnen ein Risiko darstellen.

8.2.2 Einfluss der Schwangerschaft auf die mütterliche Erkrankung

Ob eine Schwangerschaft Einfluss auf die Entstehung einer SSc ausübt, ist weiterhin nicht eindeutig geklärt. Eine Studie untersuchte retrospektiv mittels Fragebögen 103 SSc-Patientinnen mit mindestens einer Schwangerschaft und der Diagnose der SSc nach abgeschlossener Reproduktion [8]. In dieser Untersuchung wurden die SSc-Patientinnen mit einer gesunden Kontrollgruppe in Hinsicht auf Schwangerschaftskomplikationen wie Fehlgeburten, intrauterine Wachstumsretardierung (IUGR), Präeklampsie oder schwangerschaftsinduzierte Hypertonie verglichen. Die Hypothese lautete hierbei, dass Schwangerschaftskomplikationen zu einem erhöhten Transfer fetaler Zellen (Mikrochimerismus) führen und somit die Entstehung der SSc begünstigen. Es zeigte sich ein signifikanter Zusammenhang zwischen der schwangerschaftsbedingten Hypertonie und der IUGR mit dem späteren Entstehen einer SSc. Kein Zusammenhang wurde mit vorangegangenen Aborten gefunden. Eine ähnliche Studie sah die Geburtenfolge und Mikrochimerismus mitursächlich für die Entstehung der SSc an [9]. Auf der anderen Seite zeigte eine Arbeit aus Schweden mit Einschluss von 2419 SSc-Patientinnen aus den Jahren 1964–1999, dass mit höherer Anzahl an Schwangerschaften das Risiko für eine SSc eher sinkt [10]. Eine italienische und eine amerikanische Arbeit bestätigten dieses Ergebnis [11, 12]. Jorgenson et al. fanden in einer großen dänischen bevölkerungsbasierten Studie ebenfalls keinen Zusammenhang mit Schwangerschaften und dem Auftreten der SSc [13], so dass insgesamt eher nicht von einem Zusammenhang ausgegangen wird.

Insgesamt fällt die Rate schwerer Komplikationen der Mutter im Rahmen der Schwangerschaft bei etablierter Erkrankung gering aus, wenn die Erkrankung vor und zum Schwangerschaftseintritt stabil verlief. Allerdings ist hier erneut auf die geringe berichtete Fallzahl hinzuweisen. Die größte vorliegende prospektive Arbeit zum Schwangerschaftsverlauf und -ausgang – bei 109 Schwangerschaften von SSc-Patientinnen – stammt aus Italien [14]. In dieser Studie wurden Patientinnen mit diffuser und limitiert kutaner SSc mit der Gesamtpopulation an Schwangerschaften/Entbindungen ($n = 3939$) eines Jahres an den beteiligten Kliniken verglichen. In der SSc-Kohorte litt keine der Patientinnen vor der Schwangerschaft an einer schweren Lungenfibrose, renalen Beteiligung oder pulmonal-arteriellen Hypertonie (PAH). Es erfolgten klinische, lungenfunktionelle und echokardiographische Verlaufskontrollen vor, während und nach der Schwangerschaft. Im Rahmen der Schwangerschaft kommt es durch das erhöhte Herzzeitvolumen zu einer Verbesserung der peripheren Durchblutung. Hiervon profitieren die Patientinnen insbesondere durch eine Verbesserung der Raynaudsymptomatik und trophischen Störungen der Akren, dies zeigte sich bei 32 % der Patientinnen. Bei 15 % kam es zu einer Verschlechterung, bei 10 % zu einer Verbesserung des Hautscores. Bei den Lungenfunktions- und echokardiographischen Verlaufskontrollen zeigten die meisten Patientinnen einen stabilen Befund, nur 12 % bzw. 4 % erfuhren jeweils eine Verschlechterung und 9 % bzw. 0 % eine Verbesserung während der Schwangerschaft. Ähnliche Ergebnisse fanden sich in der Arbeit von Steen et al. mit 5 % Verbesserung, 88 % stabilem Krankheitsverlauf und 7 % Verschlechterung bei 69 Patientinnen mit etablierter SSc [4]. Die Schwangerschaften waren nicht mit einer erhöhten Mortalität der Mütter assoziiert.

Da die meisten Patientinnen auch außerhalb der Schwangerschaft bereits unter gastroösophagealem Reflux mit Sodbrennen leiden, verschlechtert sich dieses Symptom im Rahmen der Schwangerschaft und insbesondere im Schwangerschaftsverlauf eigentlich bei allen Patientinnen und bedarf meist des Einsatzes von H_2-Blockern oder Protonenpumpeninhibitoren. Sowohl H_2-Blocker als auch Protonenpumpeninhibitoren gelten als sicher in der Schwangerschaft [15–17].

Schwere Organmanifestationen bei der Mutter erhöhen das Risiko deutlich [18]. Gefürchtet ist das Auftreten einer renalen Krise mit hypertensiver Entgleisung und Proteinurie. Die Symptomatik ist nur sehr schwierig von der eines HELLP-Syndroms oder einer Präeklampsie zu unterscheiden. Dies kann zur Notwendigkeit einer vorzeitigen Entbindung oder des Einsatzes von ACE-Hemmern in der Schwangerschaft führen. ACE-Hemmer können bei Gabe in der zweiten Schwangerschaftshälfte zu einer Mangeldurchblutung der Plazenta, Oligohydramnion und Neugeborenenanurie führen und sind daher eigentlich kontraindiziert. Bei einer renalen Krise muss die Entscheidung in Abwägung des mütterlichen Mortalitätsrisikos erfolgen. Eine PAH stellt eine weitere gefürchtete Manifestation der SSc dar. Patientinnen mit einer schweren PAH (NYHA > II) sollte von einer Schwangerschaft abgeraten werden, da das Risiko einer weiteren Verschlechterung und damit einer hohen Mortalität der Mutter als zu groß angesehen werden muss – dies insbesondere auch vor dem Hintergrund, dass die Medikamente, welche zur Behandlung der PAH mittlerweile zur Verfügung stehen, allesamt in der Schwangerschaft kontraindiziert sind bzw. zu wenig Daten vorliegen.

8.2.3 Einfluss der Erkrankung auf den Schwangerschaftsverlauf

Daten zum Schwangerschaftsausgang bei Patientinnen mit etablierter Erkrankung zum Zeitpunkt der Schwangerschaft sind in Tab. 8.1 zusammengefasst. Das Risiko für Frühgeburtlichkeit ist, wie auch bei anderen Autoimmunerkrankungen, zu beobachten, bei der SSc erhöht im Vergleich zur Normalbevölkerung [1, 4, 14, 19]. Wurden SSc-Patientinnen und deren Schwangerschaften vor und nach Diagnose der Erkrankung betrachtet, zeigten sich signifikant höhere Raten an komplikativen Schwangerschaftsausgängen nach der Erstdiagnose [1, 18, 19]. Auch der Hautbefallstyp spielt eine Rolle, gerade bei Patientinnen mit früher diffus kutaner Verlaufsform traten vermehrt renale Krisen auf, so dass diesen Frauen geraten werden muss, für eine Schwangerschaft eine stabilere Phase der Erkrankung abzuwarten [1, 19]. Das Risiko für eine intrauterine Wachstumsretardierung war in der bereits erwähnten Studie 6-fach erhöht (6 % vs. 1 %), das Risiko der Frühgeburtlichkeit knapp doppelt so hoch (25 % vs. 12 %) [14]. Als Risikofaktoren für die Frühgeburtlichkeit zeigten sich die Einnahme von Glucocortikosteroiden und unzureichende Einnahme von Folsäure. Eine Positivität für Scl70-Antikörper bei der Mutter war eher protektiv (32 % vs. 59 %), wobei auf der anderen Seite Scl70-positive Patientinnen häufiger zu einem Progress der Hautsklerose nach der Entbindung neigen [14]. In einer bevölkerungsbasierten Studie kamen die Kinder nicht gehäuft hypotroph (< 10 Perzentile) zur Welt [20]. Schwere kindliche Erkrankungen (eine weitere Aufschlüsselung der Erkrankungen wird leider nicht genannt) oder die Notwendigkeit einer neonatologischen Intensivbehandlung waren bei den untersuchten 53 Geburten von 42 SSc-Patientinnen im Vergleich zur Normalbevölkerung erhöht [20]. Andere Arbeiten zeigten ebenfalls häufiger intrauterine Wachstumsstörungen und gehäuft schwangerschaftsbedingte hypertensive Entgleisungen [21]. Dies könnte, ähnlich wie in anderen Bereichen bei der SSc, auf dem Boden einer obliterativen Vaskulopathie entstehen. Grundsätzlich muss erneut auf die niedrige Anzahl an Schwangerschaften und der damit eingeschränkten Aussagekraft hingewiesen werden.

Zusammengefasst kann bei stabilem Krankheitsverlauf eine Schwangerschaft bei SSc erfolgreich verlaufen. Frühgeburtlichkeit und intrauterine Wachstumsretardierung treten gehäuft auf. Grundsätzlich sollte bei der SSc, unabhängig von Kinderwunsch und Schwangerschaft, aufgrund der erhöhten Gefahr der renalen Krise auf Steroide eher verzichtet werden. Gerade die frühe diffuse Verlaufsform der SSc stellt ein Risiko für eine renale Krise dar. Vorbereitend auf eine Schwangerschaft muss eine niedrigdosierte Steroidtherapie nicht abgesetzt werden, die Indikation sollte aber geprüft werden. Die Einnahme von Folsäure sollte – wie bei allen anderen Schwangerschaften auch – konsequent vor der Schwangerschaft begonnen und auch regelmäßig während der Schwangerschaft eingenommen werden. Eine Anbindung an ein spezialisiertes Zentrum ist dringend zu empfehlen.

Tab. 8.1: Berichtete Schwangerschaftsausgänge bei Patientinnen mit etablierter SSc-Erkrankung.

Referenz	Jahr	Anzahl SS	IUGR (< 5–10 Perz.) %	Abortrate %	Frühgeburt- rate % (< 37. SSW)	Peri-/neo- nataler Tod %
Steen [4]	1989	48	10	15	12	4
Steen [19]	1999	91	0	11	23	1
Steen [1]	1999	89	11	15	15	5
Sampaio-Barros [2]	2000	42	NA	18	NA	NA
Chakravarty [21]	2008	149	5,3	NA	NA	NA
Taraborelli [14]	2012	109	6	6* (4 % Abtreibungen)	25	1
Chen [20]	2015	53	5,7	NA	30,2	NA

8.3 Myositiden

Es existieren in der Literatur nur wenige Fälle und Fallserien zu Schwangerschaften bei Polymyositis (PM) und Dermatomyositis (DM), dies beruht vor allem auf der Seltenheit der Erkrankungen. Da gerade die DM auch bei jungen Patienten auftritt, kann es bei diesen Erkrankungen aber durchaus zu Kinderwunsch bzw. Schwangerschaften kommen.

8.3.1 Fertilität

Ähnlich wie bei anderen chronischen Autoimmunerkrankungen [22, 23] gibt es auch bei der DM Hinweise auf eine reduzierte ovarielle Reserve, gemessen anhand des Anti-Müller-Hormons und antralen Follikel Counts [24], so dass von einem negativen Einfluss der Erkrankung auf die Fertilität ausgegangen werden muss. In einer brasilianischen Studie fanden sich bei zwölf Patientinnen, welche im Kindesalter an einer DM erkrankten, eine verzögerte Menarche und eine reduzierte follikuläre Reserve, allerdings keine eindeutig reduzierte Fertilität [25].

Auch bei Männern scheint die Erkrankung negativen Einfluss auf die Spermienqualität zu nehmen, in einer kleinen Arbeit mit zehn Patienten mit Dermatomyositis zeigten diese im Vergleich zu einer gesunden Kontrollgruppe eine reduzierte Spermienzahl und auch -qualität, insbesondere bei aktiver Erkrankung [26].

8.3.2 Einfluss der Schwangerschaft auf die Erkrankung

In einer retrospektiven Fallserie fand sich bei 78 weiblichen PM-/DM-Patientinnen mit einer Schwangerschaftsanamnese eine Erstmanifestation während oder kurz nach der

Schwangerschaft bei sechs Patientinnen (7,7 %) [27]. Bei diesen könnte somit ein Einfluss der Schwangerschaft bei der Entstehung der Myositis diskutiert werden.

8.3.3 Einfluss der Erkrankung auf die Schwangerschaft

Auch bei den Myositiden gibt es einen Zusammenhang zwischen Krankheitsaktivität und Schwangerschaftsausgang. Vancsa und Kollegen sahen vor allem einen Unterschied in der kindlichen Wachstumsentwicklung: das mittlere Körpergewicht der Kinder von Müttern mit aktiver Erkrankung (n = 7) lag mit 2193 g deutlich niedriger als bei Mütter mit inaktiver Erkrankung (n = 7) mit 3167 g [28], wobei hierbei auch die höheren Dosen an GC bei den aktiven Patientinnen eine Rolle spielen. Mehrere Fallserien berichten von hohen Abortraten von bis zu 55 %, gerade bei Patientinnen mit aktiver Erkrankung [29–32]. In der Kohorte von Missumi et al. aus dem Jahr 2015 trat eine Schwangerschaft nur bei 15 Frauen (19 %) nach der Erstdiagnose ein; in diesen Fällen wurde der Schwangerschaftsausgang als insgesamt gut beschrieben, eine Frau hatte zwei Aborte und ein Kind war wachstumsretardiert [27]. In der zitierten bevölkerungsbasierten Kohortenstudie von Chen et al. zeigte sich auch bei der PM/DM ein erhöhtes Risiko für Frühgeburtlichkeit (adjustiertes RR 5.5). Intrauterine Wachstumsverzögerung und neonatale Morbidität (jeweils RR 1.2) kamen nur geringfügig häufiger vor als in der Normalbevölkerung [20].

Insgesamt müssen Schwangerschaften bei Patientinnen mit PM oder DM als Risikoschwangerschaften behandelt, bei stabiler Situation geplant und entsprechend engmaschig von Gynäkologen und Rheumatologen überwacht werden.

8.4 ANCA-assoziierte Vaskulitiden

Zu den ANCA-assoziierten Vaskulitiden (AAV) werden die Granulomatose mit Polyangiitis (GPA; früher M. Wegener), die Mikroskopische Polyangiitis und die Eosinophile Granulomatose mit Polyangiitis (EGPA, früher Churg-Strauss-Syndrom) gezählt. Insgesamt treten diese Erkrankungen eher nach der reproduktiven Lebensphase auf, kommen aber durchaus auch bei jüngeren Patienten vor.

8.4.1 Fertilität

AAVs manifestieren sich nur äußerst selten im Bereich der weiblichen Geschlechtsorgane [33], bei Männern kann es allerdings zu einer urogenitalen Beteiligung kommen [34]. Einfluss auf die Fertilität der Erkrankten nehmen vor allem die eingesetzten Therapien. Lange Zeit war Cyclophosphamid einzige Standardtherapie der AAV mit Organbeteiligung. Diese Therapie beeinflusst die Fertilität der Patienten nachhaltig

[5, 35]. Als gleichwertige Therapiealternative steht mittlerweile Rituximab zur Verfügung [36, 37]. Da hierdurch kein negativer Einfluss auf die Fertilität anzunehmen ist, sollte diese Therapie gerade bei jungen Frauen, aber auch Männern, vor Abschluss der Familienplanung erwogen werden.

8.4.2 Einfluss der Schwangerschaft auf die Erkrankung

Eine Schwangerschaft stellt keinen klassischen Trigger für eine Vaskulitis dar [38]. Durch eine Schwangerschaft kommt es aber meist auch nicht zu einer Verbesserung der Erkrankung [39]. Schwere Schübe während einer Schwangerschaft sind eher selten und treten vor allem bei einer aktiven Erkrankung zum Zeitpunkt der Konzeption auf; allerdings gibt es hier Unterschiede in Abhängigkeit von der Erkrankung. So wird das Risiko bei der GPA mit < 10–40 %, bei der mikroskopischen Polyangiitis mit < 50 % und bei der EGPA mit 25–50 % beziffert [39–42]. In der Fallserie von Pagnoux aus dem Jahr 2011 trat bei allen GPA-Patientinnen in der Schwangerschaft eine Verschlechterung der nasalen Krustenbildung auf [40] und in der systematischen Literaturrecherche von Gatto et al. fand sich bei 100 % der Patientinnen mit aktiver Erkrankung zum Zeitpunkt des Schwangerschaftseintritts ein Rezidiv auch in der Schwangerschaft [39]. Im Detail ist aber z. B. in der Arbeit von Fredi et al. zu sehen, dass die meisten der Rezidive in der Schwangerschaft eher mild verliefen [42]. Einige der EGPA-Patientinnen erleiden eine Verschlechterung der Asthmasymptomatik in der Schwangerschaft und selten können lebensbedrohliche kardiale Beteiligungen gerade bei der EGPA auftreten [40, 42–44]. Insbesondere bei bestehender Niereninsuffizienz steigt das Risiko für eine schwangerschaftsbedingte Hypertonie und Präeklampsie [41].

8.4.3 Einfluss der Erkrankung auf die Schwangerschaft

Wie bereits erwähnt, stellen insbesondere die Hypertonie und Präeklampsie eine Gefahr für die Mutter, aber auch das Kind, dar. Bei bis zu 10 % der AAV-Patientinnen mit schwangerschaftsinduzierter Hypertonie kann dies die Indikation für eine therapeutische Beendigung der Schwangerschaft darstellen. Häufig findet sich ein positiver Schwangerschaftsverlauf, wenn die Patientinnen zum Zeitpunkt der Konzeption in Remission waren; so berichten Tuin et al. von 22 Schwangerschaften bei AAV-Patientinnen in Remission und bei mehr als 90 % fand sich ein komplikationsloser Verlauf mit Geburt eines gesunden Kindes [41]. Das Risiko für eine Frühgeburt ist auch bei AAV erhöht, es werden Häufigkeiten zwischen 9 % und 30 % bei GPA und 10–40 % bei EGPA berichtet [39–42, 44].

In der Literatur gibt es nur einen (viel zitierten) Fall einer Erkrankung eines Neugeborenen an einer AAV durch diaplazentar übertragene MPO-ANCAs [45].

Zusammenfassend ist eine Schwangerschaft mit akzeptablem Risiko für Mutter und Kind möglich, wenn die Patientin zum Zeitpunkt der Konzeption in stabiler Remission ist. Insbesondere sollte auf eine suffiziente Blutdruckeinstellung geachtet werden. Bei jungen Frauen im gebärfähigen Alter sollte Rituximab zur Induktionstherapie bevorzugt verwendet werden, eine Schwangerschaft nach Rituximabexposition sollte allerdings frühestens nach sechs Monaten und in Remission eintreten.

8.5 Takayasu-Arteritis

Die Takayasu-Arteriitis (TAK) gehört zu den sehr seltenen Großgefäßvaskulitiden. Da sie definitionsgemäß bei jungen Frauen auftritt, stellen Fertilität und Schwangerschaft wichtige Themen dar [46]. Gerade in den letzten Jahren häufen sich Publikationen zu Schwangerschaften bei TAK [38].

8.5.1 Fertilität

Auch bei der TAK existieren Daten zur reduzierten ovariellen Reserve im Vergleich zu einer gesunden Kontrollgruppe [47]. Des Weiteren bedarf diese schwere Gefäßerkrankung noch häufig einer Therapie mit CYC, so dass auch hierdurch die Fertilität der Patientinnen negativ beeinflusst werden kann [5].

8.5.2 Einfluss der Schwangerschaft auf die Erkrankung

Durch die stenosierende Erkrankung kommt es im Rahmen der Schwangerschaft zu vermehrter Hypertension und Präeklampsien, gerade, aber nicht nur, bei TAK-Patientinnen mit Stenosen im Bereich der abdominellen Aorta oder der Nierenarterien [48–51]. Auch Patientinnen, bei welchen erst nach der Schwangerschaft die TAK diagnostiziert wurde, zeigten in der Schwangerschaft bereits signifikant häufiger hypertone Blutdruckwerte als eine gesunde Kontrollgruppe [49]. Eine schon bestehende Erkrankung scheint durch die Schwangerschaft nicht negativ beeinflusst zu werden [49]. Insgesamt bilden kardiovaskuläre Ereignisse mittlerweile die häufigste perinatale Todesursache bei Müttern [52], hier muss im Falle einer bereits bekannten TAK von einem weiter erhöhten Risiko ausgegangen werden [48, 53]. Das französische Takayasu-Netzwerk identifizierte 98 Schwangerschaften bei 52 Patientinnen mit etablierter Erkrankung. Knapp ein Viertel (27 %) der Patientinnen hatte während der Schwangerschaft erstmals hypertensive Blutdruckwerte oder erfuhr eine Verschlechterung des Bluthochdruckes. Bei ebenfalls knapp 25 % kam es zu einer Prä- oder Eklampsie. Patientinnen mit einer aktiven Erkrankung während der Schwangerschaft waren hiervon signifikant häufiger betroffen, so war die Gefahr für Hypertension oder Präeklampsie 9-fach erhöht gegenüber Patientinnen mit einer TAK in Remission. Mehr als 5 % dieser Frauen entwickelten eine lebensbedrohliche Manifestation (Neuentwicklung eines Aortenaneurysmas, Apoplex, terminale Niereninsuffizienz und arterieller Verschluss] der Erkrankung [50].

8.5.3 Einfluss der Erkrankung auf die Schwangerschaft

In den monozentrischen Fallserien zeigte sich eine erhöhte Anzahl an Frühgeburtlichkeit und niedriges Geburtsgewicht [49, 50]. In der französischen Untersuchung wurden Frühgeburten bei 8 %, intrauterine Wachstumsretardierungen bei 5 % und Fehlgeburten bei 9 % beobachtet. Das Risiko einer Schwangerschaftskomplikation steigt bei aktiver Erkrankung deutlich an [50].

Insgesamt müssen Schwangerschaften bei Patientinnen mit einer TAK als (Hoch-) Risikoschwangerschaften behandelt werden. Die Komplikationsrate nimmt insbesondere bei aktiver Erkrankung zu. Daher ist die suffiziente Krankheitskontrolle vor einer Schwangerschaft essentiell für einen guten Schwangerschaftsausgang. Immunsuppressiva, welche mit einer Schwangerschaft zu vereinbaren sind, sollten daher auch fortgesetzt werden. Insbesondere Blutdruckkomplikationen müssen bedacht und aggressiv behandelt werden.

8.6 Morbus Behcet

Bei dem Morbus Behcet handelt es sich um eine systemische Vaskulitis, welche sowohl venöse als auch arterielle Gefäße unterschiedlicher Größe betreffen kann und sich unter anderem mit rezidivierenden oralen und genitalen Aphten manifestiert. Die Genese ist multifaktoriell, es besteht jedoch unter anderem auch eine genetische Prädisposition mit einer Assoziation mit dem Humanen Leukozyten Antigen (HLA) B51 [54]. Die Erkrankung tritt typischerweise in der dritten Lebensdekade auf und betrifft zu ca. 50 % Frauen [55, 56], daher spielen die Themen Schwangerschaft und Fertilität auch hier eine große Rolle.

8.6.1 Fertilität

Bisher ist die Datenlage zu Fertilität bei Morbus Behcet nicht eindeutig. Auger et al. untersuchten Spermiogramme von Patienten mit unterschiedlichen malignen Erkrankungen sowie von Patienten mit Morbus Behcet ($n = 68$) und Multipler Sklerose und verglichen diese mit einer gesunden Population. Hierbei zeigte sich die Spermienqualität der Morbus-Behcet-Patienten moderat eingeschränkt [57]. Bereits früher waren negative Einflüsse des Morbus Behcet auf die Spermienqualität diskutiert worden, ein Zusammenhang mit der Einnahme von Colchizin konnte nicht sicher festgestellt werden [58]. Eine andere, relativ aktuelle Arbeit mit insgesamt 325 Morbus-Behcet-Patienten fand weder bei den Männern noch bei den Frauen eine höhere Rate an

Infertilität, verglichen mit einer gesunden Kohorte und im Vergleich zu Patienten mit FMF oder Ankylosierender Spondylitis [59]. Wir ermittelten signifikant reduzierte Anti-Müller-Hormon-Werte bei Morbus-Behcet-Patientinnen im Vergleich zu einer gesunden Kontrollgruppe [22]; dies wurde von einer anderen Gruppe [61] bestätigt und spricht somit insgesamt für einen negativen Einfluss der Erkrankung auf die ovarielle Reserve der Morbus-Behcet-Patientinnen.

8.6.2 Einfluss der Schwangerschaft auf die Erkrankung

Mehrere Fallserien zum Einfluss der Schwangerschaft auf den Morbus Behcet wurden publiziert. In einer französischen Studie verglichen die Autoren die Schubfrequenz vor und während der Schwangerschaft bei 76 Schwangerschaften bei 46 Patientinnen und kamen zu dem Schluss, dass die Rate an Schüben während der Schwangerschaft signifikant geringer ausfiel als außerhalb der Schwangerschaften [62]. Die Einnahme von Colchizin in der Schwangerschaft war protektiv. Dennoch kam es in dieser Kohorte bei 35,5 % der Patientinnen zu einem Behcet-Schub in der Schwangerschaft, hiervon wiederum bei 32 % auch zu einer Augenbeteiligung, wobei diese meist erst kurz nach der Geburt auftraten [62]. Bezogen auf die Colchizin-Einnahme zeigten sich Schübe bei 27,9 % mit und bei 45,4 % der Patientinnen ohne Therapie. Eine weitere Untersuchung zum Schubrisiko während der Schwangerschaft ergab nur bei 15,6 % eine Exazerbation der Erkrankung. Der HLA-B51-Status war kein Prognosefaktor [62, 63]. Ben-Chetrit fasste in einer Metaanalyse mehrere Fallserien zusammen und fand bei 568 Schwangerschaften insgesamt bei ca. der Hälfte (52 %) der Patientinnen eine Verbesserung der Erkrankung während der Schwangerschaft, jeweils bei etwa einem Viertel (27 %) verschlechterte sich der Morbus Behcet bzw. zeigte sich ein stabiler Verlauf (21 %) [64]. Die Hauptmanifestationen im Rahmen der Schübe waren mucokutan mit oralen und genitalen Aphten oder Erythema nodosum. Nur selten kam es zu thrombembolischen Ereignissen oder Uveitiden. Grundsätzlich können Schwangerschaftsverläufe selbst bei derselben Patientin sehr unterschiedlich verlaufen.

8.6.3 Einfluss der Erkrankung auf die Schwangerschaft

Bezüglich des Schwangerschaftsausganges finden sich ebenfalls mehrere retrospektive Arbeiten mit unterschiedlichen Aussagen. In der bis dato größten multizentrischen Beobachtungsstudie bei 298 Schwangerschaften bei 94 Morbus-Behcet-Patientinnen zeigten sich ein leicht reduziertes Geburtsgewicht und eine höhere Anzahl an Fehlgeburten im Vergleich zu einer gesunden Kontrollgruppe [65]. Die übrigen Komplikationen waren vergleichbar mit denen in der Kontrollgruppe. Andere Arbeiten fanden in etwas kleineren Serien erhöhte Raten an Komplikationen im Vergleich zu gesunden Kontrollen. So berichten unter anderem die Kollegen aus Frankreich von Komplikationsraten von insgesamt 16 %. Fehlgeburten traten bei 6,6 % auf [62]. Bei Jadeon et al. lag die Rate an Schwangerschaftskomplikationen mit 26 % vs. 1,9 % signifikant höher bei Patientinnen mit Morbus Behcet als bei einer gesunden Kontrollgruppe[63]. Auch die Anzahl an Fehlgeburten lag mit knapp 20 % deutlich über den 7 % in der Kohorte der gesunden Frauen. Eventuell ist eine höhere Anzahl an Fehlgeburten assoziiert mit dem erhöhten Risiko von thrombotischen oder vaskulitischen Ereignissen beim Morbus Behcet. So fand sich in der französischen Studie eine signifikante Assoziation zwischen einer tiefen Beinvenenthrombose im Rahmen des Morbus Behcet in der Vorgeschichte und Schwangerschaftskomplikationen, mit einer Odds Ratio von 7,25 [62]. Bei den Kindern der Morbus-Behcet-Patientinnen lag keine erhöhte Anzahl an kongenitalen Auffälligkeiten vor [59, 62, 63].

Eine Therapie mit Colchizin sollte in der Schwangerschaft fortgesetzt werden, da Daten vorliegen, welche einen günstigeren Schwangerschaftsverlauf unter fortgesetzter Colchizin-Einnahme aufzeigen. Zudem ist eine Colchizintherapie in der Schwangerschaft sicher [66–71] (siehe auch Therapie-Kapitel). Gerade bei thrombotischem Ereignis in der Vorgeschichte sollte die Indikation zur Antikoagulation in der Schwangerschaft eher großzügig diskutiert werden.

Zusammenfassend erfahren die meisten Morbus-Behcet-Patientinnen eine Verbesserung der Erkrankung während der Schwangerschaft. Der Schwangerschaftsverlauf und -ausgang scheinen zwar im Vergleich zu Gesunden etwas komplikativer, im Vergleich zu anderen Vaskulitiden aber eher günstig zu sein.

8.7 Autoinflammatorische Erkrankungen/ Periodische Fiebersyndrome

Während die meisten Patienten mit periodischen Fiebersyndromen, insbesondere die monogenetischen, im Kindesalter erkranken, wird bei einem Teil der Patienten die Erkrankung erst im Erwachsenenalter manifest. Die allermeisten Patienten sind somit schon vor und während ihrer reproduktiven Phase von der Erkrankung betroffen. Erstmanifestationen nach dem 40. Lebensjahr stellen eine absolute Ausnahme dar. Aufgrund der Seltenheit der Erkrankungen erweist sich die Datenlage zu Schwangerschaft, Fertilität und möglicher Einflussnahme der Medikation als nur sehr begrenzt. Die häufigste Erkrankung ist das familiäre Mittelmeerfieber (FMF). Hierauf beruhen auch die meisten der hier zusammengefassten Daten.

8.7.1 Fertilität

Im Gegensatz zu anderen klassischen Autoimmunerkrankungen [22, 24] scheinen die autoinflammatorischen Erkrankungen keinen negativen Einfluss auf die ovarielle Reserve, bestimmt anhand des Anti-Müller-Hormons, zu nehmen, so dass zumindest von dieser Seite keine reduzierte Fertilität durch die chronisch-entzündliche Erkrankung festzustellen war [72, 73].

Beim FMF liegt eine Gefahr in der häufig verzögerten Diagnose und den (oft unnötigen) chirurgischen Eingriffen, welche viele der Patientinnen bis zur Erstdiagnose über sich ergehen lassen müssen. Teilweise erfolgen auch Eingriffe direkt an Tuben oder Ovar, da die Peritonitis häufig der Symptomatik einer Ovarialzyste, Endometriose oder einer extrauterinen Gravidität ähnelt [74]. Zusätzlich führen die rezidivierenden Peritonitiden bei Patientinnen mit FMF zur Bildung von Verwachsungen und Adhäsionen, welche dann Schwierigkeiten bei dem Eisprung und der Einnistung nach sich ziehen können. Dies tritt gehäuft bei Patientinnen auf, welche lange Zeit nicht adäquat behandelt wurden [75]. Eine eher seltene Ursache für reduzierte Fertilität können Amyloidoseablagerungen im Ovar darstellen [76].

Bei Männern können rezidivierende Orchitiden im Rahmen des FMF zu reduzierter Spermienbildung führen, in sehr seltenen Fällen und insbesondere bei therapierefraktären Patienten kann es auch hier zu Amyloidoseablagerungen am Hoden kommen [77, 78].

Bei den Cryopyrin-assoziierten Periodischen Syndromen (CAPS) oder den TNF-alpha-Rezeptor-assoziierten periodischen Syndromen (TRAPS) ist die publizierte Datenlage sehr eingeschränkt. Lediglich eine kurze Beschreibung von Infertilität bei 6 von 20 (30 %) erwachsenen CAPS-Patienten, jeweils drei Männern und drei Frauen, wurde von Leslie und Kollegen veröffentlicht [79]. Zusätzlich findet sich eine Arbeit zum Einfluss des Muckle-Wells-Syndroms, einer weiteren Erkrankung aus der CAPS-Familie, auf die männliche Fertilität [80]. Bei sechs der acht Patienten (75 %) lag unerfüllter Kinderwunsch bei gesunden, fertilen Partnerinnen vor: In den gewonnenen Spermiogrammen zeigten sich eine Oligozoospermie bei 62 % und eine Azoospermie bei 37 %. Somit scheint sich die Erkrankung, zumindest bei den Männern, eher negativ auf die Fertilität auszuwirken.

8.7.2 Einfluss der Schwangerschaft auf die Erkrankungen

Ein Teil der Patientinnen mit FMF erlebt während der Schwangerschaft einen Rückgang der Attacken. Bei einigen Patientinnen nimmt die Frequenz der Attacken aber auch zu. Eine klare Aussage zum Einfluss der Erkrankung kann noch nicht getroffen werden. Im Rahmen einer Peritonitisattacke besteht die Gefahr von uterinen Kontraktionen, Abort und Frühgeburtlichkeit [76]. Eine erhöhte Rate an Frühgeburtlichkeit und rezidivierenden Aborten sowie eine höhere Anzahl an Entbindungen per Kaiserschnitt im Vergleich zur Normalbevölkerung wurden in einigen Studien beschrieben [81, 82], von anderen Autoren aber nicht bestätigt [67].

8.7.3 Therapien bei autoinflammatorischen Erkrankungen/Kinderwunsch und Schwangerschaft

Colchizin, als Standardtherapie bei FMF mit einer Dosierung von 1–2 mg/d, zeigt keinen negativen Einfluss auf die Fertilität bei Männern und Frauen und reduziert die Amyloidosebildung, ebenso wie die Peritonitis-Attacken der Patientinnen und somit wahrscheinlich auch die Gefahr von Infertilität und peritonealen Verwachsungen [58, 77]. Colchizin ist plazentagängig [71] und stand als Spindelzell-Gift und aufgrund früherer Studien im Tierversuch im Verdacht, teratogen zu sein. Dies ließ sich aber in den gängigen Dosierungen beim Menschen nicht bestätigen. Zwei größere prospektive Fall-Kontroll-Serien fanden keinen Hinweis auf erhöhte Raten an zytogenetischen oder kongenitalen Anomalien [67, 68]. Vielmehr konnte die Studie von Ben-Chetrit zeigen, dass der Schwangerschaftsverlauf und -ausgang durch die konsequente Einnahme von Colchizin eher positiv beeinflusst werden [67]. Eine frühere Arbeit zeigte ebenfalls eine höhere Abortrate bei unbehandelten Patientinnen [70] (siehe Tab. 8.2). Berkenstadt und Kollegen untersuchten 566 Colchizin-exponierte Schwangerschaften, bei denen eine Amniozentese erfolgte. Hierbei konnte ebenfalls keine höhere Anzahl an Chromosomenauffälligkeiten gefunden werden [66].

Auch Stillen scheint mit einer Therapie mit Colchizin möglich. Eine prospektive Studie fand keine Auffälligkeiten bei den Kindern von Müttern mit FMF, welche Colchizin während der Stillzeit einnahmen, im Vergleich zu einer gematchten Kontrollgruppe, auch in der Langzeitbeobachtung [83].

CAPS-Patienten benötigen meist eine sehr regelmäßige IL1-Blockade. Bei Kinderwunsch stellt sich daher die Frage, ob die Therapie für die Schwangerschaft beendet werden sollte oder nicht. Eine kürzlich erschienene Arbeit beschreibt retrospektiv erstmals eine Fallserie von 24 Schwangerschaften bei neun CAPS-Patientinnen. Die Arbeit

Tab. 8.2: Schwangerschaftsergebnisse in der Literatur, aufgeteilt nach Einnahme von Colchizin in der Schwangerschaft oder fehlender Einnahme von Colchizin.

Literatur	Jahr	Schwangerschaften	Mit Colchizin		Ohne Colchizin	
Ben-Chetrit [67]	2010	Gesamt n (%)	179		197	
		Früh-Abort n (%)	16	(8,9)	27	(13,7)
		Spät-Abort n (%)	2	(1,1)	4	(2,0)
		Fehlbildungen n (%)	1	(< 1)	1	(< 1)
Diav-Citrin [68]	2010	Gesamt n (%)	238		964	
		Abort n (%)	12	(5,0)	55	(5,7)
		Fehlbildungen n (%)	10	(4,5)	35	(3,9)
Rabinovitch [70]	1992	Gesamt n (%)	131	(58,2)	94	(41,8)
		Abort n (%)	16	(12,2)	19	(20,2)
		Fehlbildungen n (%)	2	(1,5)	0	

Frühabort: < 14. SSW,   Spätabort: > 14. SSW

vergleicht Schwangerschaften, in denen mit dem IL-Antagonisten Anakinra behandelt wurde, mit Schwangerschaften bei denselben CAPS-Patientinnen zu einer Zeit, in der sie kein Anakinra erhielten [84]. Fünf der 24 Schwangerschaften endeten mit einem Abort, wobei 4/5 bei Patientinnen auftraten, welche zu diesem Zeitpunkt kein Anakinra spritzten. Ein Fetus einer Zwillingsschwangerschaft verstarb an einer Nierenagenesie; bei diesem Kind wurde dieselbe Mutation wie bei der Mutter nachgewiesen, der überlebende Zwilling zeigte keine Mutation. Insgesamt trugen acht der 18 Kinder eine CAPS-typische Mutation und wurden meist früh mit einem IL1-Antikörper behandelt. Vaginale Entbindungen waren in den meisten Fällen möglich. Das Risiko eines negativen Schwangerschaftsausgangs erscheint somit bei der Gabe von Anakinra nicht erhöht, eher sogar etwas reduziert, wobei diese Interpretation aufgrund der geringen Anzahl an Patientinnen sehr vorsichtig formuliert werden muss. Teilweise erhielten die Patientinnen Anakinra-Dosen bis 600 mg täglich.

8.8 Morbus Still des Erwachsenen

Das adulte Still-Syndrom (AOSD) ist eine seltene, systemische, polygenetische autoinflammatorische Erkrankung [85, 86], welche durch tägliches Fieber, Arthritis und ein typisches Exanthem gekennzeichnet ist. Zusätzlich zeichnet es sich durch eine typische Laborkonstellation aus, mit hohen Entzündungsparametern, Leukozytose und Hyperferritinämie. Wie beim kindlichen Morbus Still, auch systemische juvenile idiopathische Arthritis genannt, spielt ebenso hier eine Hochregulation der IL1-Zytokin-Familie eine zentrale Rolle.

Zur Behandlung kommen typischerweise Glucocorticosteroide in Kombination mit klassischen DMARDs, vor allem Methotrexat, zum Einsatz [87]. Ist dies nicht ausreichend zur Kontrolle der Erkrankung, haben sich Inhibitoren der IL1-Familie (insbesondere Anakinra) als sehr effektiv erwiesen und werden regelmäßig eingesetzt [88, 89].

8.8.1 Fertilität

Daten zum Einfluss der Erkrankung auf die Fertilität existieren nicht. Die ovarielle Reserve, gemessen mittels Anti-Müller Hormon, war in einer kleinen Serie von Patienten mit autoinflammatorischen Erkrankungen, welche immerhin auch sechs Patienten mit AOSD enthielt, nicht reduziert [73].

8.8.2 Schwangerschaft

Auch wenn die Erkrankung typischerweise beim jungen Erwachsenen auftritt, sind berichtete Schwangerschaften selten. Somit fehlt eine ausreichende Einschätzung des Einflusses der Schwangerschaft auf die Erkrankung und andersherum. Die größte Gruppe an Schwangerschaften wurde 2014 von Gerfaud-Valentin und Kollegen beschrieben. Sie identifizierten zehn Schwangerschaften bei acht Patientinnen mit AOSD [90]. Bei drei der Patientinnen wurde die Erkrankung erstmals in der Schwangerschaft diagnostiziert. Sie wurden erfolgreich mit Prednisolon und intravenösen Immunglobulinen therapiert. Eine andere Publikation berichtet von fünf unkomplizierten Schwangerschaften bei vier Patientinnen [91] und eine weitere Arbeit beschreibt fünf Schwangerschaften bei drei chinesischen AOSD-Patientinnen, bei denen es bei drei Schwangerschaften zu einer Verschlechterung der Erkrankung kam [92].

Insgesamt kann ein AOSD in der Schwangerschaft erstmals auftreten und ein bekanntes AOSD im Rahmen einer Schwangerschaft exazerbieren, hier scheinen vor allem das 2. Trimester und die postpartale Zeit mit einem erhöhten Risiko einherzugehen. Es gibt aber auch durchaus unkomplizierte Schwangerschaftsverläufe und ein gut eingestellter AOSD stellt keine Kontraindikation für eine Schwangerschaft dar [90, 93].

8.9 Literatur

[1] Steen VD, Medsger TA Jr. Fertility and pregnancy outcome in women with systemic sclerosis. Arthritis Rheum. 1999; 42(4): 763–768.
[2] Sampaio-Barros PD, Samara AM, Marques Neto JF. Gynaecologic history in systemic sclerosis. Clin Rheumatol. 2000; 19(3): 184–187.
[3] Silman AJ, Black C. Increased incidence of spontaneous abortion and infertility in women with scleroderma before disease onset: a controlled study. Ann Rheum Dis. 1988; 47(6): 441–444.
[4] Steen VD, Conte C, Day N, Ramsey-Goldman R, Medsger TA Jr. Pregnancy in women with systemic sclerosis. Arthritis Rheum. 1989; 32(2): 151–157.
[5] Harward LE, Mitchell K, Pieper C, Copland S, Criscione-Schreiber LG, Clowse ME. The impact of cyclophosphamide on menstruation and pregnancy in women with rheumatologic disease. Lupus. 2013; 22(1): 81–86.
[6] Steen VD, Medsger TA. Changes in causes of death in systemic sclerosis, 1972–2002. Ann Rheum Dis. 2007; 66(7): 940–944.
[7] Simeon-Aznar CP, Fonollosa-Pla V, Tolosa-Vilella C, Espinosa-Garriga G, Campillo-Grau M, Ramos-Casals M, et al. Registry of the Spanish Network for Systemic Sclerosis: Survival, Prognostic Factors, and Causes of Death. Medicine (Baltimore). 2015; 94(43): e1728.
[8] van Wyk L, van der Marel J, Schuerwegh AJ, Schouffoer AA, Voskuyl AE, Huizinga TW, et al. Increased incidence of pregnancy complications in women who later develop scleroderma: a case control study. Arthritis Res Ther. 2011; 13(6): R183.

[9]   Cockrill T, del Junco DJ, Arnett FC, Assassi S, Tan FK, McNearney T, et al. Separate influences of birth order and gravidity/parity on the development of systemic sclerosis. Arthritis Care Res (Hoboken). 2010; 62(3): 418–424.

[10]   Lambe M, Bjornadal L, Neregard P, Nyren O, Cooper GS. Childbearing and the risk of sclero-derma: a population-based study in Sweden. Am J Epidemiol. 2004; 159(2): 162–166.

[11]   Artlett CM, Rasheed M, Russo-Stieglitz KE, Sawaya HH, Jimenez SA. Influence of prior pregnan-cies on disease course and cause of death in systemic sclerosis. Ann Rheum Dis. 2002; 61(4): 346–350.

[12]   Pisa FE, Bovenzi M, Romeo L, Tonello A, Biasi D, Bambara LM, et al. Reproductive factors and the risk of scleroderma: an Italian case-control study. Arthritis Rheum. 2002; 46(2): 451–456.

[13]   Jorgensen KT, Pedersen BV, Nielsen NM, Jacobsen S, Frisch M. Childbirths and risk of female predominant and other autoimmune diseases in a population-based Danish cohort. J Autoim-mun. 2012; 38(2–3): J81–87.

[14]   Taraborelli M, Ramoni V, Brucato A, Airo P, Bajocchi G, Bellisai F, et al. Brief report: successful pregnancies but a higher risk of preterm births in patients with systemic sclerosis: an Italian multicenter study. Arthritis Rheum. 2012; 64(6): 1970–1977.

[15]   Pasternak B, Hviid A. Use of proton-pump inhibitors in early pregnancy and the risk of birth defects. N Engl J Med. 2010; 363(22): 2114–2123.

[16]   Gill SK, O'Brien L, Einarson TR, Koren G. The safety of proton pump inhibitors (PPIs) in preg-nancy: a meta-analysis. Am J Gastroenterol. 2009; 104(6): 1541–1545; quiz 0, 6.

[17]   Gill SK, O'Brien L, Koren G. The safety of histamine 2 (H2) blockers in pregnancy: a meta-analysis. Dig Dis Sci. 2009; 54(9): 1835–1838.

[18]   Steen VD. Pregnancy in scleroderma. Rheum Dis Clin North Am. 2007; 33(2): 345–358, vii.

[19]   Steen VD. Pregnancy in women with systemic sclerosis. Obstet Gynecol. 1999; 94(1): 15–20.

[20]   Chen JS, Roberts CL, Simpson JM, March LM. Pregnancy Outcomes in Women With Rare Autoim-mune Diseases. Arthritis Rheumatol. 2015; 67(12): 3314–3323.

[21]   Chakravarty EF, Khanna D, Chung L. Pregnancy outcomes in systemic sclerosis, primary pul-monary hypertension, and sickle cell disease. Obstet Gynecol. 2008; 111(4): 927–934.

[22]   Henes M, Froeschlin J, Taran FA, Brucker S, Rall KK, Xenitidis T, et al. Ovarian reserve alter-ations in premenopausal women with chronic inflammatory rheumatic diseases: impact of rheumatoid arthritis, Behcet's disease and spondyloarthritis on anti-Mullerian hormone levels. Rheumatology. 2015; 54(9): 1709–1712.

[23]   Lawrenz B, Henes J, Henes M, Neunhoeffer E, Schmalzing M, Fehm T, et al. Impact of systemic lupus erythematosus on ovarian reserve in premenopausal women: evaluation by using anti-Muellerian hormone. Lupus. 2011; 20(11): 1193–1197.

[24]   de Souza FH, Shinjo SK, Yamakami LY, Viana VS, Baracat EC, Bonfa E, et al. Reduction of ovar-ian reserve in adult patients with dermatomyositis. Clin Exp Rheumatol. 2015; 33(1): 44–49.

[25]   Aikawa NE, Sallum AM, Leal MM, Bonfa E, Pereira RM, Silva CA. Menstrual and hormonal alter-ations in juvenile dermatomyositis. Clin Exp Rheumatol. 2010; 28(4): 571–575.

[26]   Moraes AJ, Pereira RM, Cocuzza M, Casemiro R, Saito O, Silva CA. Minor sperm abnormali-ties in young male post-pubertal patients with juvenile dermatomyositis. Braz J Med Biol Res. 2008; 41(12): 1142–1147.

[27]   Missumi LS, Souza FH, Andrade JQ, Shinjo SK. Pregnancy outcomes in dermatomyositis and polymyositis patients. Rev Bras Reumatol. 2015; 55(2): 95–102.

[28]   Vancsa A, Ponyi A, Constantin T, Zeher M, Danko K. Pregnancy outcome in idiopathic inflamma-tory myopathy. Rheumatol Int. 2007; 27(5): 435–439.

[29]   King CR, Chow S. Dermatomyositis and pregnancy. Obstet Gynecol. 1985; 66(4): 589–592.

[30]   Gutierrez G, Dagnino R, Mintz G. Polymyositis/dermatomyositis and pregnancy. Arthritis Rheum. 1984; 27(3): 291–294.

[31] Papapetropoulos T, Kanellakopoulou N, Tsibri E, Paschalis C. Polymyositis and pregnancy: report of a case with three pregnancies. J Neurol Neurosurg Psychiatry. 1998; 64(3): 406.

[32] Silva CA, Sultan SM, Isenberg DA. Pregnancy outcome in adult-onset idiopathic inflammatory myopathy. Rheumatology (Oxford). 2003; 42(10): 1168–1172.

[33] Kariv R, Sidi Y, Gur H. Systemic vasculitis presenting as a tumorlike lesion. Four case reports and an analysis of 79 reported cases. Medicine (Baltimore). 2000; 79(6): 349–359.

[34] Dufour JF, Le Gallou T, Cordier JF, Aumaitre O, Pinede L, Aslangul E, et al. Urogenital manifestations in Wegener granulomatosis: a study of 11 cases and review of the literature. Medicine (Baltimore). 2012; 91(2): 67–74.

[35] Clowse ME, Copland SC, Hsieh TC, Chow SC, Hoffman GS, Merkel PA, et al. Ovarian reserve diminished by oral cyclophosphamide therapy for granulomatosis with polyangiitis (Wegener's). Arthritis Care Res (Hoboken). 2011; 63(12): 1777–1781.

[36] Jones RB, Tervaert JW, Hauser T, Luqmani R, Morgan MD, Peh CA, et al. Rituximab versus cyclophosphamide in ANCA-associated renal vasculitis. N Engl J Med. 2010; 363(3): 211–220.

[37] Stone JH, Merkel PA, Spiera R, Seo P, Langford CA, Hoffman GS, et al. Rituximab versus cyclophosphamide for ANCA-associated vasculitis. N Engl J Med. 2010; 363(3): 221–232.

[38] Pagnoux C, Mahendira D, Laskin CA. Fertility and pregnancy in vasculitis. Best Pract Res Clin Rheumatol. 2013; 27(1): 79–94.

[39] Gatto M, Iaccarino L, Canova M, Zen M, Nalotto L, Ramonda R, et al. Pregnancy and vasculitis: a systematic review of the literature. Autoimmun Rev. 2012; 11(6–7): A447–459.

[40] Pagnoux C, Le Guern V, Goffinet F, Diot E, Limal N, Pannier E, et al. Pregnancies in systemic necrotizing vasculitides: report on 12 women and their 20 pregnancies. Rheumatology (Oxford). 2011; 50(5): 953–961.

[41] Tuin J, Sanders JS, de Joode AA, Stegeman CA. Pregnancy in women diagnosed with antineutrophil cytoplasmic antibody-associated vasculitis: outcome for the mother and the child. Arthritis Care Res (Hoboken). 2012; 64(4): 539–545.

[42] Fredi M, Lazzaroni MG, Tani C, Ramoni V, Gerosa M, Inverardi F, et al. Systemic vasculitis and pregnancy: a multicenter study on maternal and neonatal outcome of 65 prospectively followed pregnancies. Autoimmun Rev. 2015; 14(8): 686–691.

[43] Corradi D, Maestri R, Facchetti F. Postpartum Churg-Strauss syndrome with severe cardiac involvement: description of a case and review of the literature. Clin Rheumatol. 2009; 28(6): 739–743.

[44] Barry C, Davis S, Garrard P, Ferguson IT. Churg-Strauss disease: deterioration in a twin pregnancy. Successful outcome following treatment with corticosteroids and cyclophosphamide. Br J Obstet Gynaecol. 1997; 104(6): 746–747.

[45] Silva F, Specks U, Sethi S, Irazabal MV, Fervenza FC. Successful pregnancy and delivery of a healthy newborn despite transplacental transfer of antimyeloperoxidase antibodies from a mother with microscopic polyangiitis. Am J Kidney Dis. 2009; 54(3): 542–545.

[46] Kerr GS, Hallahan CW, Giordano J, Leavitt RY, Fauci AS, Rottem M, et al. Takayasu arteritis. Ann Intern Med. 1994; 120(11): 919–929.

[47] Mont'Alverne AR, Pereira RM, Yamakami LY, Viana VS, Baracat EC, Bonfa E, et al. Reduced ovarian reserve in patients with takayasu arteritis. J Rheumatol. 2014; 41(10): 2055–2059.

[48] Suri V, Aggarwal N, Keepanasseril A, Chopra S, Vijayvergiya R, Jain S. Pregnancy and Takayasu arteritis: a single centre experience from North India. J Obstet Gynaecol Res. 2010; 36(3): 519–524.

[49] Assad AP, da Silva TF, Bonfa E, Pereira RM. Maternal and Neonatal Outcomes in 89 Patients with Takayasu Arteritis (TA): Comparison Before and After the TA Diagnosis. J Rheumatol. 2015; 42(10): 1861–1864.

[50] Comarmond C, Mirault T, Biard L, Nizard J, Lambert M, Wechsler B, et al. Takayasu Arteritis and Pregnancy. Arthritis Rheumatol. 2015; 67(12): 3262–3269.

[51] Singh N, Tyagi S, Tripathi R, Mala YM. Maternal and fetal outcomes in pregnant women with Takayasu aortoarteritis: Does optimally timed intervention in women with renal artery involvement improve pregnancy outcome? Taiwan J Obstet Gynecol. 2015; 54(5): 597–602.

[52] Kurinczuk JJ, Draper ES, Field DJ, Bevan C, Brocklehurst P, Gray R, et al. Experiences with maternal and perinatal death reviews in the UK–the MBRRACE-UK programme. BJOG. 2014; 121 Suppl 4: 41–46.

[53] Wong VC, Wang RY, Tse TF. Pregnancy and Takayasu's arteritis. Am J Med. 1983; 75(4): 597–601.

[54] Michelson JB, Friedlaender MH. Behcet's disease. Int Ophthalmol Clin. 1990; 30(4): 271–278.

[55] Sakane T, Takeno M, Suzuki N, Inaba G. Behcet's disease. N Engl J Med. 1999; 341(17): 1284–1291.

[56] Hatemi G, Yazici Y, Yazici H. Behcet's syndrome. Rheum Dis Clin North Am. 2013; 39(2): 245–261.

[57] Auger J, Sermondade N, Eustache F. Semen quality of 4480 young cancer and systemic disease patients: baseline data and clinical considerations. Basic Clin Androl. 2016; 26: 3.

[58] Haimov-Kochman R, Ben-Chetrit E. The effect of colchicine treatment on sperm production and function: a review. Hum Reprod. 1998; 13(2): 360–362.

[59] Uzunaslan D, Saygin C, Hatemi G, Tascilar K, Yazici H. No appreciable decrease in fertility in Behcet's syndrome. Rheumatology (Oxford). 2014; 53(5): 828–833.

[60] Henes M, Froeschlin J, Taran FA, Brucker S, Rall KK, Xenitidis T, et al. Ovarian reserve alterations in premenopausal women with chronic inflammatory rheumatic diseases: impact of rheumatoid arthritis, Behcet's disease and spondyloarthritis on anti-Mullerian hormone levels. Rheumatology (Oxford). 2015; 54(9): 1709–1712.

[61] Mont'Alverne AR, Yamakami LY, Goncalves CR, Baracat EC, Bonfa E, Silva CA. Diminished ovarian reserve in Behcet's disease patients. Clin Rheumatol. 2015; 34(1): 179–183.

[62] Noel N, Wechsler B, Nizard J, Costedoat-Chalumeau N, Boutin du LT, Dommergues M, et al. Behcet's disease and pregnancy. Arthritis Rheum. 2013; 65(9): 2450–2456.

[63] Jadaon J, Shushan A, Ezra Y, Sela HY, Ozcan C, Rojansky N. Behcet's disease and pregnancy. Acta Obstet Gynecol Scand. 2005; 84(10): 939–944.

[64] Ben-Chetrit E. Behcet's syndrome and pregnancy: course of the disease and pregnancy outcome. Clin Exp Rheumatol. 2014; 32(4 Suppl 84): S93–98.

[65] Gungor AN, Kalkan G, Oguz S, Sen B, Ozoguz P, Takci Z, et al. Behcet disease and pregnancy. Clin Exp Obstet Gynecol. 2014; 41(6): 617–619.

[66] Berkenstadt M, Weisz B, Cuckle H, Di-Castro M, Guetta E, Barkai G. Chromosomal abnormalities and birth defects among couples with colchicine treated familial Mediterranean fever. Am J Obstet Gynecol. 2005; 193(4): 1513–1516.

[67] Ben-Chetrit E, Ben-Chetrit A, Berkun Y, Ben-Chetrit E. Pregnancy outcomes in women with familial Mediterranean fever receiving colchicine: is amniocentesis justified? Arthritis Care Res (Hoboken). 2010; 62(2): 143–148.

[68] Diav-Citrin O, Shechtman S, Schwartz V, Avgil-Tsadok M, Finkel-Pekarsky V, Wajnberg R, et al. Pregnancy outcome after in utero exposure to colchicine. Am J Obstet Gynecol. 2010; 203(2): 144 e1–6.

[69] Ehrenfeld M, Brzezinski A, Levy M, Eliakim M. Fertility and obstetric history in patients with familial Mediterranean fever on long-term colchicine therapy. Br J Obstet Gynaecol. 1987; 94(12): 1186–1191.

[70] Rabinovitch O, Zemer D, Kukia E, Sohar E, Mashiach S. Colchicine treatment in conception and pregnancy: two hundred thirty-one pregnancies in patients with familial Mediterranean fever. Am J Reprod Immunol. 1992; 28(3–4): 245–246.

[71] Amoura Z, Schermann JM, Wechsler B, Zerah X, Goodeau P. Transplacental passage of colchicine in familial Mediterranean fever. J Rheumatol. 1994; 21(2): 383.

[72] Sahin A, Karakus S, Durmaz Y, Yildiz C, Aydin H, Cengiz AK, et al. Evaluation of Ovarian Reserve with Anti-Mullerian Hormone in Familial Mediterranean Fever. Int J Rheumatol. 2015; 2015: 380354.

[73] Henes M, Rall K, Igney-Oertel A, Taran F, Brucker S, Henes JC. Anti-Muellerian hormone levels are not reduced in patients with adult auto-inflammatory diseases compared to healthy controls. Scand J Rheumatol. 2016; Sep 16: 1–2.

[74] Sohar E, Gafni J, Pras M, Heller H. Familial Mediterranean fever. A survey of 470 cases and review of the literature. Am J Med. 1967; 43(2): 227–253.

[75] Mijatovic V, Hompes PG, Wouters MG. Familial Mediterranean fever and its implications for fertility and pregnancy. Eur J Obstet Gynecol Reprod Biol. 2003; 108(2): 171–176.

[76] Ben-Chetrit E, Levy M. Reproductive system in familial Mediterranean fever: an overview. Ann Rheum Dis. 2003; 62(10): 916–919.

[77] Ben-Chetrit E, Backenroth R, Haimov-Kochman R, Pizov G. Azoospermia in familial Mediterranean fever patients: the role of colchicine and amyloidosis. Ann Rheum Dis. 1998; 57(4): 259–260.

[78] Haimov-Kochman R, Prus D, Ben-Chetrit E. Azoospermia due to testicular amyloidosis in a patient with familial Mediterranean fever. Hum Reprod. 2001; 16(6): 1218–1220.

[79] Leslie KS, Lachmann HJ, Bruning E, McGrath JA, Bybee A, Gallimore JR, et al. Phenotype, genotype, and sustained response to anakinra in 22 patients with autoinflammatory disease associated with CIAS-1/NALP3 mutations. Arch Dermatol. 2006; 142(12): 1591–1597.

[80] Tran TA, Kone-Paut I, Marie I, Ninet J, Cuisset L, Meinzer U. Muckle-Wells syndrome and male hypofertility: a case series. Semin Arthritis Rheum. 2012; 42(3): 327–331.

[81] Yasar O, Iskender C, Kaymak O, Taflan Yaman S, Uygur D, Danisman N. Retrospective evaluation of pregnancy outcomes in women with familial Mediterranean fever. J Matern Fetal Neonatal Med. 2014; 27(7): 733–736.

[82] Ofir D, Levy A, Wiznitzer A, Mazor M, Sheiner E. Familial Mediterranean fever during pregnancy: an independent risk factor for preterm delivery. Eur J Obstet Gynecol Reprod Biol. 2008; 141(2): 115–118.

[83] Herscovici T, Merlob P, Stahl B, Laron-Kenet T, Klinger G. Colchicine use during breastfeeding. Breastfeed Med. 2015; 10(2): 92–95.

[84] Chang Z, Spong CY, Jesus AA, Davis MA, Plass N, Stone DL, et al. Anakinra use during pregnancy in patients with cryopyrin-associated periodic syndromes (CAPS). Arthritis Rheumatol. 2014; 66(11): 3227–3232.

[85] McGonagle D, McDermott MF. A proposed classification of the immunological diseases. PLoS Med. 2006; 3(8): e297.

[86] Kastner DL, Aksentijevich I, Goldbach-Mansky R. Autoinflammatory disease reloaded: a clinical perspective. Cell. 2010; 140(6): 784–790.

[87] Gerfaud-Valentin M, Maucort-Boulch D, Hot A, Iwaz J, Ninet J, Durieu I, et al. Adult-onset still disease: manifestations, treatment, outcome, and prognostic factors in 57 patients. Medicine (Baltimore). 2014; 93(2): 91–99.

[88] Lequerre T, Quartier P, Rosellini D, Alaoui F, De Bandt M, Mejjad O, et al. Interleukin-1 receptor antagonist (anakinra) treatment in patients with systemic-onset juvenile idiopathic arthritis or adult onset Still disease: preliminary experience in France. Ann Rheum Dis. 2008; 67(3): 302–308.

[89] Pouchot J, Arlet JB. Biological treatment in adult-onset Still's disease. Best Pract Res Clin Rheumatol. 2012; 26(4): 477–487.

[90] Gerfaud-Valentin M, Hot A, Huissoud C, Durieu I, Broussolle C, Seve P. Adult-onset Still's disease and pregnancy: about ten cases and review of the literature. Rheumatol Int. 2014; 34(6): 867–871.

[91] Le Loet X, Daragon A, Duval C, Thomine E, Lauret P, Humbert G. Adult onset Still's disease and pregnancy. J Rheumatol. 1993; 20(7): 1158–1161.

[92] Mok MY, Lo Y, Leung PY, Lau CS. Pregnancy outcome in patients with adult onset Still's disease. J Rheumatol. 2004; 31(11): 2307–2309.

[93] Yamamoto M, Tabeya T, Suzuki C, Naishiro Y, Yajima H, Shimizu Y, et al. Adult-onset Still's disease in pregnancy. Mod Rheumatol. 2012; 22(1): 163–165.

Martin Müller und Luigi Raio Bulgheroni

9 Komplikationen in der Schwangerschaft und bei der Geburt

9.1 Einleitung

Die Betreuung von Schwangerschaften bei Frauen mit rheumatischen Erkrankungen stellt eine interdisziplinäre Herausforderung dar. Aus geburtshilflicher Sicht ist ein profundes Wissen der Interaktionen zwischen der physiologischen mütterlichen Anpassung an die Schwangerschaft und der potenziell negativen Beeinflussung der Grunderkrankung notwendig. Aus rheumatologischer Sicht sind die modulierenden Einflüsse durch eine veränderte Immunologie, aufgrund der Gerinnung, der Hämodynamik, der Endokrinologie und der Pharmakokinetik der Schwangerschaft auf die Grunderkrankung wichtig. Nicht zuletzt gibt es eine Einschränkung in der Wahl der Medikamente wegen der potenziell negativen Einflüsse auf den Fetus. Nur durch eine gute Kommunikation und geteilte Verantwortung der betreuenden Spezialisten lässt sich für Mutter und Kind eine optimale Situation der Sicherheit schaffen. Dabei beginnt die Zusammenarbeit nicht erst ab dem positiven Schwangerschaftstest, sondern bereits davor. Das bedeutet, dass wir in der Pflicht stehen, bei Frauen im reproduktionsfähigen Alter die Frage nach der Familienplanung in das Repertoire der Anamnese aufzunehmen. Nur so können wir die Risiken einer Schwangerschaft gut einschätzen, mit der betroffenen Frau diskutieren und prophylaktische Maßnahmen ergreifen.

9.2 Schwangerschaft und rheumatologische Grunderkrankung

Die Schwangerschaft stellt aus immunologischer Sicht ein ideales Transplantat dar. Der hemi-allogene Embryo und im Verlauf der Fetus werden während der Entwicklung das maternale Immunsystem konditionieren und auch langfristig prägen [1]. Die Schwangerschaft ist ein embryo-zentrisches und nicht materno-zentrisches Unterfangen [2]. Dafür spricht z. B., dass bei avitalem Embryo und bei intra- oder auch extra-uteriner Gravidität (Implantation außerhalb vom Uterus) keine maternalen adaptiven Veränderungen festgestellt werden können. Nicht verwunderlich können diese maternalen Prozesse und die physiologische Entwicklung des Feten durch autoimmune Erkrankungen gestört werden. Umgekehrt kann die Schwangerschaft selber einen starken Einfluss auf den Verlauf rheumatischer Erkrankungen nehmen (Abb. 9.1). Bereits kurz nach der Konzeption schützen multiple Mechanismen den Embryo vor einer möglichen Abstoßung, wobei der Immunmodulation eine wichtige Rolle zukommt [3]. Das Immunsystem wechselt in der Schwangerschaft von einer zellulär dominierten zu einer mehrheitlich humoralen Abwehr. Auch das Verhältnis

DOI 10.1515/9783110461664-011

der T-Helferzellen wechselt progressiv. Eine Th1:Th2-Abnahme während der Schwangerschaft ist weitgehend akzeptiert [4]. Somit ist der Shift der naiven T-Zellen zu Th2-Zellen hauptsächlich für eine Neigung zur Verbesserung bei Th1-dominierten autoimmunen Erkrankungen wie Rheumatoider Arthritis (RA), Multipler Sklerose oder Psoriasis verantwortlich. Auf der anderen Seite können die Th2-dominierten Erkrankungen wie systemischer Lupus erythematodes (SLE), atopische Dermatitis, Asthma oder Pemphigus durch diese adaptiven immunologischen Veränderungen in der Schwangerschaft negativ beeinflusst werden.

Zusammengefasst ist eine interdisziplinäre Betreuung dieser Schwangerschaften von großer Bedeutung. Der Rheumatologe übernimmt die prä-konzeptionelle Beratung und Überwachung der Grunderkrankung während der Schwangerschaft und im Wochenbett. Der Geburtshelfer konzentriert sich auf die materno-fetale Überwachung und Planung der Entbindung. Dabei muss vor allem das erhöhte Risiko von Komplikationen wie Aborten, intrauterinen Wachstumsretardierungen (IUGR), Präeklampsien (PE), thromboembolischen Ereignissen und postpartaler Hämorrhagie beachtet werden.

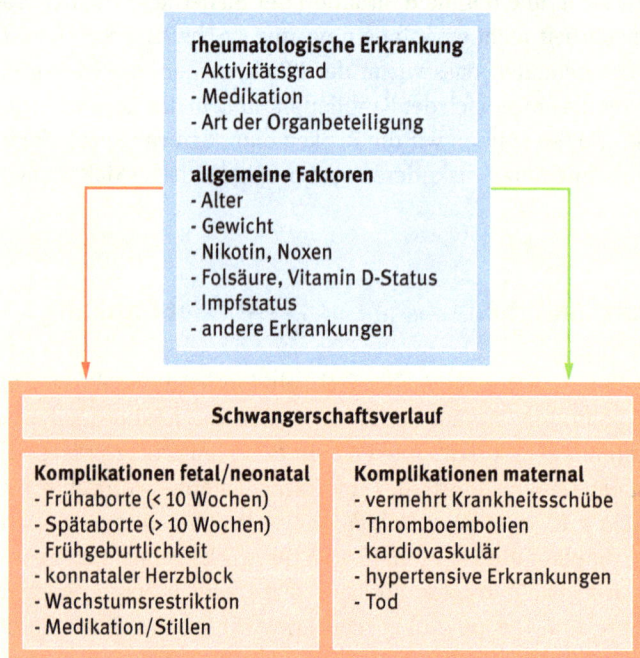

Abb. 9.1: Mögliche negative Einflüsse der rheumatischen Erkrankung auf den Schwangerschaftsverlauf.

9.2.1 Prä-konzeptionelle Phase und rheumatologische Erkrankungen

Rheumatische Erkrankungen kommen häufig bei Frauen im gebärfähigen Alter vor und somit ist die Frage der Fertilität und der präkonzeptionellen Beratung von Bedeutung. Aus geburtshilflicher Sicht kann der vulnerable Embryo oder der Fetus Noxen ausgesetzt werden, die langfristige Komplikationen nach sich ziehen. Somit sollten die Beratung und Planung vor der Konzeption stattfinden [5]. Eine Risiko-Stratifizierung auf der Basis multipler Faktoren ist präkonzeptionell sinnvoll und hilft, Komplikationen zu verringern und den Schwangerschaftsausgang positiv zu beeinflussen. Wie bei jeder anderen Frau auch sollte an prophylaktische Maßnahmen wie eine adäquate Supplementierung von Folsäure, Gewichtsreduktion bei Adipositas, Kontrolle des Impfstatus und Ausschluss einer Schilddrüsendysfunktion gedacht werden [6]. Neben diesen allgemeinen Empfehlungen zur Optimierung der Ausgangssituation für eine Schwangerschaft sind krankheitsspezifische Befunde für die Risiko-Stratifizierung wichtig (Tab. 9.1) [6]. Zum Beispiel kann der Einsatz toxischer Medikamente wie Cyclophosphamid die Fertilität beeinträchtigen und einige Antihypertensiva haben fetale nephrotoxische Nebenwirkungen [7, 8]. Zudem sind die Aktivität und Schwere der Grunderkrankung zum Eintrittszeitpunkt der Schwangerschaft von großer Bedeutung [9, 10]. Ein aktiver SLE oder ein SLE mit multiplen Organbeteiligungen ist mit vermehrten geburtshilflichen und mütterlichen Komplikationen assoziiert [9]. Ein weiteres Beispiel stellt das Antiphospholipid-Syndrom (APS) dar. Das APS weist ein erhöhtes Risiko für Thrombosen und multiple Schwangerschaftskomplikationen auf. Zu den frühen Schwangerschaftskomplikationen zählen habituelle Aborte. 1–5 % der Frauen im gebärfähigen Alter weisen aPL-Antikörper auf und zwischen 10 % und 25 % der Fälle der unklaren habituellen Aborte sind mit aPL assoziiert [11]. Somit ist nicht nur die präkonzeptionelle Beratung, sondern auch die frühe Prophylaxe/Therapie mit niedermolekularem Heparin bzw. niedrig dosierter Acetylsalicylsäure (LDA) bedeutsam [11].

Tab. 9.1: Prädiktoren für einen ungünstigen maternalen und fetalen Schwangerschaftsausgang.

Allgemeine Risikofaktoren	Risikofaktoren der Grunderkrankung
– Arterielle Hypertonie	– Aktivität der Grunderkrankung in den letzten
– Diabetes mellitus	6–12 Monaten vor Konzeption
– Adipositas	– Organbeteiligung
– Schilddrüsenerkrankungen	– Permanenter Organschaden
– Noxen (Nikotin und Alkoholkonsum)	– Thromboembolische Ereignisse
– Mangelnde Folsäuresubstitution	– Nachweis von Antiphospholipid-Antikörpern
	– Nachweis von SS-A- und/oder SS-B-Antikörpern
	– Embryotoxische und fetotoxische Medikamente

Nicht alle rheumatischen Erkrankungen verhalten sich in der Schwangerschaft gleich. Bei RA-Patientinnen wird beispielsweise oft eine Verbesserung der Erkrankungsaktivität beobachtet [12]. Bei anderen Erkrankungen, wie z. B. einer milden systemischen Sklerose, verläuft die Frühschwangerschaft oft unkompliziert. Eine Voraussetzung besteht darin, dass die Grunderkrankung nicht bereits gravierende Organschädigungen verursacht hat. Als Beispiel kann eine HCG-bedingte Hyperemesis zu Mallory-Weiss-Verletzungen des Ösophagus führen und somit lebensbedrohliche Blutungen bei Sklerodermie verursachen [13]. Einer besonderen Aufmerksamkeit bedarf die Takayasu Arteriitis, da die kardialen und aortalen Belastungen während der Schwangerschaft ein erhebliches maternales Risiko bedingen können [14]. Zusammengefasst sollte ein interdisziplinäres und individuell zugeschnittenes Konzept zur Reduktion maternaler und fetaler Komplikationen in der Schwangerschaft angewandt werden. Dies beginnt bereits vor der Schwangerschaft und sollte die Beurteilung der Grunderkrankung sowie die Planung vor Schwangerschaftseintritt beinhalten. Daraus resultiert nicht nur eine adäquate Prophylaxe, sondern auch die Anpassung der Therapie und Überwachung während der Schwangerschaft.

9.2.2 Plazenta und rheumatologische Erkrankungen

Aus geburtshilflicher Sicht konzentriert sich die Betreuung von Schwangeren mit rheumatischen Erkrankungen auf die longitudinale Beurteilung der feto-plazentaren Einheit. Rheumatisch bedingte Schwangerschaftskomplikationen unterscheiden sich prinzipiell nicht von Komplikationen bei gesunden Frauen und werden moduliert durch eine gestörte Plazentation und Plazentafunktion. Eine gestörte plazentare Invasion kann zu einer inadäquaten Umwandlung der uterinen Spiralarterien führen und somit eine Plazentaischämie verursachen. Diese führt zu einer systemischen inflammatorischen Antwort und einer generalisierten endothelialen Dysfunktion [15]. Zu den Plazenta-bedingten Komplikationen gehören neben Aborten, und später intrauterinem Fruchttod, die Präeklampsie (PE) inklusive der Sonderformen wie des HELLP-Syndroms (*Hemolysis, elevated liver enzymes, low platelets*) oder der Eklampsie. Fetale Wachstumsstörungen infolge der nutritiven Insuffizienz der Plazenta können alleine oder kombiniert mit hypertensiven Erkrankungen vorkommen und erklären insgesamt die hohe Rate an Frühgeburtlichkeit in diesem Kollektiv. Somit kann die Betreuung der plazentabedingten Komplikationen in eine frühzeitige Risikoerkennung (erstes Trimester) und die Überwachung/Therapie der Mutter und des Feten (zweites und drittes Trimester) eingeteilt werden.

Die vulnerable frühe Phase der Implantation wird durch Epiphänomene der rheumatologischen Erkrankungen beeinflusst und erklärt somit die hohe Inzidenz von schwangerschaftsassoziierten Komplikationen in diesem Kollektiv. Die gestörte Trophoblastinvasion und insuffiziente Umwandlung der uterinen Spiralarterien führen zu Veränderungen, welche heutzutage als die ätiologische Basis der Präeklampsie verstanden werden. Eine Risiko-Stratifizierung zu Beginn der Schwangerschaft, ähnlich wie das Down-Syndrom-Screening, wird zunehmend auch für die Abschätzung des Risikos für plazentabedingte Probleme wie Präeklampsie oder Plazentainsuffizienz mit Wachstumsrestriktion im Niederrisikokollektiv eingesetzt [16]. Dieses Screeningsystem im ersten Trimester basiert auf Anamnese, Dopplersonographie der uterinen Arterien, dem mittleren arteriellen Blutdruck sowie Serum- und Angiogenesemarkern. Anhand eines komplexen Algorithmus wird damit das individuelle Risiko berechnet. Dies wird auch als Präeklampsie-Screening bezeichnet und hat zum Ziel, frühzeitig eine Risikopopulation zu ermitteln, bei welcher eine LDA-Prophylaxe das Risiko für eine solche Komplikation signifikant reduzieren kann [17].

Das Risiko, an einer Präeklampsie zu erkranken, wird von multiplen Faktoren beeinflusst. Zu den Hauptfaktoren zählen die Primiparität, Mehrlingsschwangerschaften, vorangegangene Präeeklampsie, Ethnizität (afrokaribisch > südasiatisch > weiß), eine positive Familienanamnese für Präeklampsie, das mütterliche Alter, Übergewicht und chronische Erkrankungen (z. B. Diabetes mellitus, arterielle Hypertonie, chronische Nierenerkrankungen, SLE und APS) [18]. Grundsätzlich muss festgehalten werden, dass derzeit die einzige kausale Therapie die Entbindung ist und somit der LDA-Prophylaxe eine besondere Bedeutung zukommt. Heutzutage kann somit bei Schwangeren aus dem Niedrig-Risiko-Kollektiv, die im Screening ein erhöhtes Risiko für Präeklamspie aufweisen, eine LDA-Prophylaxe empfohlen und somit können über 55 % aller Präeklampsien und über 90 % aller schweren Präeklampsien verhindert werden [19]. Das Präeklampsie-Screening spielt bei Frauen mit Lupus oder bei Frauen mit APS eine untergeordnete Rolle, da bei ihnen meist ASS therapeutisch verordnet wird. Jedoch könnte ein gutes Resultat für die Frau psychologisch hilfreich sein, da der negative Vorhersagewert für Präeklampsie und/oder IUWR sehr hoch liegt. Bezüglich der Dosierung von ASS und dessen Wirksamkeit konnte gezeigt werden, dass einerseits eine Dosisbeziehung und andererseits eine zirkadiane Effektivität existiert. So werden mindestens 100 mg ASS/d empfohlen, welches abends eingenommen werden sollte. Laut den Metanalysen scheint zudem die prophylaktische Wirkung von ASS nur noch marginal zu sein, wenn die Therapie erst nach der 16. Woche begonnen wird [20].

Zu den weiteren Komplikationen gehören Aborte, speziell die habituellen Frühaborte (≥ 3 Aborte < 10 Wochen) oder Spätaborte (> 10 Wochen). Diese sind in den klinischen Kriterien für die Diagnose eines APS enthalten [21]. Eine alterierte plazentare Funktion bzw. die Plazentainsuffizienz kann sich auch als nutritive Einschränkung mit fetalen Anpassungen äußern. Diese Anpassungen beeinflussen das Wachstumsverhalten des Feten und eine IUWR ist die Konsequenz. Diese kann früh (< 34. SSW) manifest werden und ist dann meist mit mütterlichen hypertensiven Erkrankungen assoziiert, insbesondere einer schweren Präeklampsie. Die späten IUWR (> 34. SSW) gehen weniger mit hypertensiven Erkrankungen einher und sind deswegen auch schwieriger zu diagnostizieren [22]. Aus dem Kreise der rheumatischen Erkrankungen verursachen unter anderem der SLE und das APS diese plazentaren Schwangerschaftskomplikationen. Zum Beispiel liegt die Prävalenz von aPL bei Frauen mit Kindsverlust zwischen 5 % und 50 % und von Lupus anticoagulans bei bis zu 30 % [11, 23]. Ähnlich entwickeln zwischen 12–35 % der Patientinnen mit APS oder SLE eine Präeklampsie und die schweren Formen kommen gehäuft im genannten Kollektiv vor [24–26]. Diese pathophysiologischen Prozesse stellen auch die Basis der materno-fetalen Überwachung in solchen Risikosituationen dar. Neben den klinischen maternalen Kontrollen sind regelmäßige fetale Wachstums- und Zustandskontrollen mittels geeigneter Verfahren wie Ultraschall, Dopplersonographie und Kardiotocographie (CTG) notwendig. Sowohl eine Zustandsverschlechterung der Mutter, bedingt durch eine schwere Präeklampsie (oder durch eine Verschlechterung der Grunderkrankung), als auch des Fötus, bedingt durch eine Verschlechterung der plazentaren Funktion, kann Anlass für eine vorzeitige Entbindung sein.

9.2.3 Geburtshilfliche Überwachung und rheumatologische Erkrankungen

Die Hypertonie und die schwangerschaftsspezifischen Verlaufsformen stellen generell die häufigsten schweren Komplikationen in der Schwangerschaft dar. Eine arterielle Hypertonie wird während der Schwangerschaft als Blutdruckanstieg > 140/90 mmHg definiert, wobei Werte > 160/110 mmHg als schwere Hypertonie bezeichnet werden [27]. Die klassische Definition der Präeklampsie basiert einerseits auf dem erhöhten Blutdruck und andererseits auf laborchemischen und klinischen Befunden. So wurde bisher eine Hypertonie mit einer Proteinurie von mindestens 300 mg/24 h (oder > 30 mg Protein/mmol Kreatinin bzw. 2+ positiv im Urinstix) nach der 20. SSW als Präeklampsie bezeichnet. Die endotheliale Dysfunktion, welche die Basis der maternalen Symptome darstellt, beschränkt sich aber nicht nur auf eine Störung der Nierenfunktion, sondern kann generalisiert multiple Organsysteme und deren Funktion beeinträchtigen. So wird heutzutage unter der Bezeichnung „Präeklampsie" nicht nur die Assoziation mit einer signifikanten Proteinurie verstanden, sondern auch die Kombination einer Hypertonie mit z. B. einer Nierenfunktionseinschränkung (Kreatinin ≥ 90 µmol/l [entspricht 0,9 mg/dl] oder Oligurie (< 500 ml/24 h) und/oder Leberfunktionsstörung (Transaminasenanstieg, persistierende Oberbauchschmerzen), Lungenödem (Pulsoxymetrie < 90 %), hämatologischen Störungen (Thrombozytopenie < 100 Gpt/l, Hämolyse, DIC), neurologischen Symptomen (starken Kopfschmerzen, Hyperreflexie, Sehstörungen bis Blindheit, Hirnschlag) und/oder fetaler Wachstumsrestriktion. Als schwer verlaufende Formen werden solche definiert, die mit einer schweren Hypertonie einhergehen, wenn sich ein HELLP-Syndrom oder eine Eklampsie (tonisch-klonische Krämpfe) entwickelt und zur Beendigung der Schwangerschaft zwingen. Bedingt durch wahrscheinlich unterschiedliche Pathophysiologien kann auch eine frühe (*Early-onset*-Manifestation < 34. SSW) von einer späten (*late-onset*) Form unterschieden werden [28]. Die frühen Formen sind oft mit einer Plazentainsuffizienz assoziiert, während bei den späten Formen eher metabolische maternale Probleme wie v. a. Adipositas und diabetische Stoffwechselstörungen eine Rolle spielen. Neben den Blutungskomplikationen stellen die hypertensiven Komplikationen und speziell die Präeklampsie eine der wichtigsten Ursachen der maternalen Mortalität dar [29]. Die Erkennung einer Präeklampsie stellt ein wesentliches Merkmal der Schwangerschaftsvorsorge dar.

Die Überwachung der Schwangerschaft sollte aus geburtshilflicher Sicht bei rheumatologischen Erkrankungen vor allem im zweiten und dritten Trimester intensiviert werden [30]. Wie bereits erwähnt ist die Hypertonie ein Hauptmerkmal der zu erwartenden Komplikationen. Bedingt durch eine ausgeprägte periphere Vasodilatation sinkt in der Schwangerschaft der mittlere Blutdruck in den ersten 20–24 Wochen physiologischerweise ab, um anschließend wieder auf das Ausgangsniveau anzusteigen [31]. Eine Gestationshypertonie, d. h. ein Anstieg des Blutdrucks nach der 20. Woche auf Werte ≥ 140/90 mmHg, ist ebenfalls mit einem erhöhten Risiko einer Präeklampsie assoziiert und je früher die Schwangere eine GH entwickelt, desto höher ist das Risiko einer Präeklampsie [32]. Der Abfall des Blutdrucks v. a. in der ersten Hälfte der Schwangerschaft könnte die Diagnose einer vorbestehenden bzw. einer chronischen Hypertonie maskieren. Deswegen wird verlangt, dass sich der Blutdruck bei der GH innerhalb der ersten drei Monate nach der Geburt normalisieren muss. Bei einer persistierenden Hypertonie über diese Zeit hinaus wird entsprechend von einem vorbestehenden Problem bzw. einer chronischen Hypertonie ausgegangen. In den letzten Jahren wurde zunehmend die 24-Stunden-Blutdruckmessung in der kardiovaskulären Abklärung schwangerer Frauen eingesetzt. Einige Fachgesellschaften verlangen explizit den Ausschluss einer sog. Weißkittelhypertonie bzw. einer kaschierten Hypertonie. Auch diese bis jetzt wenig berücksichtigten Entitäten wurden mit einer erhöhten Morbidität während der Schwangerschaft in Verbindung gebracht [33]. Die Blutdruckgrenzwerte, bei welchen eine medikamentöse Senkung empfohlen wird, werden international bzw. von den diversen Fachgesellschaften unterschiedlich gehandhabt. Es ist klar, dass ab einem Blutdruck von > 160/110 mmHg oder höher die zerebrale Autoregulation aussetzt und das Risiko von Hirnblutungen ansteigt. Entsprechend werden sicher ab dort oder schon etwas früher eine stationäre Überwachung und Blutdrucksenkung empfohlen. Falls Hinweise für Endorganschädigungen vorliegen, sollte der „therapeutische Grenzwert" bei ≤ 150/95 mmHg gesetzt werden. Zu beachten ist, dass der Blutdruck nicht zu tief fallen sollte, da in diesen Fällen das Risiko einer verminderten uterinen Perfusion mit fetaler Gefährdung insbesondere bei Plazentainsuffizienz möglich ist. Dabei sollte immer bedacht werden, dass die Differenzierung zwischen schwangerschaftsbedingter Komplikation und Symptomen der Grunderkrankung schwierig sein kann und ggf. weitere Untersuchungen notwendig sind (Tab. 9.2). Der Grund für diese Schwierigkeit liegt in der sich überschneidenden Symptomatik von Präeklampsie und rheumatologischen Erkrankungen. Zum Beispiel kann eine Hypertonie mit Proteinurie – klassische Zeichen einer Präeklampsie – auch Ausdruck eines Lupusschubes (Lupusnephritis) sein. Eine Thrombozytopenie kann im Rahmen eines SLE oder eines APS aber auch bei schweren Formen der Präeklampsie oder beim HELLP-Syndrom vorliegen. Zwischen 20 und 30 % der SLE-Schwangeren entwickeln eine Präeklampsie (Kap. 7). Dabei erhöhen eine vorbestehende arterielle Hypertonie, ein Diabetes, eine Lupusnephritis oder APS dieses Risiko zusätzlich (Tab. 9.1) [34]. Das Risiko einer IUWR ist dreifach erhöht bei SLE oder APS [35]. Ein APS führt zu einer Erhöhung des thromboembolischen Risikos während der Schwangerschaft und im Wochenbett und prädisponiert zu den frühen lebensgefährlichen Präeklampsie-Formen und dem HELLP-Syndrom [36].

Tab. 9.2: Unterscheidung einer Präeklampsie von einer Lupusnephritis in der Schwangerschaft.

	Präeklampsie	**Lupusnephritis**
Hypertonie	Blutdruck erhöht	normal oder erhöht
Proteinurie	> 0,3 g/d oder Protein: Kreatininratio > 30	vorhanden
Erythrozytenzylinder im Urinsediment	abwesend	anwesend
Andere Zeichen (Haut, Gelenke) einer Lupusaktivität	nein	Schmetterlingserythem, photosensitives Erythem, Arthritis
Urat	erhöht	nicht erhöht, es sei denn bei chronischer Nierenbeteiligung
Albumin	niedrig	sehr niedrig bei nephrotischem Syndrom
Leberenzyme	können erhöht sein	selten erhöht
C3 und C4	normal	erniedrigt
Anti-dsDNA	keine Änderung	erhöht
PlGF/S-Flt-1-Ratio	erhöht	wahrscheinlich unbeeinflusst

In den letzten Jahren konnte gezeigt werden, dass die Präeklampsie auch als Ausdruck einer gestörten Angiogenese verstanden werden kann. Somit können Marker, welche diesen anti-angiogenetischen Zustand beschreiben können, zunehmend in der Prädiktion und auch zur Diagnose eingesetzt werden. Durch die Bestimmung der Angiogenesemarker *soluble fms-like tyrosine kinase-1* (sFlt-1) und *placental like growth factor* (PlGF) kann bei klinisch unklarer Situation zwischen der Aktivität der rheumatologischen Grunderkrankung und möglicher Präeklampsie differenziert werden [37–39]. Die PlGF-Serum-Konzentration ist signifikant höher und andererseits die sFlit-1-Konzentration deutlich niedriger in physiologischen Schwangerschaften als bei Präeklampsie (und auch bei IUWR) [40]. In der klinischen Routine wird somit der sFlt-1/PlGF-Quotient genutzt, um eine drohende bzw. eminente Präeklampsie abzuschätzen. So ist bei einer Ratio < 38 eine Präeklampsie innerhalb der folgenden Woche bei einer symptomatischen Schwangeren sehr unwahrscheinlich. Hingegen steigt die Wahrscheinlichkeit einer Präeklampsie in den nächsten vier Wochen auf knapp 40 % an, wenn dieser Wert überschritten wird [38]. Neben dem bereits erwähnten Screening nach Präeklampsie im ersten Trimenon kann auch im zweiten oder dritten Trimenon mittels dieses Quotienten das Risiko abgeschätzt werden. So konnte gezeigt werden, dass bei einer Ratio > 85 (für *early-onset* Präeklampsie) bzw. > 110 (für *late-onset* Präeklampsie) in einem nichtselektionierten Kollektiv das Risiko für eine Präeklampsie erhöht ist [41]. Obwohl die Angiogenesemarker immer mehr in der täglichen Routine angewandt werden, sind diese derzeit noch nicht in die internationalen Definitionen eingeflossen. Weitere prospektive multizentrische Studien werden hier von großer Bedeutung sein.

Falls eine akute oder chronische medikamentöse Therapie der Hypertonie notwendig wird, können Labetolol (Anmerkung: in Deutschland nicht erhältlich), alpha-Methyldopa, Calciumantagonisten und auch Betablocker (v. a. Metoprolol) zum Einsatz kommen. (Tab. 9.3). Der Einsatz von Betablockern ist vor allem bei erhöhtem *cardiac output* (eher bei *late onset* Präeklampsie, bei jüngeren Frauen und bei höherem BMI) indiziert. Da eine bronchokonstriktorische Wirkung bekannt ist, sind sie bei Asthma bronchiale oder bei Frauen mit kongestiver Herzinsuffizienz kontraindiziert. Eine gute Alternative oder additive Möglichkeit bieten Kalziumantagonisten wie Nifedipin. Bei erhöhtem peripher-arteriellem Widerstand (*early onset* Präeklampsie, älteren Schwangere mit normalem BMI) zeigen sie eine gute blutdrucksenkende Wirkung. Schwere, therapieresistente Formen können zusätzlich mit Urapidil, einem potenten Vasodilatator, behandelt werden. Der Einsatz von Furosemid präpartal ist für spezielle Indikationen wie Lungenödem und Herzinsuffizienz reserviert. Insbesondere bei der schweren Hypertonie sollte eine rasche und starke Senkung des Blutdrucks vermieden werden da damit die feto-plazentare Versorgung gefährdet werden könnte. Die empfohlenen Blutdruck-Zielwerte variieren je nach Fachgesellschaft. Prinzipiell sollte der Blutdruck diastolisch nicht < 80 mmHg und systolisch nicht < 130 mmHg gesenkt werden (Tab. 9.4).

Tab. 9.3: Blutdrucksenkung in der Schwangerschaft bei nicht akuter Situation.

Substanz	Dosierung	Nebenwirkungen/Interaktionen
α-Methyldopa	0,5–3 g/d	neurologische und hämatologische Störungen, orthostatische Dysregulation, Cephalgien, Mundtrockenheit, Bradykardien, Depressionen
Labetalol	200–1200 mg/d	Hepathopathie, Bradykardie
Metoprolol	25–200 mg/d	Bronchospasmen, Bradykardie, Verstärkung der Wirkung blutzuckersenkender Medikamente (Insulin und Sulfonylharnstoffe), Verschlechterung einer Psoriasis oder eines Raynaud-Syndroms
Nifedipin	30–120 mg/d (Retardform)	Cephalgien

Bei stationärer Blutdrucksenkung infolge schwerer Hypertonie im Rahmen einer Präeklampsie werden zusätzlich eine Eklampsieprophylaxe mit Magnesiumsulphat und eine Lungenreifeinduktion mit Betamethason oder Dexamethason begonnen (falls < 34 Wochen) werden. Falls die perorale antihypertensive Therapie den Blutdruck insuffizient kontrolliert, wird eine Kombinationstherapie oder eine intravenöse Behandlung durchgeführt.

> Es gibt weiterhin keine kausale Therapie der Präeklampsie, die einzige wirksame Behandlung bleibt die Entbindung. Die Indikation zur vorzeitigen Beendigung der Schwangerschaft wird beeinflusst durch das Gestationsalter, den Schweregrad der Präeklampsie und den Zustand des Kindes.

Die möglichen Szenarien welche eine Entbindung triggern können, sind in Tab. 9.4 zusammengefasst.

Tab. 9.4: Kriterien, die bei Präeklampsie eine Schwangerschaftsbeendigung nahelegen.

- therapierefraktäre arterielle Hypertonie > 160/110 mmHg
- therapierefraktäre Kopfschmerzen, Oberbauchschmerzen
- zentralnervöse Störungen wie starke Kopfschmerzen, Sehstörungen, Hirnblutungen
- Eklampsie
- progressive Niereninsuffizienz mit Oligo- bis Anurie
- Zyanose, bedingt durch Lungenödem (Pulsoxymetrie < 90 %)
- vorzeitige Plazentalösung
- disseminierte intravasale Gerinnungsstörung (DIC)
- HELLP Syndrom
- drohende fetale Dekompensation und/oder pathologisches CTG
- intrauteriner Fruchttod
- < 24. oder > 37. Schwangerschaftswoche
- Blasensprung, relevante Wehen

Wie bereits mehrmals erwähnt, spielt neben der maternalen auch die fetale Situation eine wichtige Rolle in der Entscheidungsfindung bzgl. der Entbindung. Der Nutzen der Doppleruntersuchung sowie die computerisierte Cardiotokographie zur Optimierung des Geburtszeitpunkts speziell bei IUWR wurden bereits in größeren Studien nachgewiesen [42]. Um dieses deviante Wachstum auch erfassen zu können, pflegen wir in solchen Risikosituationen zwischen der 24. und 32. SSW alle vier Wochen und danach alle zwei bis drei Wochen den fetalen Zustand und dessen Wachstum zu überwachen, in speziellen Fällen sogar noch intensiver oder sogar stationär. Diese Kontrollen liefern hilfreiche Hinweise über die fetalen kardiovaskulären Anpassungen an die Plazentainsuffizienz. Letztendlich helfen sie uns, den optimalen Zeitpunkt der Entbindung und auch den Entbindungsmodus mitzubestimmen [42].

Eine spezielle Situation ergibt sich bei Frauen mit positiven Anti-Ro/SSA- und/ oder Anti-La/SSB-Antikörpern (z. B bei Sjögren-Syndrom oder SLE) (Kap. 7). Diese Auto-Antikörper können bekanntlich die Plazentaschranke passieren und auf der fetalen Seite einen atrio-ventrikulären (AV-)Block verursachen. Das Risiko dafür ist in der ersten Schwangerschaft gering (< 2 %), steigt aber auf bis zu etwa 20 % an, falls bereits ein Kind mit einem Herzblock zur Welt gekommen oder daran verstorben ist [43]. Die Empfehlungen in Bezug auf das Screening und insbesondere die Therapie im Falle eines AV-Blocks I oder II sind sehr widersprüchlich, bedingt durch die fehlende Evidenz, ob erstens ein Screening nach AV-Block überhaupt effektiv ist, und zweitens, ob eine Therapie mit zum Beispiel hochdosierten Steroiden (Dexa- oder Betamethason) tatsächlich die Entwicklung eines AV-Blocks III. Grades verhindert. Zudem sind die maternalen Nebenwirkungen nicht unerheblich. Nichtsdestotrotz bieten wir ein Screening in wöchentlichen Abständen zwischen der 16.–28. SSW insbesondere bei Frauen mit Vorgeschichte eines kongenitalen AV-Blocks und bei Frauen mit hohen Anti-SS-A-/SS-B-AK-Titern an (Abb. 9.2). Ob im Falle eines AV-Blocks II. Grades eine Therapie versucht werden soll, muss dann individuell besprochen werden.

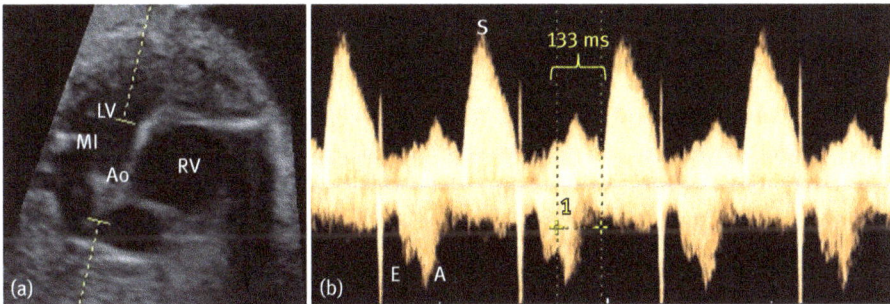

Abb. 9.2: Darstellung der Messung der fetalen AV-Überleitungszeit. (a) Vierkammerblick mit Darstellung der Ein-/Ausflussbahn links (LV, linker Ventrikel; RV, rechter Ventrikel; MI, Mitralklappe; Ao, Aortaausflussbahn). (b) Dopplerflussmuster (E, passive Diastole; A, aktive Diastole; S, Systole). In Gelb die Messung der AV-Zeit.

Zusammengefasst müssen Schwangerschaften mit rheumatischen Erkrankungen aus geburtshilflicher Sicht intensiv betreut werden, um Komplikationen wie Präeklampsie und/oder IUWR frühzeitig zu erkennen. Die intensiven klinischen und sonographischen Kontrollen tragen maßgeblich zu einer frühzeitigen Erkennung bei und ergeben die Grundlage für eine optimale Geburtsplanung.

9.2.4 Geburt und Wochenbett bei rheumatologischen Erkrankungen

Der Geburtsmodus, Zeitpunkt und Ort werden durch den mütterlichen und kindlichen Zustand diktiert bzw. moduliert. Grundsätzlich beeinflussen die rheumatischen Erkrankungen den Geburtsprozess nicht maßgeblich und eine vaginale Geburt kann (und sollte) in der Regel angestrebt werden. Es ist jedoch zu beachten, dass individuelle Faktoren diskutiert werden sollten. Zum Beispiel stellt eine ankylosierende Spondylitis mit Ankylose der Iliosakralgelenke per se keine Indikation für eine Sectio Caesarea dar. Der Wunsch der Patientin und die „Möglichkeit" der vaginalen Geburt müssen jedoch individuell betrachtet werden. Ein anderes Beispiel ist eine vorzeitige Entbindung bei IUWR oder zur Vermeidung eines intrauterinen Fruchttodes bei APS oder bei hoher Aktivität der Grunderkrankung [30]. Weiterhin können Faktoren wie Antikoagulation oder Thrombozytopenie das Geburtsmanagement maßgeblich beeinflussen. Somit sollte bereits vorgeburtlich ein Anästhesist und/oder Gerinnungsspezialist beigezogen werden, damit ein Geburtsmanagement frühzeitig festgelegt wird. Um optimale Voraussetzungen zu schaffen bzw. um nicht vom Geburtsbeginn überrascht zu werden, nachdem vorher noch LMWH gespritzt wurde, wäre auch eine geplante Einleitung vorteilhaft. Das Gleiche gilt natürlich und in höherem Maße für Frauen, welche therapeutisch antikoaguliert sind. Bei der antikoagulierten Patientin beinhaltet das Management die Umstellung vom fraktionierten auf nicht fraktioniertes Heparin bei therapeutischer Antikoagulation und Sistierung der Antikoagulation (therapeutischer und prophylaktischer) sechs bis zwölf Stunden vor der Geburt (bei einer Muttermundsweite von 6–8 cm) bis sechs bis zwölf Stunden postpartal (vaginale oder *Sectio Caesarea*) [44]. An eine Antikoagulation muss bei allen Frauen mit APS und bei Frauen mit positiven aPL (besonders in Kombination mit SLE) im Wochenbett gedacht werden. Das Risiko einer Thrombose im Wochenbett liegt 60-fach höher im Vergleich zu vor der Schwangerschaft und wird nicht nur durch Thrombophilien, sondern ebenfalls durch morbide Adipositas maßgeblich beeinflusst [45, 46].

Ein ähnlicher interdisziplinärer Ansatz sollte für das Vorgehen bei Regionalanästhesie wie Spinalanästhesie (z. B. bei *Sectio Caesarea*) oder Periduralanästhesie (z. B. Schmerzbewältigung unter der Geburt) diskutiert werden. Grundsätzlich kann eine Regionalanästhesie bei prophylaktischer Antikoagulation mit niedermolekularem Heparin zwölf Stunden nach der letzten Gabe durchgeführt werden [47]. Bei dauerhafter Gabe von Glukokortikoiden in höherer Dosierung in der Schwangerschaft (z. B. 15–20 mg/d über mehrere Wochen) empfehlen manche Autoren eine zusätzliche Gabe unter der Geburt, um eine Nebenniereninsuffizienz zu vermeiden (z. B. 100 mg Hydrocortison alle acht Stunden für zwei Tage).

Zusammengefasst sollte das Konzept der interdisziplinären Betreuung nicht nur für die Schwangerschaft, sondern auch für die Geburt und das Wochenbett angewandt werden. Das therapeutische Vorgehen unmittelbar postpartal sowie in den folgenden Wochen sollte rechtzeitig besprochen werden, da postpartale Schübe möglich sind [30]. Eine gute und rechtzeitige Kooperation zwischen Rheumatologen und Geburtshelfern ist Voraussetzung für eine erfolgreiche Schwangerschaft.

9.3 Literatur

[1]   Munoz-Suano A, Hamilton AB, Betz AG. Gimme shelter: the immune system during pregnancy. Immunol Rev, 2011; 241(1): 20–38.

[2]   Barnea ER, et al. Immune regulatory and neuroprotective properties of preimplantation factor: From newborn to adult. Pharmacol Ther, 2015; 156: 10–25.

[3]   Figueiredo AS, Schumacher A. The T helper type 17/regulatory T cell paradigm in pregnancy. Immunology, 2016; 148(1): 13–21.

[4]   Wegmann TG, et al. Bidirectional cytokine interactions in the maternal-fetal relationship: is successful pregnancy a TH2 phenomenon? Immunol Today, 1993; 14(7): 353–356.

[5]   Hickman RA, Gordon C. Causes and management of infertility in systemic lupus erythematosus. Rheumatology (Oxford), 2011; 50(9): 1551–1558.

[6]   Andreoli L, et al. EULAR recommendations for women's health and the management of family planning, assisted reproduction, pregnancy and menopause in patients with systemic lupus erythematosus and/or antiphospholipid syndrome. Ann Rheum Dis, 2016.

[7]   Liu, G, et al. [The risk of sustained amenorrhea in patients with systemic lupus erythematosus receiving intermittent pulse cyclophosphamide therapy]. Hua Xi Yi Ke Da Xue Xue Bao, 2001; 32(2): 294–295, 306.

[8]   Cooper WO, et al. Major congenital malformations after first-trimester exposure to ACE inhibitors. N Engl J Med, 2006; 354(23): 2443–2451.

[9]   Moroni G, Ponticelli C. Pregnancy in women with systemic lupus erythematosus (SLE). Eur J Intern Med, 2016; 32: 7–12.

[10] Yazdany J, et al. Contraceptive counseling and use among women with systemic lupus erythematosus: a gap in health care quality? Arthritis Care Res (Hoboken), 2011; 63(3): 358–365.

[11] Alijotas-Reig J. Treatment of refractory obstetric antiphospholipid syndrome: the state of the art and new trends in the therapeutic management. Lupus, 2013; 22(1): 6–17.

[12] de Man YA, et al. Disease activity of rheumatoid arthritis during pregnancy: results from a nationwide prospective study. Arthritis Rheum, 2008; 59(9): 1241–1248.

[13] Miniati I, et al. Pregnancy in systemic sclerosis. Rheumatology (Oxford), 2008; 47 Suppl 3: iii16–18.

[14] Doria A, et al. Pre-pregnancy counselling of patients with vasculitis. Rheumatology (Oxford), 2008; 47 Suppl 3: iii13–15.

[15] Hartley JD, Ferguson BJ, Moffett A. The role of shed placental DNA in the systemic inflammatory syndrome of preeclampsia. Am J Obstet Gynecol, 2015; 213(3): 268–277.

[16] Sonek JD, Kagan KO, Nicolaides KH. Inverted Pyramid of Care. Clin Lab Med, 2016; 36(2): 305–317.

[17] Day CJ, Lipkin GW, Savage CO. Lupus nephritis and pregnancy in the 21st century. Nephrol Dial Transplant, 2009; 24(2): 344–347.

[18] Wright D, et al. A competing risks model in early screening for preeclampsia. Fetal Diagn Ther, 2012; 32(3): 171–178.

[19] Bujold E, et al. Prevention of preeclampsia and intrauterine growth restriction with aspirin started in early pregnancy: a meta-analysis. Obstet Gynecol, 2010; 116(2 Pt 1): 402–414.

[20] Roberge S, Odibo AO, Bujold E. Aspirin for the Prevention of Preeclampsia and Intrauterine Growth Restriction. Clin Lab Med, 2016; 36(2): 319–329.

[21] Miyakis, S, et al. International consensus statement on an update of the classification criteria for definite antiphospholipid syndrome (APS). J Thromb Haemost, 2006; 4(2): 295–306.

[22] Baschat AA, et al. Prediction of preeclampsia utilizing the first trimester screening examination. Am J Obstet Gynecol, 2014; 211(5): 514 e1–7.

[23] Drakeley AJ, Quenby S, Farquharson RG. Mid-trimester loss–appraisal of a screening protocol. Hum Reprod, 1998; 13(7): 1975–1980.

[24] Cervera R, et al. Antiphospholipid syndrome: clinical and immunologic manifestations and patterns of disease expression in a cohort of 1,000 patients. Arthritis Rheum, 2002; 46(4): 1019–1027.

[25] Gomez-Puerta JA, Sanin-Blair J, Galarza-Maldonado C. Pregnancy and catastrophic antiphospholipid syndrome. Clin Rev Allergy Immunol, 2009; 36(2–3): 85–90.

[26] Singh AG, Chowdhary VR. Pregnancy-related issues in women with systemic lupus erythematosus. Int J Rheum Dis, 2015; 18(2): 172–181.

[27] Gillon TE, et al. Hypertensive disorders of pregnancy: a systematic review of international clinical practice guidelines. PLoS One, 2014; 9(12): e113715.

[28] Raymond D, Peterson E. A critical review of early-onset and late-onset preeclampsia. Obstet Gynecol Surv, 2011; 66(8): 497–506.

[29] Backes CH, et al. Maternal preeclampsia and neonatal outcomes. J Pregnancy, 2011; 2011: 214365.

[30] Jain V, Gordon C. Managing pregnancy in inflammatory rheumatological diseases. Arthritis Res Ther, 2011; 13(1): 206.

[31] Morgan JL, et al. Blood Pressure Profiles Across Pregnancy in Women with Chronic Hypertension. Am J Perinatol, 2016.

[32] Cruz MO, Gao W, Hibbard JU. What is the optimal time for delivery in women with gestational hypertension? Am J Obstet Gynecol, 2012; 207(3): 214 e1–6.

[33] Raio L, Bolla D, Baumann M. Hypertension in pregnancy. Curr Opin Cardiol, 2015; 30(4): 411–415.

[34] Clowse ME, et al. A national study of the complications of lupus in pregnancy. Am J Obstet Gynecol, 2008; 199(2): 127 e1–6.

[35] Chakravarty EF, Nelson L, Krishnan E. Obstetric hospitalizations in the United States for women with systemic lupus erythematosus and rheumatoid arthritis. Arthritis Rheum, 2006; 54(3): 899–907.

[36] Tsirigotis P, et al. Antiphospholipid syndrome: a predisposing factor for early onset HELLP syndrome. Rheumatol Int, 2007; 28(2): 171–174.

[37] Leanos-Miranda A, et al. Circulating Angiogenic Factors and the Risk of Preeclampsia in Systemic Lupus Erythematosus Pregnancies. J Rheumatol, 2015; 42(7): 1141–1149.

[38] Zeisler H, et al. Predictive Value of the sFlt-1:PlGF Ratio in Women with Suspected Preeclampsia. N Engl J Med, 2016. 374(1): 13–22.

[39] Baumann MU, et al., First-trimester serum levels of soluble endoglin and soluble fms-like tyrosine kinase-1 as first-trimester markers for late-onset preeclampsia. Am J Obstet Gynecol, 2008. 199(3): 266 e1–6.

[40] Staff AC, et al., Redefining preeclampsia using placenta-derived biomarkers. Hypertension, 2013; 61(5): 932–942.

[41] Stepan H, et al. Implementation of the sFlt-1/PlGF ratio for prediction and diagnosis of preeclampsia in singleton pregnancy: implications for clinical practice. Ultrasound Obstet Gynecol, 2015; 45(3): 241–246.

[42] Lees CC, et al. 2 year neurodevelopmental and intermediate perinatal outcomes in infants with very preterm fetal growth restriction (TRUFFLE): a randomised trial. Lancet, 2015; 385(9983): 2162–2172.

[43] Upala S,. Yong WC, Sanguankeo A. Association between primary Sjogren's syndrome and pregnancy complications: a systematic review and meta-analysis. Clin Rheumatol, 2016.

[44] Ruiz-Irastorza G, Khamashta MA. Management of thrombosis in antiphospholipid syndrome and systemic lupus erythematosus in pregnancy. Ann N Y Acad Sci, 2005; 1051: 606–612.

[45] Pomp ER, et al. Pregnancy, the postpartum period and prothrombotic defects: risk of venous thrombosis in the MEGA study. J Thromb Haemost, 2008; 6(4): 632–637.

[46] Blondon M, et al. Pre-pregnancy BMI, delivery BMI, gestational weight gain and the risk of postpartum venous thrombosis. Thromb Res, 2016.

[47] Horlocker TT, et al. Regional anesthesia in the patient receiving antithrombotic or thrombolytic therapy: American Society of Regional Anesthesia and Pain Medicine Evidence-Based Guidelines (Third Edition). Reg Anesth Pain Med, 2010; 35(1): 64–101.

Monika Østensen und Maria Hoeltzenbein

10 Medikamente in der Schwangerschaft und Stillzeit

Die Behandlung von Frauen mit rheumatischen Krankheiten in der Schwangerschaft und Stillzeit stellt oft eine schwierige Aufgabe dar, weil bei der Therapie nicht nur eine Mutter, sondern auch ihr Kind zu berücksichtigen sind. Die chronische Krankheit der Mutter sollte so gut wie möglich kontrolliert sein; auf der anderen Seite dürfen notwendige Medikamente dem Embryo und Feten nicht schaden. Das Absetzen einer wirksamen Therapie kann zu einer Verschlechterung oder einem Schub der rheumatischen Erkrankung führen und damit den normalen Schwangerschaftsverlauf durch eine intrauterine Wachstumsretardierung oder eine Frühgeburt gefährden.

Bei der Zulassung eines neuen Medikamentes liegen nur experimentelle Studien oder präklinische Tierversuche vor, oft mit hohen unphysiologischen bzw. toxischen Dosen einer Substanz. Erfahrungen zur Anwendung in der Schwangerschaft beim Menschen fehlen. Aus ethischen Gründen werden keine Medikamentenstudien bei Schwangeren und Stillenden durchgeführt. Erst im Laufe der Zeit erscheinen Berichte, die auf einer nicht beabsichtigten Exposition von Schwangeren beruhen. Solche Daten akkumulieren langsam und haben die Tendenz, in Fallberichten bevorzugt negative Erfahrungen mitzuteilen. Die Tatsache, dass bei so vielen Medikamenten eine Warnung im Hinblick auf Schwangerschaft und Stillzeit ausgesprochen wird, beruht nicht darauf, dass es so viele embryo- oder fetotoxische Medikamente gibt, sondern dass ihr Einfluss auf die Schwangerschaft und Stillzeit beim Menschen nicht oder nur unzureichend untersucht ist.

Für die meisten Ärzte und Patientinnen ist es die Sorge vor einer Schädigung des Kindes, die maßgeblich eine Entscheidung für oder gegen den Gebrauch von Medikamenten in der Schwangerschaft beeinflusst. Dabei wird oft vergessen, dass eine hohe Krankheitsaktivität kurz vor oder während einer Schwangerschaft ein Risiko sowohl für die Gesundheit der Mutter als auch für den Verlauf der Schwangerschaft und damit für das Kind darstellt. Weiterhin ist zu berücksichtigen, dass es auch bei gesunden Eltern und ohne Einnahme von Medikamenten bei 15–20 % der Schwangerschaften zu einer Fehlgeburt kommt und bei 2–5 % der Neugeborenen angeborene Fehlbildungen beobachtet werden. Eine sorgfältige Abwägung von Nutzen und Risiko eines Medikaments in der Schwangerschaft ist für jede Therapieentscheidung notwendig. Daher werden in der Schwangerschaft bevorzugt Medikamente als Mittel der Wahl eingesetzt, die eine lange Markterfahrung haben und für die eine ausreichende Erfahrung beim Einsatz in der Schwangerschaft besteht, wie beispielsweise Sulfasalazin, Azathioprin oder Hydroxychloroquin. Da sich die Erfahrungen/Datenlage vor allem bei den neueren Medikamenten sehr schnell ändern können, sollte immer nach dem aktuellen Kenntnisstand behandelt werden.

DOI 10.1515/9783110461664-012

Nach deutscher Rechtsprechung ist ein zulassungsüberschreitender Einsatz von Arzneimitteln dann nicht rechtswidrig, wenn das für Schwangere nicht zugelassene Medikament nach dem aktuellen wissenschaftlichen Erkenntnisstand hinreichend wirksam und unbedenklich ist und eine gleichwertige therapeutische Alternative nicht zur Verfügung steht. Die Unbedenklichkeit ist relativ zu verstehen, d. h. es steht kein anderes wirksames Medikament zur Verfügung, das sicherer erscheint, und eine Nichtbehandlung wäre im Sinne einer Nutzen-Risiko-Abwägung riskanter [1].

Bei bestehendem Kinderwunsch und Bedarf für eine kontinuierliche antirheumatische Therapie stellt sich die Frage, ob die Therapie mit einer Schwangerschaft vereinbar ist. Die Informationen in der Roten Liste, in Packungsbeilagen oder Fachinformationen sind oft bei der Entscheidung für oder gegen das Fortführen einer Therapie wenig hilfreich. Für eine detaillierte Übersicht verweisen wir auf aktuelle Übersichtsarbeiten von 2016, in denen Berichte der Literatur im Hinblick auf antirheumatische Medikamente und Reproduktion zusammengefasst werden [2, 3] bzw. die ältere Empfehlungen aktualisieren [4, 5]. In diesem Kapitel werden ausschließlich die wichtigsten Fall-Kontroll- und Kohortenstudien sowie Meta-Analysen zu den einzelnen Medikamenten zitiert.

> Für jede medikamentöse Therapie in der Schwangerschaft sollte eine Nutzen-Risiko-Abwägung erfolgen und bevorzugt auf lang erprobte Medikamente mit ausreichender Erfahrung in der Schwangerschaft zurückgegriffen werden.

10.1 Die Patientin als Partnerin beim Therapieentscheid

Therapieentscheidungen sind oft komplex und sollten unbedingt im Einverständnis mit der Patientin erfolgen, damit die Compliance gesichert ist. Eine medikamentöse Behandlung in der Schwangerschaft erfordert eine klare Indikation und eine kritische Bewertung der für die individuelle Patientin notwendigen Medikamente. Die Prognose der Krankheit, die Dauer der Krankheit, das Ausmaß und der Schweregrad der Symptome und bereits vorliegende Gelenk- oder Organschäden spielen eine Rolle bei der Entscheidung für eine Therapie in der Schwangerschaft. Manche rheumatische Krankheiten bessern sich spontan in der Schwangerschaft, andere bleiben aktiv oder neigen zum Schub. Der Bedarf für eine medikamentöse Behandlung nimmt also bei einigen Patientinnen während der Schwangerschaft ab, bei anderen jedoch zu. Bei einem aktiven Krankheitsverlauf muss entschieden werden, welche Medikamente für die Schwangerschaft geeignet sind und wann und wie lange eine medikamentöse Behandlung während der Schwangerschaft notwendig und vertretbar ist. Man muss sich darüber klar sein, dass der Leidensdruck von Krankheitssymptomen die Motivation, Medikamente einzunehmen, beeinflusst. Eine aktive Arthritis, die mit Schmerzen,

Steifigkeit und beeinträchtigter Gelenkfunktion einhergeht, kann von der Patientin als wesentlich schlimmer empfunden werden als eine Nephritis, von der die Patientin nichts spürt.

Im Patientengespräch sollte das Risiko der unbehandelten aktiven Krankheit angesprochen und erklärt werden, welche positiven Effekte eine gute Kontrolle der Krankheitsaktivität auf die Schwangerschaft zeigt und welche Risiken eine medikamentöse Therapie für das Kind haben könnte. Es ist von Vorteil zu erfahren, welche Informationen die Patientin bereits von anderen Spezialisten, von Mitpatienten, Familie und Bekannten oder über das Internet in Bezug auf Medikamente in der Schwangerschaft erhalten hat. Missverständnisse oder falsche Informationen können dann besprochen und ausgeräumt werden. Sorgen, die sich die Patientin im Hinblick auf die Krankheit und die Schwangerschaft macht, sollten angesprochen werden, damit man gemeinsam zu einem Therapieplan gelangt, der von der Patientin als positiv und akzeptabel angesehen wird. Hauptziele einer medikamentösen Therapie sind die Unterdrückung der Krankheitsaktivität und die Unterstützung einer Schwangerschaft frei von Komplikationen, beides die besten Voraussetzungen für ein gesundes Kind.

Während der Schwangerschaft wird die rheumatische Patientin von verschiedenen Spezialisten betreut. Dazu gehören der Allgemeinarzt, der Gynäkologe, der Rheumatologe, die Hebamme, Physio- und Ergotherapeuten sowie Pflegefachleute. Die Gefahr besteht, dass sich verschiedene Spezialisten unterschiedlich zu Risiken der Schwangerschaft und der medikamentösen Therapie äußern. Dabei ist es nicht immer vorhersehbar, welcher Aussage die Patientin am meisten Vertrauen schenkt und welchem Rat sie folgt. Eine Kommunikation zwischen den Spezialisten ist also notwendig. Die Aufgabe des Rheumatologen besteht darin, die Risiken der Grunderkrankung für den Schwangerschaftsverlauf zu beurteilen und die medikamentöse Therapie in der Schwangerschaft so risikoarm wie möglich für den Feten zu gestalten. Darum ist ein Beratungsgespräch bereits bei Kinderwunsch und auf jeden Fall nach Bekanntwerden einer Schwangerschaft so wichtig. In einer kurz gefassten Übersicht können dann die vorgeschlagenen Medikamente, ihre Dosierung und die geplante Behandlungsdauer während der Schwangerschaft sowie die Indikation für das jeweilige Medikament vermerkt werden. Diese Übersicht kann die Patientin zu jedem an der Behandlung bzw. Betreuung Beteiligten mitnehmen und damit die interdisziplinäre Kommunikation anregen.

Ein Beratungsgespräch erfordert ausreichend Zeit, um in Ruhe auf die Fragen der Patientin einzugehen und den Behandlungsplan für die Schwangerschaft so anzupassen, dass die Patientin diesen akzeptieren und einhalten kann. Hierbei ist die Kommunikation mit anderen Fachdisziplinen, die die schwangere Patientin betreuen, von größter Relevanz.

10.2 Evidenznachweis für die Anwendung von Medikamenten in der Schwangerschaft

Therapeutische Entscheidungen sollten sich auf eine evidenzbasierte Medizin stützen. Allerdings sind die Erfordernisse, die außerhalb einer Schwangerschaft oder der Stillzeit an Medikamente und ihre Wirkung gestellt werden, kaum bei schwangeren und stillenden Müttern anwendbar. Die erforderliche Evidenz fokussiert nicht auf die Wirkungen und Nebenwirkungen bei der Mutter, sondern auf die Sicherheit des Kindes vor schädlichen Nebenwirkungen eines Medikaments, das an die Mutter verabreicht wird. Gängige Klassifikationssysteme der Evidenz erfordern für therapeutische Empfehlungen Qualitätsmerkmale wie die randomisierte, kontrollierte Studie; solche Studien können bei Schwangeren und Stillenden aus ethischen Gründen aber nicht durchgeführt werden. In der Literatur dominieren daher Fallberichte, Fallserien und Beobachtungsstudien. Prospektive, kontrollierte Studien und Meta-Analysen sind selten. Bei Fallberichten schleicht sich oft ein Publikationsbias mit einer Überrepräsentation von Schwangerschaften mit negativem Ausgang ein.

Daten aus Herstellerregistern, die nicht primär für die Erfassung von Schwangerschaftsverläufen gedacht sind, erweisen sich häufig als unvollständig. Oft ist der genaue Zeitpunkt der Einnahme des Medikamentes in der Schwangerschaft nicht bekannt, d.h., es werden auch Schwangerschaften erfasst und berichtet, in denen das Medikament bereits vor der Schwangerschaft abgesetzt wurde. Der Anteil an Schwangerschaften ohne Informationen zum Schwangerschaftsausgang ist relativ groß, teilweise werden Lost-Raten von bis zu 50 % berichtet. Zahlreiche Confounder (Störfaktoren), die teilweise nicht genannt werden, erschweren die Interpretation der Ergebnisse. Eine schwere Grunderkrankung (z. B. systemischer Lupus erythematosus (SLE)) kann bereits das Risiko für Spontanaborte oder Schwangerschaftskomplikationen erhöhen. Eine Co-Medikation mit zusätzlich teratogenen (z. B. MTX oder Mycophenolat) oder immunsuppressiven Medikamenten bzw. die fehlende Information zur Begleittherapie erlauben oft keine genaue Aussage zum untersuchten Medikament. In Registern werden zudem bevorzugt Schwangerschaften mit unerwünschtem Schwangerschaftsausgang an den Hersteller berichtet, dies sollte insbesondere bei der Auswertung von retrospektiven Berichten berücksichtigt werden.

Prospektive Studien mit Einschluss von Vergleichsgruppen oder Fall-Kontroll-Studien sind am besten geeignet, die Anwendung eines Medikamentes in der Schwangerschaft zu untersuchen. Eine alleinige Auswertung retrospektiv erfasster Schwangerschaften kann durch bevorzugte Meldung von unerwünschten Schwangerschaftsausgängen zu einer Überschätzung des Risikos führen. Bei seltenen Ereignissen bzw. sehr kleinen Risiken sind Fallberichte jedoch wichtig, um frühzeitig Signale zu erkennen, die z. B. im Rahmen prospektiver Studien abgeklärt werden müssen. Methodische Aspekte, wie Auswahl und Zeitpunkt der Erfassung der exponierten Schwangerschaften und Kontrollen sowie die Art der Klassifikation von Fehlbildungen, müssen bei der Interpretation von Studien berücksichtigt werden.

10.3 Medikamente und Schwangerschaft

10.3.1 Nichtsteroidale Antiphlogistika (NSAR)

Bei der Mehrzahl der Patientinnen mit Spondyloarthropathien und bei etwa 50 % mit einer Polyarthritis verbleibt die Arthritis während der Schwangerschaft aktiv oder verschlechtert sich akut. Oft sind die Symptome im ersten und zweiten Drittel der Schwangerschaft am stärksten ausgeprägt und erfordern eine Therapie mit NSAR. Die nichtselektiven Cyclooxygenasehemmer, wie Salicylate, Indomethacin, Fenoprofen, Ibuprofen, Naproxen, Diclofenac, Mefenaminsäure und Piroxicam sind nicht teratogen, wie größere epidemiologische Studien gezeigt haben [2, 4]. Zwar wird in einzelnen Studien ein leicht erhöhtes Risiko für spezifische Fehlbildungen diskutiert [6], aber in den meisten Studien wird bei häufig eingesetzten NSAR nach Anwendung im 1. Trimenon kein erhöhtes Fehlbildungsrisiko nachgewiesen [7, 8]. Sie brauchen daher weder vor einer Schwangerschaft noch im 1. Trimenon abgesetzt werden. Für Ibuprofen und Diclofenac liegen die meisten Daten zur Therapie in der Schwangerschaft vor und diese sollten daher bevorzugt verwendet werden.

Zu den selektiven Cox-2-Hemmern, wie z. B. Celexoxib, Parecoxib oder Etoricoxib, gibt es bisher nur spärliche Daten, so dass es ratsam erscheint, diese – falls möglich – bereits bei Kinderwunsch abzusetzen und auf ein klassisches NSAR zu wechseln [2, 9].

Diskutiert wird in einigen Studien ebenfalls eine gering erhöhte Rate für Spontanaborte nach Exposition mit NSAR [10], wobei teilweise Verschreibungsdaten verwendet werden und ein möglicher Einfluss der Grunderkrankung wie z. B. beim Antiphospholipidsyndrom oder bei systemischem Lupus erythematosus (SLE) nicht berücksichtigt wurde. Andere Studien konnten ein erhöhtes Risiko für Fehlgeburten nicht bestätigen [11].

Im 1. und 2. Trimenon können gut untersuchte nichtselektive NSAR gegeben werden, in der geringsten effektiven Dosis und begrenzt auf aktive Krankheitsphasen. Falls die Intensität der Beschwerden von der Tageszeit abhängt, kann die Dosierung eines NSAR mit kurzer oder mittlerer Halbwertszeit entsprechend angepasst werden.

Im 2. und 3. Trimenon der Schwangerschaft kann sowohl eine selektive als auch eine nichtselektive Hemmung der Cyclooxygenasen 1 und 2 (COX1, COX2) bedeutsame Nebenwirkungen beim Feten verursachen [4]. Infolge der Hemmung der fetalen Prostaglandinsynthese wird die renale Durchblutung vermindert [12]. Daraus resultieren eine Reduktion der fetalen Urinproduktion und ein vermindertes Volumen der Amnionflüssigkeit (Oligohydramnion). Die renalen Nebenwirkungen beim Fetus sind nach Absetzen des NSAR meistens innerhalb von einem bis vier Tagen reversibel. Falls NSAR bis kurz vor der Entbindung gegeben werden, kann auch die Nierenfunktion des Neugeborenen über Tage oder Wochen beeinträchtigt sein [4].

Klinische und experimentelle Studien haben gezeigt, dass alle COX-Hemmer (mit Ausnahme von niedrig dosierter Acetylsalicylsäure) durch Hemmung der Prostaglandinsynthese den Ductus arteriosus Botalli verengen können. Der konstringierende Effekt der NSAR auf den Ductus arteriosus Botalli wurde ab der 27. Schwangerschaftswoche nachgewiesen [4] und ist sowohl zeit- als auch dosisabhängig. Mit zunehmendem Schwangerschaftsalter steigt die Empfindlichkeit des fetalen Ductus arteriosus Botalli. Vor der 32. Schwangerschaftswoche (SSW) wurde ein Ansprechen bei 5–10 %, in der 32. SSW bei 50 % und ab Woche 34 bei fast allen exponierten Schwangerschaften beschrieben [4, 13, 14]. Wird der fetale Ductusverschluss frühzeitig diagnostiziert, ist er häufig innerhalb von 24–72 h nach Absetzen der NSAR reversibel [13], ansonsten können weitere Komplikationen wie pulmonale Hypertonie oder Rechtsherzversagen beim Neugeborenen auftreten.

Bei Neugeborenen, deren Mütter in der späten Schwangerschaft NSAR eingenommen hatten, wurde eine Assoziation mit pulmonaler Hypertonie bei den Neugeborenen beschrieben, die jedoch in einer neueren Fall-Kontroll-Studie nicht bestätigt werden konnte [15].

Um Nebenwirkungen auf die Niere oder den Ductus arteriosus beim Feten oder Neugeborenen zu vermeiden, sollten NSAR bereits um die 28. Woche abgesetzt werden. Dabei sind die unterschiedliche Potenz und Halbwertszeit der verschiedenen NSAR zu berücksichtigen. Falls dies nicht möglich ist, z. B. bei unbefriedigender Wirkung von Paracetamol oder Kortikosteroiden, kann ausnahmsweise kurzzeitig ein NSAR mit kurzer Halbwertszeit unter regelmäßiger Ultraschalluntersuchung und dopplersonographischer Kontrolle des Feten gegeben werden. Sollten sich dabei aber kardiale oder renale Nebenwirkungen zeigen, müssen die NSAR sofort abgesetzt werden.

Gelenkschmerzen können in allen Abschnitten der Schwangerschaft mit Paracetamol als Schmerzmittel der 1. Wahl in der üblichen Dosierung 1–4 g täglich behandelt werden. Sollte Paracetamol nicht genügen, sollte der Einsatz stärkerer Schmerzmittel mit einem Spezialisten der Schmerztherapie diskutiert werden.

> Nichtselektive Cox-Inhibitoren können im 1. Trimenon eingesetzt werden, bevorzugt Ibuprofen und Diclofenac, zu denen am meisten Erfahrungen vorliegen. Cox-2-Inhibitoren sollten aufgrund der unzureichenden Erfahrungen in der Schwangerschaft vermieden werden. Ab der 30. SSW sollten NSAR nicht mehr eingesetzt werden. Bei Exposition nach der 28. SSW sollten eine Ultraschalluntersuchung zum Ausschluss einer Fruchtwasserverminderung bzw. eines Oligohydramnions und eine dopplersonographische Untersuchung zur Kontrolle des fetalen Ductus durchgeführt werden. Für nicht entzündungsbedingte Schmerzen ist Paracetamol das Analgetikum der Wahl in der gesamten Schwangerschaft.

10.4 Basistherapie bei der Patientin mit Kinderwunsch

Für alle rheumatischen Krankheiten gilt, dass eine Schwangerschaft möglichst in einer Phase der Remission und bei stabiler Medikation stattfinden sollte. Meist sind es Kombinationstherapien, die eine solche Remission aufrechterhalten [16]. Methotrexat ist häufig Bestandteil der Therapie. Da es unbedingt vor Eintritt einer

Schwangerschaft abgesetzt werden muss und andere Partner von Kombinationstherapien zum Teil unzureichend im Hinblick auf die Schwangerschaft untersucht sind
(z. B. Leflunomid), ergeben sich Therapieprobleme. Eine bisher effektive Therapie
bei einer Patientin mit Kinderwunsch abzusetzen kann einen Schub provozieren,
da es ungewiss ist, wie rasch die Patientin tatsächlich schwanger wird. Nach Absetzen eines kontraindizierten Medikaments sollte daher unbedingt ein anderes
Basistherapeutikum eingesetzt werden, z. B. Sulfasalazin oder Hydroxychloroquin.
Für Patientinnen mit rheumatoider Arthritis (RA), juveniler idiopathischer Arthritis
(JIA) oder Psoriasisarthropathie und Kinderwunsch ist Sulfasalazin als Monotherapie
oder in Kombination mit Hydroxychloroquin das Mittel der ersten Wahl. Nicht selten
wird auch niedrig dosiertes Prednison (3–5 mg/d) dazugegeben. Diese Medikamente
können während der gesamten Schwangerschaft und Stillzeit eingenommen werden.

Falls die Mittel der Wahl, wie Sulfasalazin oder Hydroxychloroquin, wegen Unverträglichkeit oder
Versagen der Behandlung nicht angewandt werden können, kann die Gabe eines TNFα-Inhibitors,
besonders bei Patientinnen mit hoher Krankheitsaktivität oder ungünstiger Prognose, in Erwägung
gezogen werden.

10.4.1 Sulfasalazin

Sulfasalazin besteht aus einem Sulfonamid- und 5-Aminosalicylsäure (5-ASS)-Anteil.
Die Auswirkungen von Sulfasalazin bzw. von 5-ASS auf den Verlauf und Ausgang von
Schwangerschaften wurden am häufigsten bei Patientinnen mit entzündlichen Darmerkrankungen untersucht und gehören bei diesen Erkrankungen zur Standardtherapie in der Schwangerschaft [17, 18]. Eine Meta-Analyse hinsichtlich sieben Studien
von 5-ASS-haltigen Medikamenten fand kein erhöhtes Risiko für Schwangerschaftskomplikationen und Fehlbildungen bei Frauen mit entzündlichen Darmerkrankungen [19]. In einer prospektiven Studie von Patientinnen mit RA, die mit bis zu 2 g/Tag
Sulfasalazin behandelt wurden, wurde weder eine Erhöhung der Spontanabort- oder
der kindlichen Fehlbildungsrate noch ein vermehrtes Auftreten eines neonatalen Ikte-
rus beobachtet, der aufgrund theoretischer Überlegungen wegen des Sulfonamidan-
teils als Komplikation befürchtet wurde [20].

Einige Fallberichte beschreiben eine Neutropenie oder aplastische Anämie bei
Neugeborenen, wenn die Mutter mit einer höheren Dosis als 2 g/d in der Schwangerschaft behandelt wurde [21]. Dies legt nahe, die Tagesdose von 2 g in der Schwangerschaft nicht zu überschreiten.

Sulfasalazin kann die Aufnahme von Folsäure vermindern, so dass – obwohl kein
erhöhtes teratogenes Risiko besteht – die Gabe von z. B. 800 μg Folsäure täglich für
die gesamte Dauer der Schwangerschaft empfehlenswert ist.

Sulfasalazin kann als Basistherapeutikum in der gesamten Schwangerschaft eingesetzt werden und gehört zu den Mitteln der Wahl in der Schwangerschaft.

10.4.2 Chloroquin und Hydroxychloroquin

Chloroquin und Hydroxychloroquin passieren die Plazenta. Ihre Verträglichkeit während der Schwangerschaft ist bei Patientinnen mit SLE und RA mit einer Standarddosierung von 250 mg Chloroquin oder 200–400 mg Hydroxychloroquin untersucht worden. Hydroxychloroquin zeigt eine geringere Verteilung als Chloroquin im Gewebe, für die Behandlung schwangerer Patientinnen ist es daher dem Chloroquin vorzuziehen. Die größten Erfahrungen liegen daher zu Hydroxychloroquin vor.

In einer prospektiven Studie mit 114 exponierten Frauen wird im Vergleich zu einer gesunden Kontrollgruppe kein erhöhtes Fehlbildungsrisiko beschrieben [22]. Entsprechend wurde auch in einer aktuellen Metaanalyse kein erhöhtes Fehlbildungsrisiko bei den Kindern von behandelten Müttern mit Autoimmunerkrankungen berichtet. Die Autoren beschreiben jedoch eine erhöhte Rate für Spontanaborte, die auch als Folge der Grunderkrankung angesehen werden könnte [23].

Untersuchungen von Kindern bis zum Alter von zwei Jahren, die *in utero* mit Chloroquin oder Hydroxychloroquin exponiert waren, zeigten weder Funktionsstörungen an Auge oder Ohr noch eine Beeinträchtigung der kindlichen Immunfunktion [24–26].

Insgesamt wird empfohlen, die Therapie mit Hydroxychloroquin bei Patientinnen mit SLE und in einigen neueren Studien auch bei sekundärem Antiphospholipidsyndrom in der Schwangerschaft fortzuführen, da angenommen wird, dass der Schwangerschaftsverlauf durch die Therapie positiv beeinflusst wird. So wird von einer reduzierten Anzahl aktiver Krankheitsschübe bei SLE-Patientinnen, die kontinuierlich Hydroxychloroquin während der Schwangerschaft einnahmen, berichtet [23]. Weniger Schwangerschaftskomplikationen und eine höhere Anzahl von Lebendgeburten im Vergleich zu unbehandelten Frauen wurden bei Frauen mit einem obstetrischen Antiphospholipidsyndrom gefunden, die zusätzlich zur Standardtherapie Hydroxychloroquin erhielten [27–29]. Andere Studien fanden eine geringere Rezidivrate eines kongenitalen Herzblocks bei Müttern, die bereits ein Kind mit kongenitalem Herzblock geboren hatten und in einer Folgeschwangerschaft mit Hydroxychloroquin behandelt wurden [30–32]. Diese Befunde müssen allerdings in kontrollierten, prospektiven Studien noch bestätigt werden.

Hydroxychloroquin kann bei entsprechender Indikation in der gesamten Schwangerschaft eingesetzt werden.

10.4.3 Glucocorticoide

Die verschiedenen Glucocorticoide gelangen in unterschiedlichem Maße über die Plazenta in den Blutkreislauf des Feten. Prednison wird in der Leber in das aktive Prednisolon umgewandelt. Glucocorticoide werden von den 11β-Hydroxysteroid Dehydrogenasen Typ 2 der Plazenta zu inaktiven Formen degradiert; dabei werden Prednisolonderivate effektiver inaktiviert als fluorinierte Glucocorticoide. Nur etwa 10 % der Prednisolonderivate erreichen den Fetus, hingegen erscheinen 33 % des Betamethason und 50 % des Dexamethason in der fetalen Zirkulation.

Ein möglicherweise gering erhöhtes Risiko für Gaumenspalten nach Gabe von Glucocorticoiden im 1. Trimenon (wie im Tierversuch beschrieben) wird immer wieder diskutiert [33, 34], konnte aber in neueren epidemiologischen Studien nicht eindeutig bestätigt werden [35, 36].

Ein Aufflammen einer Entzündung in peripheren Gelenken kann mit Glucocortikoidinjektionen ins Gelenk, mit peroralem Prednison oder intramuskulärer Glucocortikoidinjektion behandelt werden. Eine ein- oder mehrmalige intramuskuläre Injektion von 40–80 mg Methylprednisolon ist auch die Therapie der Wahl, wenn bei Patientinnen mit aktiver Gelenkentzündung ein NSAR während der letzten Schwangerschaftswochen abgesetzt wird. Eine weitere Möglichkeit besteht in der Gabe eines verzögert freigesetzten Prednison-Präparates (*modified release Prednisone*), das als abendliche Medikation eine bessere Wirkung vor allem auf die Morgensteifigkeit erzielt und in geringerer Dosis wirksam ist als normales Prednison.

Systematische Studien zur Anwendung von intraartikulärem Triamcinolon in der Schwangerschaft liegen nicht vor. Eine Gabe ist akzeptabel, wenn Prednisolon oder Methylprednisolon nicht angewendet werden können.

Bei sehr aktiver systemischer Krankheit oder bei Organkomplikationen kann die Schwangere kurzfristig mit 0,5–1 mg/kg Prednison oder Prednisolon täglich behandelt werden. Eine Glucocorticoidpulstherapie mit suprapharmakologischen Dosen zeigt eine rasche anti-inflammatorische Wirkung, jedoch ohne die Nebenwirkungen einer längeren, hochdosierten peroralen Behandlung [37]. Die Anwendung während der Schwangerschaft ist schweren Organmanifestationen, z. B. bei SLE, vorbehalten [38], möglichst mit reduzierter Dosis von 0,5 g Methylprednisolon an drei Tagen. Eine mütterliche Glucocorticoidbehandlung mit hohen Dosen in späteren Abschnitten der Schwangerschaft kann zu intrauteriner Wachstumsretardierung, Frühgeburt und Nebenwirkungen beim Neugeborenen, z. B. Nebenniereninsuffizienz, führen [39]. In zwei prospektiven Studien mit insgesamt 592 Schwangerschaften fand sich eine höhere Rate von Frühgeburtlichkeit bei den mit Prednison behandelten RA-Patientinnen und damit verbunden auch ein erniedrigtes Geburtsgewicht [20, 40].

Dexamethason und Betamethason werden nur in geringem Maß von den plazentaren 11-Betahydroxylasen inaktiviert und sind daher für die intrauterine Behandlung des Feten geeignet [2]. Außer für die Induktion der Lungenreife bei drohender Frühgeburt oder zur umstrittenen Behandlung eines kongenitalen Herzblocks (Kap. 7) sind sie nicht für die Behandlung rheumatischer Krankheiten indiziert.

> Prednisolon und Prednison sind zur Behandlung schwangerer Frauen in allen Abschnitten der Schwangerschaft geeignet, doch sollte die regelmäßige Tagesdosis 5–7,5 mg/d möglichst nicht überschreiten, da höhere Dosen das Risiko für Nebenwirkungen bei Mutter und Fetus erhöhen. Falls therapeutisch zu vertreten, sollte die Dosis in der sensiblen Phase der Entstehung von Gaumenspalten innerhalb der Schwangerschaftswochen 8–11 möglichst nicht höher als 10 mg/d gewählt werden.

10.4.4 Azathioprin

Azathioprin ist ein Thiopurin, dessen aktiver Metabolit 6-Mercaptopurin ist. Die Anwendung von Thiopurinen während der Schwangerschaft ist bei über 1500 Patienten in zahlreichen Studien von Transplantierten, bei Patientinnen mit entzündlichen Darmerkrankungen und autoimmunen Krankheiten sehr gut untersucht [41, 42]. Die meisten dieser Patientinnen erhielten ebenfalls eine begleitende Therapie mit anderen immunsuppressiven Medikamenten oder mit Prednison. Insgesamt liegen Daten aus fünf Fall-Kontroll-Studien, zehn Kohortenstudien, einer Meta-Analyse und zahlreichen Fallserien über Azathioprin vor [2]. Verglichen mit der nicht erkrankten Kontrollpopulation wurde keine Erhöhung der spontanen Abortrate oder des Risikos für angeborene Fehlbildungen gefunden. Manche Studien berichten von mehr prämaturen Kindern und reduziertem Geburtsgewicht, doch wird allgemein ein Einfluss der Grunderkrankung auf diese Befunde angenommen. Um einen negativen Effekt auf die Hämatopoese des Neugeborenen zu vermeiden, sollte die Dosis bei einer Schwangeren 2 mg/kg/d nicht überschreiten.

> Azathioprin kann bei entsprechender Indikation in der Schwangerschaft eingesetzt werden.

10.4.5 Cyclosporin

Cyclosporin ist ein Calcineurinhemmer. Der Schwangerschaftsausgang wurde unter der Einnahme von Cyclosporin bei Patientinnen mit Organtransplantaten, mit entzündlichen Darmerkrankungen und autoimmunen Krankheiten untersucht [43]. Die meisten Patientinnen erhielten verschiedene andere immunsuppressive Medikamente zusätzlich zu Cyclosporin. Eine Metaanalyse von 410 behandelten Schwangerschaften bei Patientinnen mit Allotransplantaten oder autoimmunen Krankheiten fand keine Erhöhung der kindlichen Fehlbildungsrate verglichen mit unbehandelten Kontrollen [44]. In manchen Studien wurden vermehrt Prämaturität und reduziertes Geburtsgewicht gefunden, wahrscheinlich eher bedingt durch die Grunderkrankung. Wenn eine Therapie mit Cyclosporin indiziert ist, kann es während der Schwangerschaft eingenommen werden. Wegen seiner renalen Nebenwirkungen sollte die Dosis von Cyclosporin 2–3,5 mg/kg/d nicht überschreiten.

10.4.6 Tacrolimus

Tacrolimus ist ein Calcineurinhemmer und plazentagängig. Analysen von etwa 250 Schwangerschaften bei Transplantierten sowie Patientinnen mit autoimmunen Krankheiten unter Tacrolimus und begleitender immunsuppressiver Therapie haben kein erhöhtes Risiko für angeborene Fehlbildungen gefunden [45]. Schwangerschafts-komplikationen wurden der Grunderkrankung und der Begleittherapie zugeschrieben. Eine Fallserie legte den günstigen Einfluss von Tacrolimus bei schwangeren Lupuspatientinnen dar, die eine Lupusnephritis durchgemacht hatten [46]. Der Plasmaspiegel während der Schwangerschaft wurde auf 5–8 ng/ml gehalten. Die Gabe von Tacrolimus reduzierte die Notwendigkeit, über längere Zeit mit Glucocorticoiden in der Schwangerschaft zu behandeln.

Da Tacrolimus die Insulinsekretion herabsetzt, erhöht es das Risiko für Diabetes mellitus; der Effekt ist dosisabhängig und reversibel nach Absetzen. Die gleichzeitige Gabe von Medikamenten, die die Glukosetoleranz herabsetzen, ist möglichst zu vermeiden. Tacrolimus kann während einer Schwangerschaft angewendet werden, eine Anpassung der Dosis mit Hilfe der Bestimmung des Serumspiegels ist notwendig [47]. Bei einigen Neugeborenen wurden eine Hyperkaliämie und passagere Einschränkung der Nierenfunktion beobachtet [48].

Die Calcineurinhemmer Ciclosporin und Tacrolimus können bei entsprechender Indikation in der Schwangerschaft eingesetzt werden.

10.4.7 Colchicin

Die Indikation für Colchicin bei Frauen im fertilen Alter ist meist das familiäre Mittelmeerfieber (FMF) oder wesentlich seltener die Behandlung von kutanen und mukokutanen Symptomen des Morbus Behçet. Wegen seiner Wirkung auf Prozesse der Zellteilung wurde angenommen, dass es teratogen sei, doch haben zahlreiche Studien dies widerlegt. Mehrere Fall-Kontroll-Studien fanden weder eine Erhöhung kongenitaler Fehlbildungen noch eine Zunahme genetischer Defekte bei Kindern, deren Mütter in der Schwangerschaft mit Colchicin behandelt worden waren [49]. Frauen mit FMF, die während der Schwangerschaft Colchicin einnahmen, hatten seltener Spontanaborte als unbehandelte Patientinnen [50, 51]. Prämaturität ist eine Komplikation des FMF und tritt mit gleicher Häufigkeit in unbehandelten und mit Colchicin behandelten Schwangerschaften auf [52]. Eine Studie fand eine Reduktion von Krankheitsschüben während der Schwangerschaft bei mit Colchicin behandelten Patientinnen mit

M. Behçet [53]. Die Rate kongenitaler Fehlbildungen war nicht erhöht. Die seit Jahren immer wieder diskutierte Frage, ob eine routinemäßige Amniozentese bei Behandlung mit Colchicin im 1. Trimenon notwendig ist, wurde in einer kontrollierten Studie verneint [54].

Ein aktives FMF erhöht die Gefahr für die Progression einer Amyloidose sowie das Risiko für einen Spontanabort, die Behandlung mit Colchicin in Standarddosierung sollte daher während der gesamten Schwangerschaft beibehalten werden.

> Colchicin kann für entsprechende Indikationen als Therapie in der gesamten Schwangerschaft eingesetzt werden.

10.4.8 Tofacitinib

Bei Tofacitinib handelt es sich um einen Hemmer der Janus-Kinase (JAK) zur Behandlung der RA. Es hat eine Halbwertszeit von drei Stunden. Daten zum Plazentatransfer liegen nicht vor. Tofacitinib hat sich bei Ratten und Kaninchen mit einer Dosierung des bis zu 146-Fachen der maximalen Dose beim Menschen als teratogen erwiesen. Untersuchungen zur Anwendung von Tofacitinib während der Schwangerschaft liegen nicht vor. Ein Abstrakt veröffentlichte Daten aus der Global Safety Database des Herstellers und berichtet über 32 im 1. Trimenon exponierte Schwangerschaften mit folgendem Ausgang: sieben Spontanaborte, vier Schwangerschaftsabbrüche, eine Totgeburt, 14 gesunde Neugeborene, ein Kind mit angeborenen Fehlbildungen und fünf Schwangerschaften ohne weitere Angaben [2].

Auf Grund seiner hämatologischen Nebenwirkungen (Anämie, Reduktion von Neutrophilen und NK-Zellen) scheint es angebracht, Tofacitinib sechs Wochen vor einer geplanten Schwangerschaft abzusetzen.

> Wegen der unzureichenden Datenlage wird von einer Anwendung von Tofacitinib während der Schwangerschaft abgeraten.

10.4.9 Intravenöse Immunglobuline (IVIG)

Eine Therapie mit IVIG wird oft bei autoimmunen Krankheiten durchgeführt, wenn andere Standardtherapien versagen. Das Spektrum der Indikationen ist breit und schließt im Wesentlichen schwere Organmanifestationen ein, die auf immunsuppressive Medikamente nicht ansprechen. Die Publikationen bei rheumatischen Krankheiten befassen sich mit wenigen Ausnahmen mit der Behandlung eines kongenitalen Herzblocks (CHB) bei Kindern von Anti-Ro/La-positiven Müttern oder eines Antiphospholipidsyndroms während der Schwangerschaft [55]. Es gibt keine Hinweise für einen negativen Effekt von IVIG auf den Schwangerschaftsverlauf oder das Kind; die Anwendung während der Schwangerschaft ist möglich.

Falls indiziert können intravenöse Immunglobuline in der gesamten Schwangerschaft eingesetzt werden.

10.5 Biologika

Biologika sind Derivate des Immunglobulins G1 (IgG1). Sie unterscheiden sich im Hinblick auf ihre Struktur, Halbwertszeit und Plazentapassage. Die Halbwertszeit variiert zwischen 9–23 Tagen für komplette, monoklonale IgG-Moleküle und liegt bei 4–13 Tagen für Fc-Fusionsproteine (Etanercept, Abatacept). Biologika mit einem Fc-Teil werden ab der 13. SSW aktiv mit Hilfe des fetalen Fc-Rezeptors durch die Plazenta transportiert. Im 2. und 3. Trimenon steigt die Konzentration des IgG im fetalen Serum stetig an und ist zum Zeitpunkt der Geburt höher als im mütterlichen Serum. Bei der Wahl eines Biologikums zur Behandlung der mütterlichen Krankheit sind die Präsenz eines Fc-Teils des IgG, die Affinität zum fetalen Fc-Rezeptor und die Halbwertszeit zu berücksichtigen. IgG und seine Derivate haben eine längere Halbwertszeit beim Neugeborenen, sie verschwinden erst im Lauf von sechs bis neun Monaten aus der kindlichen Zirkulation.

10.5.1 TNFα-Inhibitoren

Die TNFα-Inhibitoren Infliximab, Etanercept, Adalimumab, Golimumab und Certolizumab unterscheiden sich in Struktur und pharmakologischen Eigenschaften. Infliximab (plus Biosimilars), Adalimumab und Golimumab sind komplette monoklonale IgG1-Antikörper mit einer Halbwertszeit von etwa zwei Wochen und extensiver Plazentapassage im 2. und 3. Trimenon. Nach Gabe von Infliximab und Adalimumab im 3. Trimenon kann eine vollständige Elimination beim Kind individuell unterschiedlich mehrere Monate dauern [56, 57]. Etanercept (plus Biosimilar) ist ein Fusionsprotein, Certolizumab ist ein pegyliertes Fab-Fragment und hat keinen Fc-Teil. Beide Biologika zeigen nur einen geringen Übergang durch die Plazenta, und die Serumkonzentration beim Kind ist bei der Geburt gering. Derzeit ist unklar, ob die Umstellung von einer erfolgreichen Therapie mit z. B. Adalimumab auf einen anderen TNF-alpha-Inhibitor mit geringerem Plazentatransfer vorteilhaft ist. Eigentlich sollte die Entscheidung für den Einsatz eines TNF-alpha-Inhibitors mit geringem Plazentatransfer bereits bei der Indikationsstellung und ersten Verschreibung getroffen werden. Veröffentlichte Daten über die Gabe von TNFα-Inhibitoren in der Schwangerschaft und dem Schwangerschaftsausgang sind in Tab. 10.1 dargestellt. Die meisten dieser Studien haben keine Erhöhung der spontanen Abort- oder der Fehlbildungsrate gefunden [58, 59]. Zwei

Tab. 10.1: Anpassung der medikamentösen Therapie vor und während der Schwangerschaft.

Medikamente, die vor der Schwangerschaft abgesetzt werden müssen	Grund für das Absetzen	Kommentar
Methotrexat	Teratogen	unterschiedliche Empfehlungen zum Intervall zwischen Absetzen und Konzeption (s. Text)
Cyclophosphamid		3 Monate vor geplanter Schwangerschaft absetzen
Mycophenolat mofetil		6 Wochen vor geplanter Schwangerschaft absetzen
Leflunomid	unbekannt, ob sicher für den Feten	mit Cholestyramin vor geplanter oder bei eingetretener Schwangerschaft auswaschen
Tofacitinib		6 Wochen vor geplanter Schwangerschaft absetzen
Rituximab	Anwendung im 2. und 3. Trimenon kann B-Zellen-Depletion beim Kind verursachen	bei geplanter Schwangerschaft bevorzugt zu anderer Therapie wechseln (Tab. 10.2)
Belimumab	unbekannt, ob sicher für den Feten	
Tocilizumab		
Abatacept		
Ustekinumab		
Anakinra		falls keine andere wirksame Therapie möglich, kann es angewendet werden

Medikamente, die in der Schwangerschaft fortgesetzt werden können	Kommentar
nichtselektive Cox-Hemmer	bevorzugt NSAR mit kurzer Halbwertszeit wie Diclofenac und Ibuprofen in der niedrigsten, effektiven Dosis anwenden
Prednison	in der niedrigsten, effektiven Dosis anwenden
Hydroxychloroquin	keine Restriktion
Chloroquin	
Sulfasalazin	Tagesdosis 2 g nicht überschreiten, Substitution von Folsäure
Azathioprin	Tagesdosis 2 mg/kg nicht überschreiten
Ciclosporin	Tagesdosis 2–3,5 mg/kg nicht überschreiten
Tacrolimus	Dosis dem Plasmaspiegel anpassen
Colchizin	wie außerhalb der Schwangerschaft dosieren
Infliximab	Einsatz bei begründeter
Etanercept	Indikation vertretbar (s. Text)
Adalimumab	
Certolizumab	

Studien beschreiben ein leicht erhöhtes Risiko für kindliche Fehlbildungen nach Verabreichung von TNFα-Inhibitoren im 1. Trimenon: In einer prospektiven internationalen Studie wurden 495 Schwangerschaften mit TNFα-Inhibitoren (Adalimumab, Certolizumab, Etanercept, Golimumab und Infliximab) im 1. Trimenon behandelt [60]. Die Hälfte dieser Patientinnen erhielt auch eine begleitende Therapie mit verschiedenen immunsuppressiven Medikamenten. Verglichen mit 1532 nicht behandelten Schwangerschaften von Frauen ohne rheumatische Erkrankung war das Risiko für kongenitale Fehlbildungen leicht erhöht (OR 2,2). Eine weitere populationsbasierte Studie [61] von Frauen mit chronisch-entzündlichen Erkrankungen beschreibt ebenfalls ein leicht erhöhtes Risiko, das allerdings nicht signifikant war.

Die Fachinformation zu Etanercept verweist auf die Daten einer Anwendungsbeobachtung, in der eine erhöhte Fehlbildungsrate nach Exposition im 1. Trimenon berichtet wird [62]. Insgesamt wurde in den Studien, die eine erhöhte Fehlbildungsrate fanden, kein Muster von Fehlbildungen oder eine VACTERL-Assoziation nachgewiesen. Als mögliche Erklärungen für die leicht erhöhte Fehlbildungsrate in den drei genannten Studien wurde ein Einfluss der Grunderkrankung mit hoher Krankheitsaktivität oder auch ein Selektionsbias diskutiert.

Falls eine Behandlung mit klassischen Basistherapeutika wie Sulfasalazin, Hydroxchloroquin etc. nicht ausreichend wirkt, können TNFα-Inhibitoren, vorzugsweise solche mit geringem plazentarem Übergang, in der Schwangerschaft eingesetzt werden. Ein zunehmender plazentarer Übergang ab der 20. SSW für monoklonale Antikörper ist möglich, so dass über eine eventuell notwendige weitere Gabe in der späten Schwangerschaft individuell entschieden werden sollte. Bei Therapie im 3. Trimenon bzw. bis zur Geburt sollten die Kinder in den ersten Monaten keine Lebendimpfungen erhalten bzw. die Indikationsstellung zur Lebendimpfung sollte in Abhängigkeit von dem eingesetzten TNF-α-Inhibitor und der Therapiedauer individuell mit dem Kinderarzt abgesprochen werden.

10.5.2 Andere Biologika

Bei einer Reihe neuerer Biologika ist eine Risikoeinschätzung im Hinblick auf ihre Sicherheit bei Anwendung während der Schwangerschaft bisher nicht möglich. Dazu gehören die Hemmer der B-Zellenaktivität Rituximab und Belimumab, Abatacept, das die Aktivität der T-Zellen hemmt, Tocilizumab, das Interleukin-6 hemmt, Ustekinumab, das Interleukin-12 und -23 hemmt, und Anakinra, der lösliche Interleukin-1-Rezeptor-Antagonist. Für diese Biologika gibt es keine Studien mit Kontrollgruppen. Daten zu diesen Biologika stammen entweder aus Fallberichten oder aus Registern (*Global Safety Database*), die nicht primär für die Erfassung von Schwangerschaften geeignet sind. Allerdings haben die bisher vorliegenden Daten auch keine Gefahrensignale für eine Erhöhung der Fehlbildungsrate gezeigt.

Die Erfahrungen zur Schwangerschaft bei neueren Biologika sind in Tab. 10.2 zusammengefasst.

Tab. 10.2: Biologika mit unzureichender Schwangerschaftserfahrung [2].

Medikament	Erfahrungsumfang	Kommentare (Bewertung)
Rituximab	272 Schwangerschaften aus Registerdaten und Fallberichten von Frauen mit autoimmunen und malignen Krankheiten, 50 % gleichzeitig mit anderen, teilweise zytotoxischen Medikamenten behandelt. Teilweise keine genauen Aussagen zum Zeitpunkt der Anwendung, d. h. auch Patientinnen, die nur vor der Schwangerschaft exponiert waren, wurden eingeschlossen.	Bei einer hohen Rate von Spontanaborten und Schwangerschaftsabbrüchen ist eine spezifische Aussage zum Schwangerschaftsausgang nur eingeschränkt möglich. Bei schwerer Krankheit ist eine Behandlung präkonzeptionell oder ganz früh im 1. Trimenon vertretbar.
Belimumab	Daten vom Hersteller ohne genaue Angaben: 147 Schwangerschaften von Lupuspatientinnen (darunter viele mit Antiphospholipid-Antikörpern), die neben Belimumab auch gleichzeitig mit anderen immunsuppressiven Medikamenten behandelt wurden.	Bei einer hohen Rate von Spontanaborten und Schwangerschaftsabbrüchen ist eine spezifische Aussage zum Schwangerschaftsausgang nicht möglich.
Abatacept	Registerdaten über 151 Schwangerschaften ohne genaue Angaben, 41 gleichzeitig mit anderen Medikamenten behandelt, darunter auch MTX.	Wegen der Ungenauigkeit der Daten ist eine spezifische Aussage zum Schwangerschaftsausgang nicht möglich.
Tocilizumab	288 Schwangerschaften (davon 180 prospektiv, teilweise wurde die Therapie bereits vor der Schwangerschaft beendet), 21 % gleichzeitig mit MTX behandelt (99).	Daten aus dem Herstellerregister sprechen nicht für ein deutlich erhöhtes Risiko, jedoch müssen die Ergebnisse durch prospektive Studien ergänzt werden.
Ustekinumab	106 Schwangerschaften zusammengesetzt aus Registerdaten und einer prospektiven Studie ohne Kontrollgruppen, beides als Abstrakt veröffentlicht.	Wegen der Ungenauigkeit der Daten ist eine spezifische Aussage zum Schwangerschaftsausgang nicht möglich.
Anakinra	Registerdaten und Fallberichte: 40 Schwangerschaften von Patientinnen mit periodischen Fiebersyndromen, die meisten Fälle durch die gesamte Schwangerschaft behandelt.	Bei geringer Fallzahl ist eine spezifische Aussage zum Schwangerschaftsausgang nicht möglich. Bei Versagen einer Standardtherapie ist die Anwendung von Anakinra vertretbar.
Biosimilars von Infliximab und Etanercept	Bisher liegen keine Daten für Biosimilars in der Schwangerschaft vor.	Sind dem Originalpräparat gleichwertig und vermutlich mit der gleichen Indikation und den gleichen Einschränkungen anzuwenden

10.5.3 Ungelöste Fragen zur Biologikabehandlung

Viele Biologika greifen in Prozesse der Körperabwehr ein und erhöhen die Gefahr für bakterielle, virale und fungale Infektionen [63]. Obwohl die Abwehrkraft bei Schwangeren generell intakt ist, können immunsuppressive Medikamente, aktive Krankheit und Komorbidität zu einer Schwächung der Abwehr gegen Krankheitserreger beitragen. Bisher ist noch keine spezifische Studie, die die Infektionsrate von mit Biologika behandelten schwangeren Patientinnen mit nicht behandelten Patientinnen oder gesunden Schwangeren verglichen hat, publiziert. Die Erfahrung bei nicht schwangeren Patienten unter Biologikabehandlung zeigt jedoch eine erhöhte Infektionsrate bei Kombinationsbehandlung mit Kortikosteroiden und anderen immunsuppressiven Medikamenten [64].

10.6 Medikamente, die bei Kinderwunsch prophylaktisch abgesetzt werden müssen

10.6.1 Methotrexat (MTX)

MTX, ein Folsäureantagonist, wird für unterschiedliche Indikationen und in unterschiedlichen Dosen angewendet. Hohe Dosen sind üblich für Indikationen in der Onkologie (> 500 mg/m^2) und für die Induktion eines Aborts (50 mg/m^2). MTX in hoher Dosierung ist teratogen und kann (ähnlich wie der MTX-Metabolit Aminopterin) nach Exposition im 1. Trimenon eine Embryopathie mit Schädel- und Skelettanomalien sowie ZNS-Fehlbildungen hervorrufen oder zu einer Fehlgeburt führen [65]. Die folgenden Ausführungen beziehen sich auf die in der Rheumatologie üblicherweise angewendeten niedrigen Dosen von 5–25 mg pro Woche.

Eine kontrollierte, prospektive Studie untersuchte den Ausgang von 324 Schwangerschaften bei Patientinnen (überwiegend mit rheumatischen Krankheiten), die niedrig dosiertes MTX einmal pro Woche erhielten [66]. 136 Schwangere hatten MTX innerhalb von zehn Wochen vor der Konzeption, 188 im 1. Trimenon eingenommen. Die beiden Gruppen wurden mit nicht exponierten Schwangeren mit gleicher Diagnose und mit Schwangeren ohne Erkrankung und ohne medikamentöse Therapie verglichen. Bei den vor Konzeption exponierten Schwangeren unterschieden sich die Abortrate und die Rate der kongenitalen Fehlbildungen nicht von den Kontrollgruppen. Bei den Schwangeren, die überwiegend in den ersten fünf Wochen der Schwangerschaft MTX eingenommen hatten, waren die Rate der spontanen Aborte (42,5 %) und die Fehlbildungsrate (6,6 %) signifikant höher als bei den Kontrollgruppen und der Gruppe, die vor der Konzeption exponiert war. Sieben Kinder wiesen große Fehlbildungen auf, jedoch zeigte keines die für MTX früher beschriebene typische Embryopathie.

Mehrere andere Studien fanden keine Erhöhung der Fehlbildungsrate nach Gabe von niedrigdosiertem MTX im 1. Trimenon [65]. In Fallberichten und Fallserien (z. B. von Martin et al. [67]) sind jedoch vereinzelt Fehlbildungen auch bei niedriger Dosierung beschrieben worden, allerdings ist die Kausalität in einigen Fällen unklar.

Umstritten ist weiterhin der notwendige Mindestabstand zwischen der Beendigung einer MTX-Therapie und einer Schwangerschaft. Der häufig empfohlene Abstand von mindestens drei Monaten [3, 68] muss möglicherweise nicht immer eingehalten werden [66]. Insbesondere ergeben sich keine Konsequenzen aus einem kürzeren Zeitraum vor der Konzeption, d. h., es besteht kein Grund, eine gewünschte Schwangerschaft, bei der eine Therapie bis kurz vor der Konzeption erfolgte, abzubrechen. Gegebenenfalls kann die normale Entwicklung des Feten durch eine Ultraschallfeindiagnostik bestätigt werden.

> MTX sollte daher grundsätzlich nur dann an fertile Frauen verordnet werden, wenn eine wirksame Empfängnisverhütung gewährleistet ist. Während der Behandlung mit MTX sollte ein Folsäurepräparat gegeben werden, das bei einer geplanten Schwangerschaft auch nach Absetzen des MTX als Mindesdosis von 800 μg Folsäure täglich weiterhin eingenommen und bis Ende des 1. Trimenon der Schwangerschaft beibehalten wird.

10.6.2 Cyclophosphamid

Die teratogene Wirkung von Cyclophosphamid im Rahmen einer Chemotherapie ist bekannt und einige seltene Fälle einer Embryopathie, u. a. mit Wachstumsretardierung, Mikrocephalie, Entwicklungsverzögerung, distalen Extremitätenfehlbildungen sowie kleineren Anomalien, wurden nach Therapie im 1. Trimenon beschrieben [69]. Eine Behandlung nach dem 1. Trimenon kann zu intrauteriner Wachstumsretardierung, Frühgeburtlichkeit und einer Störung der Hämatopoese des Kindes führen [70]. In Einzelfällen ist es möglich, schwerwiegende Organmanifestationen bei Patientinnen mit autoimmunen Krankheiten, die anders nicht therapiert werden können, im 2. und 3. Trimenon mit Cyclophosphamid zu behandeln, wie Fallberichte beschrieben haben [71].

> Die bei einer Lupusnephritis häufig durchgeführte intravenöse Behandlung mit Cyclophosphamid sollte nur nach Vorliegen eines negativen Schwangerschaftstests durchgeführt werden. Der Einsatz in der Schwangerschaft im 2. und 3. Trimenon bleibt anders nicht zu therapierenden schweren Erkrankungen vorbehalten.

10.6.3 Mycophenolat mofetil

Mycophenolat Mofetil (MMF) wird vor allem nach Organtransplantationen oder bei sehr schweren Autoimmunerkrankungen, in der Rheumatologie bevorzugt bei SLE, eingesetzt. Der aktive Metabolit von MMF ist Mycophenolsäure. Nach einer Dosis von 1 g MMF hat der Metabolit eine Halbwertszeit von 17 Stunden mit einem zweiten Anstieg im Plasma auf Grund enterohepatischer Zirkulation nach 6–12 h.

Kohortenstudien und Fallberichte vorwiegend von Schwangerschaften bei Frauen nach Organtransplantation haben sowohl ein hohes Fehlbildungsrisiko als auch eine deutlich erhöhte Rate von Spontanaborten gezeigt [72, 73]. Als typische Fehlbildungen der MMF-Embryopathie wurden u. a. Lippen-Kiefer-Gaumenspalten, Mikrotie, Herz- und Augen-Fehlbildungen beschrieben. Bei den transplantierten Schwangeren wurden eine verkürzte Schwangerschaftsdauer mit Frühgeburtlichkeit und ein reduziertes Geburtsgewicht der Neugeborenen beobachtet. Erfahrungen zum Langzeitverlauf der intrauterin exponierten Kinder fehlen.

Um eine Remission z. B. nach Lupusnephritis aufrechtzuerhalten, kann nach Absetzen des MMF Azathioprin eingesetzt werden. Die Wirksamkeit eines solchen Wechsels von MMF auf Azathioprin ist bei Lupuspatientinnen beschrieben worden [74, 75].

> MMF sollte nur bei gewährleisteter sicherer Verhütung an Frauen im gebärfähigen Alter verschrieben werden. Wegen seiner langen Halbwertszeit sollte MMF sechs Wochen vor einer geplanten Schwangerschaft abgesetzt werden.

10.6.4 Leflunomid

Wegen teratogener Effekte bei Versuchstieren wurde Leflunomid primär als teratogen eingeschätzt und als kontraindiziert während einer Schwangerschaft angesehen. Drei Kohortenstudien und vier Fallberichte mit insgesamt 111 exponierten Schwangerschaften geben keinen Anhaltspunkt, dass Leflunomid eine für Menschen teratogene Substanz darstellt [2, 76, 77]. Die spärlichen Daten erlauben aber auch keine Aussage, dass Leflunomid zur Therapie während der Schwangerschaft geeignet ist. In den kontrollierten Studien wurde kein erhöhtes Risiko für einen negativen Schwangerschaftsausgang festgestellt, besonders kein vermehrtes Auftreten angeborener Fehlbildungen. Allerdings wurde in den meisten Fällen und in den zwei Kohortenstudien eine Auswaschtherapie mit Cholestyramin nach Eintritt der Schwangerschaft durchgeführt. Es ist daher unbekannt, ob sich die Studienergebnisse auf exponierte Schwangerschaften ohne Auswaschtherapie bzw. bei Anwesenheit von Metaboliten des Leflunomid im Plasma übertragen lassen. Aufgrund der langen Halbwertszeit des Leflunomid bzw. seiner Metaboliten von bis zu vier Wochen wird in der Fachinformation empfohlen, Leflunomid zwei Jahre vor der Schwangerschaft abzusetzen oder bei Kinderwunsch eine Auswaschtherapie mit Cholestyramin oder Aktivkohle durchzuführen. Wenn nach zweimaliger Bestimmung des Plasmaspiegels die Konzentration des aktiven Metaboliten < 0,02 mg ist, kann eine Schwangerschaft geplant werden.

Die beim Tierversuch nachgewiesene Teratogenität des Leflunomids konnte bisher beim Menschen nicht bestätigt werden. Meistens wurde in den untersuchten Schwangerschaften die vom Hersteller empfohlene Auswaschtherapie durchgeführt, jedoch reichen die bisher vorliegenden Daten noch nicht aus, um eine Anwendung in der Schwangerschaft zu empfehlen. Im Falle einer ungeplanten Schwangerschaft wird in der Fachinformation eine Auswaschtherapie empfohlen.

10.7 Pränatale Diagnostik bei Schwangerschaften mit teratogenen Medikamenten

Immer wieder kommt es vor, dass eine ungeplante Schwangerschaft unter der Behandlung mit Zytostatika oder potenziell embryo- oder fetotoxischen Medikamenten eintritt. Wichtig ist festzustellen, wie groß das Risiko eines individuellen teratogenen Medikaments für den Embryo bzw. Fetus ist. Ein hohes Risiko besteht bei Einnahme von Cyclophosphamid und Mycophenolat mofetil während der Embryogenese innerhalb der ersten Schwangerschaftswochen.

Ein Risiko wird auch für Methotrexat angenommen, wenn zwischen der 5. und 8. SSW mit sehr hohen Dosierungen (deutlich über 10 mg) therapiert wird. Bei einer Behandlung mit niedriger Dosis und Absetzten des MTX in der frühen Schwangerschaft werden ein hohes Risiko für Fehlgeburten und ein Fehlbildungsrisiko von ca. 7 % angegeben [66]. Im Falle eines Eintritts einer ungeplanten Schwangerschaft unter laufender MTX-Therapie sollte eine individuelle Risikoabschätzung erfolgen.

Um einen unnötigen und von der Patientin nicht gewollten Schwangerschaftsabbruch zu vermeiden, empfiehlt sich bei Exposition mit einem Teratogen oder einem Medikament mit unzureichender Erfahrung in der Schwangerschaft folgendes Vorgehen:

Der Zeitpunkt der Medikamenteneinnahme sollte genau erhoben werden, dabei muss auch die Halbwertszeit berücksichtigt werden. Falls die Exposition mit dem Medikament in den ersten zwei Wochen nach der Konzeption erfolgte, ist meistens kein erhöhtes Risiko zu befürchten (Alles-oder-nichts-Regel). Eine toxische Substanz vernichtet entweder die befruchtete Eizelle oder eine komplette Erholung findet nach einer partiellen Schädigung statt. In der darauffolgenden Phase der Embryogenese besteht die größte Wahrscheinlichkeit für die Entstehung von Fehlbildungen. In der Fetalzeit können funktionelle Störungen wie Nierenfunktionsstörungen mit Oligohyramion, ZNS-Funktionsstörungen oder Wachstumsretardierung auftreten.

Für einige Patientinnen ist die Furcht vor angeborenen Fehlbildungen so groß, dass sie bei Eintritt einer ungewünschten Schwangerschaft primär einen Schwangerschaftsabbruch wählen. Andere möchten zunächst eine individuelle Risikoeinschätzung vornehmen lassen, bevor sie sich für oder gegen das Weiterbestehen der Schwangerschaft entscheiden.

Bei schwierigen Situationen sollte ein Beratungszentrum (Tab. 10.5) kontaktiert und die Patientin an ein entsprechendes Zentrum mit Möglichkeit der Pränataldiagnostik überwiesen werden. Eine *High-Resolution*-Ultraschalluntersuchung des Feten zwischen der 11. und 13. SSW und erneut um die 22.–23. SSW hilft, makroskopische Organ-Fehlbildungen auszuschließen. Eine routinemäßige Amniozentese oder eine Chorionzottenbiopsie zum Ausschluss von Chromosomenstörungen aufgrund einer Medikamentenexposition ist meist nicht indiziert, kann aber zur Abklärung eines auffälligen Ersttrimesterscreenings oder von auffälligen Ultraschallbefunden angezeigt sein.

10.7.1 Therapie mit Antikoagulantien

In der Schwangerschaft wird eine Therapie mit Vitamin-K-Antagonisten, wie Phenprocoumon oder Warfarin, möglichst vermieden. Daher sollte schon bei bestehendem Kinderwunsch die Möglichkeit einer alternativen Therapie geprüft werden. Bei versehentlicher Therapie bis in die Schwangerschaft hinein sollte, von wenigen Ausnahmen (wie z. B. mechanischen Herzklappen) abgesehen, möglichst rasch z. B. auf ein niedermolekulares Heparin umgestellt werden. Eine so genannte Warfarin- oder Coumarin-Embryopathie mit Gesichtsdysmorphien wie hypoplastische Nase und Kalzifizierungen der Epiphysen (*Chrondrodysplasia puncta*) scheint jedoch unwahrscheinlich, wenn der Vitamin-K-Antagonist noch vor der 8. SSW abgesetzt werden konnte. Allerdings wurde ein erhöhtes Risiko für Spontanaborte und Fehlbildungen beschrieben [78]. In den Fällen, in denen eine Umstellung auf niedermolekulares Heparin nicht möglich ist, sollte eine engmaschige Kontrolle der Schwangerschaft erfolgen. Der Erfahrungsumfang zur Anwendung von Fondaparinux in der Schwangerschaft ist noch begrenzt, negative Auswirkungen wurden bisher nicht beschrieben, so dass ein Einsatz in begründeten Fällen (wie Heparin-Unverträglichkeiten) akzeptabel erscheint [79]. Zur Gruppe der neuen oralen Antikoagulantien, wie Rivaroxaban, gibt es kaum Erfahrungen in der Schwangerschaft [80], allerdings bisher auch keine Hinweise auf eine teratogene Wirkung. Der geringe Erfahrungsumfang und ein erwarteter plazentarer Übergang sprechen allerdings gegen einen Einsatz in der Schwangerschaft.

> Antikoagulantien der Wahl in der Schwangerschaft sind niedermolekulare Heparine. Neue orale Antikoagulantien sind bisher in der Schwangerschaft unzureichend untersucht. Eine *Low-dose*-Therapie mit ASS kann in der gesamten Schwangerschaft durchgeführt werden.

10.7.2 Arterielle Hypertonie

Die Therapie der arteriellen Hypertonie in der Schwangerschaft unterscheidet sich wesentlich von der außerhalb der Schwangerschaft. Einige Standardmedikamente sollten während der Schwangerschaft nicht verwendet werden, wohingegen das

Mittel der ersten Wahl, Alpha-Methyldopa, fast nur noch in der Schwangerschaft eingesetzt wird. Ziel der antihypertensiven Therapie ist es, eine Risikoreduktion von schweren mütterlichen Komplikationen in der Schwangerschaft und gleichzeitig eine ungestörte Entwicklung des Feten zu ermöglichen. Hierbei werden für die Schwangerschaft etwas höhere Grenzen für den Blutdruck toleriert als außerhalb der Schwangerschaft.

> Mittel der Wahl zur Behandlung einer arteriellen Hypertonie sind in erster Linie Methyldopa und das in Deutschland nicht erhältliche Labetalol bzw. als Alternative Metoprolol. ACE-Hemmer und Sartane (Angiotensin-II-Rezeptorantagonisten) sollten nicht in der Schwangerschaft eingesetzt werden, da eine Therapie mit diesen Substanzen nach der 20. SSW zu einer fetalen Nierenschädigung mit Oligohydramnion und weiteren Komplikationen wie Kontrakturen, Lungenhypoplasie und fetaler Nierenschädigung etc. führen kann. Von den Calciumantagonisten ist Nifidipin am besten untersucht und kann ebenfalls in der Schwangerschaft eingesetzt werden.

10.8 Antirheumatika und Stillen

In der Literatur gibt es nur wenige Mitteilungen über den Übergang von Antirheumatika in die Muttermilch, oftmals nach Gabe einer einzelnen Dosis oder nach nur wenigen Tagen Behandlung. Selbst wenn der Übergang in die Muttermilch untersucht wurde, fehlen oft Angaben über die Wirkungen beim gestillten Säugling. Angesichts der begrenzten Anzahl an Studien muss sich eine Entscheidung für die medikamentöse Behandlung während des Stillens häufig auf die pharmakologischen Eigenschaften eines Medikaments stützen. Nichtionisierte und fettlösliche Stoffe mit geringem Molekülgewicht gehen leicht in die Muttermilch über. Dagegen erscheinen nur sehr geringe Mengen von großen Molekülen oder von stark proteingebundenen Stoffen in der Muttermilch [81].

Kleine Mengen von Medikamenten schaden zum Termin geborenen gesunden Neugeborenen gewöhnlich nicht, ebenso nicht Kindern, die nur noch teilweise gestillt werden. Das größte Risiko wird bei Frühgeborenen oder jungen Säuglingen unter zwei Monaten erwartet [82]. Medikamente werden von prämaturen und untergewichtigen Kindern oft langsamer abgebaut als von reifen Kindern [83, 84]. Die Ergebnisse der veröffentlichten Untersuchungen sind in der Tab. 10.3 zusammenfasst.

Da die meisten NSAR schwache Säuren mit hoher Proteinbindung sind, werden sie in sehr geringer Menge in die Muttermilch ausgeschieden [4]. Nichtselektive NSAR können während des Stillens eingenommen werden. Ibuprofen ist das Mittel der ersten Wahl, da es kaum in die Milch übergeht. Selektive COX-2-Inhibitoren sollten in der Stillzeit aufgrund der möglichen Nebenwirkungen auf die kindliche Niere zurückhaltend eingesetzt werden. Unter den selektiven COX-2-Hemmern ist nur Celecoxib in der Muttermilch untersucht. Es ist in minimaler Menge in der Milch nachgewiesen und kann in der Stillzeit von reifgeborenen Kindern eingesetzt werden. Etoricoxib weist

Tab. 10.3: Antirheumatika und Biologika in der Muttermilch [2].

Medikament	Anzahl der publizierten Fälle (n)	Nachweis des Medikaments in der Muttermilch	Ausmaß der oralen Absorption beim gestillten Kind	Kommentar
Nichtselektive COX-inhibitoren (NSAR)	28	in geringer Menge nachgewiesen	< 0.1 % (minimal)	schwache Säuren mit geringem Übergang in die Muttermilch, Stillen möglich
Selektive COX-II-Inhibitoren	25	Celecoxib in geringer Menge nachgewiesen	0.1 – 1.2 % (minimal)	nur Celecoxib untersucht; als Gruppe schwache Säuren mit geringem Übergang in die Muttermilch, Stillen möglich
Prednison	24	in geringer Menge nachgewiesen	< 1.5 % (minimal) bei mütterlicher Dosis ≤ 50 mg	bei Dosis > 50 mg sollte eine Stillpause von vier Stunden eingehalten werden
Hydroxychloroquin	18	nachgewiesen	< 2 % (minimal)	Stillen möglich
Chloroquin	61	nachgewiesen	0.6–14 %	Stillen möglich
Sulfasalazin	29	Metaboliten Mesalamin und Sulfapyridin in geringer Menge nachgewiesen	keine Daten	Vorsicht bei Frühgeborenen oder Säuglingen mit G6PD-Mangel und Hyperbilirubinämie
Azathioprin	72	in geringer Menge nachgewiesen	< 1 % (minimal)	Stillen möglich. Vorsicht bei Säuglingen mit Thiopurinmethyltransferasemangel
Methotrexat	3	in geringer Menge nachgewiesen	keine Daten	nicht fettlöslich bei physiologischem pH, daher geringe Ausscheidung in die Milch
Cyclophosphamid	3	nachgewiesen	keine Daten	Stillen kontraindiziert

Tab. 10.3: (fortgesetzt)

Medikament	Anzahl der publizierten Fälle (*n*)	Nachweis des Medikaments in der Muttermilch	Ausmaß der oralen Absorption beim gestillten Kind	Kommentar
Ciclosporin	76	unterschiedliche Konzentration in der Milch gemessen	< 2 % (minimal)	Stillen möglich, fettlöslich, Konzentration in Milch abhängig vom Fettgehalt
Tacrolimus	154	unterschiedliche Konzentration in der Milch gemessen	< 0,5 % (minimal)	Stillen möglich
Colchicin	154	unterschiedliche Konzentration in der Milch gemessen	< 10 % (moderat)	Stillen möglich, evtl. auf gastroenterologische und hämatologische Nebenwirkungen beim Säugling achten
IVIG	149	in der Milch nachgewiesen	keine Daten	Stillen möglich
Leflunomid, Mycophenolat mofetil, Tofacitinib	0	keine Daten	keine Daten	Stillen kontraindiziert
Infliximab Etanercept Adalimumab Certolizumab	25 4 10 17	in geringer Menge nachgewiesen	Absorption unwahrscheinlich wegen geringer oraler Bioverfügbarkeit	Stillen möglich
Golimumab, Rituximab, Belimumab, Tocilizumab, Abatacept, Anakinra	nicht untersucht	keine Daten	Absorption unwahrscheinlich wegen geringer oraler Bioverfügbarkeit	Stillen bei fehlenden therapeutischen Alternativen vermutlich akzeptabel

pharmakologisch ähnliche Eigenschaften auf, jedoch liegen keine ausreichenden Erfahrungen zur Anwendung in der Stillzeit vor, eine kurzzeitige Anwendung bei fehlenden Alternativen scheint akzeptabel. Einzelne Gaben selektiver COX-2-Inhibitoren erfordern keine Einschränkung des Stillens.

Chloroquin, Hydroxychloroquin, Sulfasalazin, Azathioprin, Cyclosporin und Tacrolimus [2] können von der stillenden Patientin eingenommen werden. Nur sehr geringe Mengen von Prednison und Prednisolon treten in die Milch über, weshalb das Stillen auch bei langfristiger Behandlung erlaubt werden kann [4]. Selbst bei einer Tagesdosis von 80 mg ist die errechnete Menge Prednison, die der Säugling beim Stillen zu sich nimmt, geringer als 10 % seiner endogenen Kortisolproduktion.

Bei Medikamenten mit kurzer Halbwertszeit könnte die Einnahme kurz vor oder nach dem Stillen dazu beitragen, die Exposition des Kindes durch die Muttermilch zu verringern. Gelegentlich wird empfohlen, bei intravenöser Gabe von hochdosiertem Prednisolon eine Stillpause von etwa vier Stunden einzuhalten.

Über die Ausscheidung von Leflunomid, Mycophenolat und Tofacitinib in die Muttermilch liegen keine oder nur unzureichende Informationen vor, sie sollten daher gemieden werden (Tab. 10.3). Der Übergang von Cyclophosphamid und Methotrexat in die Muttermilch ist nachgewiesen [2]. Über Zytopenie bei einem Säugling, der von einer Mutter gestillt wurde, die mit Cyclophosphamid behandelt wurde, ist berichtet worden [85]. Methotrexat wird in sehr geringer Menge in die Muttermilch ausgeschieden. Ob diese geringe Menge einen negativen Einfluss auf den gestillten Säugling ausübt, ist unbekannt.

Unter den Biologika ist nur der Übergang der TNFα-Inhibitoren in die Muttermilch untersucht. Sie sind alle große Moleküle, die nur geringfügig in die Milch ausgeschieden werden. Es ist fraglich, ob das Kind diese Proteine überhaupt aufnehmen kann, da sie im Gastrointestinaltrakt zerstört werden (Tab. 10.3). Für die Behandlung eines Schubes nach einer Geburt, der anders nicht kontrolliert werden kann, ist die Gabe von Biologika vertretbar.

Leider wird Patientinnen, deren Krankheit eine medikamentöse Behandlung erfordert, oft vom Stillen abgeraten. Häufig kann aber das Stillen durch eine Umstellung der Medikation auf für die Stillzeit geeignete Medikamente doch ermöglicht werden. Bei der Entscheidung bezüglich des Stillens sollte auch berücksichtigt werden, ob es sich um ein Frühgeborenes oder ein älteres, nur noch teilgestilltes Kind handelt, da die größten Probleme aufgrund einer medikamentösen Therapie eher bei jungen Säuglingen erwartet werden.

10.9 Medikamente und Fertilität

Rheumatische Krankheiten können aus verschiedenen Gründen die Fertilität beeinträchtigen [86], (s. a. Kap. 3). Auch Medikamente, die zur Behandlung rheumatischer Krankheiten eingesetzt werden, können die Fertilität entweder vorübergehend oder permanent einschränken. Eine reversible Infertilität kann bei Männern unter Behandlung mit Sulfasalazin auftreten, bei Frauen unter Behandlung mit nichtsteroidalen Antirheumatika (NSAR). Irreversible Infertilität ist häufig verursacht durch alkylierende Zytostatika wie Cyclophosphamid.

10.9.1 Reversible Infertilität durch nichtsteroidale Antiphlogistika (NSAR)

Cyclooxygenase COX 1 und COX 2 spielen eine Rolle bei der Ovulation und Implantation. Untersuchungen an Tieren und am Menschen haben gezeigt, dass Hemmer von COX 1 und COX 2 den Eisprung verzögern oder verhindern können. Fallberichte und Fallserien haben eine reversible Infertilität unter der Behandlung mit Indomethacin, Diclofenac, Piroxicam, Meloxicam, Rofecoxib und Naproxen beobachtet, z. B. [4, 87–89]. Eine prospektive, randomisierte Studie [90] bei zwölf gesunden Frauen fand, dass Ibuprofen den Eisprung um zwei oder mehrere Tage verzögern konnte. Eine prospektive Studie [91] untersuchte den Einfluss verschiedener NSAR auf den Eisprung und verglich Frauen mit entzündlichen rheumatischen Krankheiten mit Frauen, die ein NSAR wegen Rückenschmerzen einnahmen. Verglichen mit gesunden, unbehandelten Frauen zeigten Behandelte mit NSAR bei der Ultraschalluntersuchung eine signifikant erhöhte Rate eines nicht rupturierten Follikels (3,4 % vs. 27,4 %). Der selektive COX-2-Hemmer Etoricoxib war verantwortlich für 85,7 % der beobachteten nicht perforierten Follikel. Andere NSAR wie Diclofenac oder Ketoprofen hemmten den Eisprung wesentlich seltener. Interessant war, dass ein Absetzen des NSAR ab dem 8. Tag nach der Menstruation diese Wirkung verhinderte und der Eisprung normal erfolgte. Bei Frauen mit rheumatischen Krankheiten, die mit NSAR behandelt und trotz Kinderwunsch nicht schwanger werden, sollte die Möglichkeit eines durch NSAR verzögerten Follikelsprungs in Betracht gezogen werden. Ein zeitweiliges Absetzen eines NSAR um die Zeit des Eisprunges und mit Wiederaufnahme der Behandlung drei Tage nach dem LH-Anstieg kann Abhilfe schaffen.

10.9.2 Amenorrhö unter Cyclophosphamid

Die Behandlung mit Cyclophosphamid kann bei Frauen eine permanente Sterilität auslösen, jedoch ist diese vom Alter bei Start der Therapie und von der kumulativen Dosis abhängig [92]. Präpubertäre Mädchen sind weniger gefährdet. Die Behandlung mit 0,5–1,0 g/m^2 Cyclophosphamid für mehr als 10-mal erhöhte das Risiko für eine irreversible Infertilität bei Frauen < 25 Jahren um etwa 12 %, bei Frauen im Alter zwischen 26–30 Jahren um etwa 27 % und stieg auf 62 % an bei Frauen älter als 32 Jahre [93]. Eine klar definierte kritische kumulative Dosis für irreversible Amenorrhö ist nicht bekannt, auch nicht, ob Frauen, die wieder zu menstruieren beginnen, trotzdem eine verfrühte Menopause haben werden.

10.9.3 Bewahrung der weiblichen Gonadenfunktion

Bei Mädchen nach eingetretener Pubertät ist die Behandlung mit einem Gonadotropin-releasing-hormone-Agonisten (GnRHa) zu empfehlen. Durch die Gabe von GnRHa wird ein passagerer hypogonadotroper Hypogonadismus erzeugt, durch den die potenziell gonadotoxische Wirkung einer Chemotherapie auf das „ruhende" Ovarialgewebe reduziert wird. Hormonelle Kontrazeption mit den heute meist niedrig dosierten Östrogenen hindert nicht komplett die Follikelreifung und scheint wenig geeignet, die Fertilität zu erhalten. Metaanalysen [94] zeigen eine ca. 50%ige Reduzierung der Rate einer prämaturen Ovarialinsuffizienz bei Anwendung eines GNRHa. Andere Methoden wie Kryokonservierung von unfertilisierten und fertilisierten Oozyten [95] oder Kryokonservierung von ovariellem Gewebe bieten neue Möglichkeiten, um eine bleibende Infertilität zu verhindern [96].

10.10 Medikamentöse Therapie des werdenden Vaters

Der Einfluss einer medikamentösen Therapie des werdenden Vaters ist wesentlich schlechter untersucht als eine mütterliche Therapie in der Schwangerschaft. Jedoch wird zunehmend nach einem möglichen Risiko durch eine väterliche Therapie gefragt. Bei vielen Ärzten und Patienten besteht häufig eine große Unsicherheit, die wenigen vorhandenen Daten werden gelegentlich falsch bewertet und können zu einer Überschätzung des Risikos führen, wenn eine teratogene Wirkung nach mütterlicher Exposition bekannt ist und deshalb ebenfalls ein hohes Fehlbildungsrisiko nach väterlicher Exposition vermutet wird.

Theoretisch werden genetische oder epigenetische Veränderungen der Spermien bzw. deren Vorläuferzellen oder eine Schädigung durch das Medikament in der Samenflüssigkeit befürchtet. Im Tierversuch wird ein erhöhtes Risiko nach paternaler Exposition mit mutagenen Substanzen beschrieben und auch die Weitergabe genetischer Veränderungen an die Nachkommen gezeigt. Bisher gibt es keine konkreten Hinweise darauf, dass eine paternale Medikation beim Menschen zu einem erhöhten Fehlbildungsrisiko führt. Die Konzentration von vielen Medikamenten in der Spermienflüssigkeit ist kleiner als die Konzentration im Blut der behandelten Patienten [97, 98].

Meistens wird bei Medikamenten mit bekannter maternaler Teratogenität oder unzureichend untersuchten Medikamenten das Absetzen der paternalen Therapie etwa sechs Monate, d. h. zwei Spermatogenesezyklen, vor einer geplanten Schwangerschaft empfohlen, um negative Effekte auf ein spätere Schwangerschaft auszuschließen. Mittlerweile gibt es für einige Medikamente (Tab. 10.4) kleinere prospektive Studien bzw. Fallberichte, die zeigen, dass eine notwendige paternale Therapie nicht zwangsläufig abgesetzt werden muss, wenn auf die Therapie nicht verzichtet werden kann. In jedem Fall sollte im Rahmen einer individuellen Beratung des Patienten unter

Tab. 10.4: Schwangerschaften nach paternaler Therapie.

Medikament	Daten zur Schwangerschaft und Empfehlungen	Fertilität
Sulfasalazin	kein Anhalt für erhöhtes Fehlbildungsrisiko [100]	eine reversible Beeinträchtigung der Spermienqualität wird in (älteren) Studien beschrieben [101]
Azathioprin	kein Hinweis auf ein erhöhtes Fehlbildungsrisiko (ca. 450 Schwangerschaften) [42, 102–104]	kein Hinweis auf eine Einschränkung der Fertilität [105, 106]
Colchicin	kein Hinweis auf ein erhöhtes Fehlbildungsrisiko [107]	kein konkreter Hinweis auf Einschränkung der Fertilität [108, 109]
TNF alpha Hemmer (v. a. Infliximab, Adalimumab, Etanercept)	insgesamt bisher kein erhöhtes Fehlbildungsrisiko beschrieben [103, 110], einzelne Schwangerschaften bei Certolizumab berichtet (Herstellerangaben), keine Daten zu Golimumab	keine Einschränkung der Fertilität bzw. der Spermienparameter in den meisten Studien oder Fallserien [111–113]
Leflunomid	wenige publizierte Einzelfälle nach paternaler Therapie, bisher jedoch kein Anhalt für ein erhöhtes Fehlbildungsrisiko (ggf. lange Halbwertszeit des Metaboliten berücksichtigen) [114, 115]	keine Daten
MTX (*low dose*)	bisher kein Hinweis auf ein erhöhtes Fehlbildungsrisiko bei begrenzter Datenlage (ca. 160 Schwangerschaften) [103, 110, 116, 117]	Beeinträchtigung der Spermienqualität im Rahmen einer (Poly-) Chemotherapie mit höheren MTX-Dosierungen bei malignen Erkrankungen beschrieben
Mycophenolat mofetil	in 142 Schwangerschaften nach Organtransplantation der Partner kein erhöhtes Fehlbildungsrisiko berichtet [118], allgemein wird nach Organtransplantation des Vaters kein erhöhtes Fehlbildungsrisiko beschrieben [119, 120]	keine Daten
Tocilizumab	unzureichende Datenlage, bisher kein Anhalt für erhöhtes Fehlbildungsrisiko in einzelnen Schwangerschaften (Herstellerregister) [99]	keine Daten
Abatacept	unzureichende Datenlagen, bisher kein Anhalt für ein erhöhtes Fehlbildungsrisiko (Herstellerregister) [121]	keine Daten
Belimumab, Ustekinumab,	keine Daten zur paternalen Exposition	keine Daten
Tofacinib	keine Daten zur paternalen Exposition	keine Daten
Anakinra	keine Daten zur paternalen Exposition	keine Daten

Berücksichtigung der Schwere der Erkrankung, der Notwendigkeit der Therapie und der Vorstellungen des Patienten bzw. seiner Partnerin das Vorgehen bei bestehendem Kinderwunsch abgesprochen werden. Eine unbeabsichtigte Exposition durch eine paternale Therapie bei einer ungeplanten Schwangerschaft ist im Allgemeinen kein Grund für einen Schwangerschaftsabbruch, wenn die Schwangerschaft prinzipiell gewünscht ist. Bei begrenzter Datenlage eines Medikaments nach paternaler Exposition wird eine sonographische Feindiagnostik in der Schwangerschaft empfohlen.

Allerdings wird für einige immunsuppressive Medikamente ein Einfluss auf die Fertilität durch eine Oligo- oder Azoospermie bzw. eine veränderte Spermienmorphologie beschrieben bzw. diskutiert (Tab. 10.4). Da eine Infertilität ein häufiges Problem auch in der Allgemeinbevölkerung darstellt, ist die Interpretation von Fallberichten über eine Fertilitätseinschränkung nach Medikamentenexposition häufig schwierig, insbesondere wenn kein Spermatogramm vor Beginn der paternalen Therapie vorlag.

Vor einer geplanten Therapie mit zytotoxischen oder alkylierenden Substanzen, z. B. mit Cyclosphosphamid oder einer Chemotherapie des Mannes, wird eine Kryokonservierung von Sperma empfohlen. Dieses Vorgehen kann auch bei Patienten mit vorbestehender eingeschränkter Fertilität erwogen werden, wenn eine Therapie mit einem Medikament geplant ist, das die Fertilität möglicherweise negativ beeinflussen kann und eine weitere Verschlechterung der Spermienfunktion durch die Behandlung befürchtet wird.

10.11 Schlussfolgerungen

Eine medikamentöse Therapie während der Schwangerschaft und Stillzeit ist möglich, wenn auch die Anzahl der geeigneten Medikamente wegen der oft unzureichenden Datenlage begrenzt ist. Die Therapie sollte der individuellen Krankheit und ihrer Prognose angepasst werden, dabei ist das Risiko der unbehandelten mütterlichen Krankheit gegen mögliche negative Effekte der Therapie auf das Kind abzuwägen. Befindet sich die Patientin vor der Konzeption in Remission, sollte die medikamentöse Behandlung vor und in der Schwangerschaft darauf zielen, die Remission zu erhalten. Das Absetzen einer Therapie bereits vor der geplanten Schwangerschaft kann einen Schub hervorrufen, erfordert daher das Umstellen auf eine während der Schwangerschaft geeignete Therapie. Symptome der rheumatischen Krankheit sollten effektiv behandelt werden, da die aktive Krankheit den Verlauf der Schwangerschaft und die Gesundheit des Kindes gefährdet. Bei Kollagenosen mit Organbeteiligung sollte eine immunsuppressive Therapie unbedingt während der Schwangerschaft und Stillzeit beibehalten werden, um einen Schub und damit einen Organschaden zu verhindern. Tritt eine Besserung der Symptome ein, können die Medikamente entweder in der Dosis reduziert oder manchmal auch abgesetzt werden.

Um die Aktivität der Krankheit zu bremsen, ohne den Feten oder das Neugeborene zu beeinträchtigen, muss die Strategie lauten: so wenig Medikamente wie möglich, aber so viel wie nötig.

Tab. 10.5: Beratungszentren in Deutschland, Österreich und Schweiz und informative Webseiten.

Nützliche Informationsquellen in Deutschland, Österreich und der Schweiz	
www.embryotox.de	Pharmakovigilanz- und Beratungszentrum für Embryonaltoxikologie Charité-Universitätsmedizin Berlin Augustenburger Platz 1 13353 Berlin T: (030) 450-525–700
http://www.st-elisabeth-stiftung.de/kinder-jugend-familie/reprotox.html	Institut für Reproduktionstoxikologie Nikolausstr. 10 88212 Ravensburg T: (0751) 87 27 99
http://www.embryotox.at	Teratologische Sprechstunde Institut für Zellbiologie, Histologie und Embryologie Institut für Humangenetik Harrachgasse 21/7,8 8010 Graz, Österreich T: +43 316 380 4230
http://www.swisstis.ch	Swiss Teratogen Information Service Division de Pharmacologie Clinique Rue du Bugnon 17/01/105 CH-1011 Lausanne-CHUV T: +41 21 314 4267
https://www.entis-org.eu/	European Network of Teratology Information Services (ENTIS) mit Informationen zu weiteren Beratungszentren in Europa
http://www.uktis.org/, http://www.medicinesinpregnancy.org/	Englische Internetseite des UK Teratology Information Service
http://lecrat.fr/	Französische Internetseite des Hospital Armand-Trousseau, Paris
http://mothertobaby.org/	Webseite der amerikanischen Organisation of Teratology Information Services (OTIS)

10.12 Literatur

[1] Schaefer CSH, Vetter K, Weber-Schöndorfer C. Arzneimittel in Schwangerschaft und Stillzeit. 8th ed. München: Urban & Fischer; 2012.
[2] Götestam Skorpen C, Hoeltzenbein M, Tincani A, Fischer-Betz R, Elefant E, Chambers C, et al. The EULAR points to consider for use of antirheumatic drugs before pregnancy, and during pregnancy and lactation. Annals of the rheumatic diseases. 2016; 75(5): 795–810.

[3]   Flint J, Panchal S, Hurrell A, van de Venne M, Gayed M, Schreiber K, et al. BSR and BHPR
        guideline on prescribing drugs in pregnancy and breastfeeding-Part I: standard and bio-
        logic disease modifying anti-rheumatic drugs and corticosteroids. Rheumatology. 2016 Sep;
        55(9): 1693–16977.
[4]   Ostensen M, Khamashta M, Lockshin M, Parke A, Brucato A, Carp H, et al. Anti-inflammatory
        and immunosuppressive drugs and reproduction. Arthritis research & therapy. 2006; 8(3):
        209.
[5]   Ostensen M, Lockshin M, Doria A, Valesini G, Meroni P, Gordon C, et al. Update on safety
        during pregnancy of biological agents and some immunosuppressive anti-rheumatic drugs.
        Rheumatology. 2008; 47 Suppl 3: iii28–31.
[6]   Hernandez RK, Werler MM, Romitti P, Sun L, Anderka M, National Birth Defects Prevention
        S. Nonsteroidal antiinflammatory drug use among women and the risk of birth defects. Am J
        Obstet Gynecol. 2012; 206(3): 228 e1–8.
[7]   Daniel S, Matok I, Gorodischer R, Koren G, Uziel E, Wiznitzer A, et al. Major malformations
        following exposure to nonsteroidal antiinflammatory drugs during the first trimester of preg-
        nancy. J Rheumatol. 2012; 39(11): 2163–2169.
[8]   Nezvalova-Henriksen K, Spigset O, Nordeng H. Effects of ibuprofen, diclofenac, naproxen, and
        piroxicam on the course of pregnancy and pregnancy outcome: a prospective cohort study.
        BJOG: an international journal of obstetrics and gynaecology. 2013; 120(8): 948–959.
[9]   Flint J, Panchal S, Hurrell A, van de Venne M, Gayed M, Schreiber K, et al. BSR and BHPR
        guideline on prescribing drugs in pregnancy and breastfeeding-Part II: analgesics and other
        drugs used in rheumatology practice. Rheumatology. 2016; 55(9): 1698–1702.
[10]   Nakhai-Pour HR, Broy P, Sheehy O, Berard A. Use of nonaspirin nonsteroidal anti-
        inflammatory drugs during pregnancy and the risk of spontaneous abortion. CMAJ: Canadian
        Medical Association journal. 2011; 183(15): 1713–1720.
[11]   Daniel S, Koren G, Lunenfeld E, Bilenko N, Ratzon R, Levy A. Fetal exposure to nonsteroidal
        anti-inflammatory drugs and spontaneous abortions. CMAJ: Canadian Medical Association
        journal. 2014; 186(5): E177–182.
[12]   Antonucci R, Zaffanello M, Puxeddu E, Porcella A, Cuzzolin L, Pilloni MD, et al. Use of non-
        steroidal anti-inflammatory drugs in pregnancy: impact on the fetus and newborn. Current
        drug metabolism. 2012; 13(4): 474–490.
[13]   Moise KJ, Jr. Indomethacin therapy in the treatment of symptomatic polyhydramnios. Clinical
        obstetrics and gynecology. 1991; 34(2): 310–318.
[14]   Moise KJ, Jr. Effect of advancing gestational age on the frequency of fetal ductal constric-
        tion in association with maternal indomethacin use. Am J Obstet Gynecol. 1993; 168(5):
        1350–1353.
[15]   Van Marter LJ, Hernandez-Diaz S, Werler MM, Louik C, Mitchell AA. Nonsteroidal antiinflam-
        matory drugs in late pregnancy and persistent pulmonary hypertension of the newborn.
        Pediatrics. 2013; 131(1): 79–87.
[16]   Smolen JS, Breedveld FC, Burmester GR, Bykerk V, Dougados M, Emery P, et al. Treating
        rheumatoid arthritis to target: 2014 update of the recommendations of an international task
        force. Annals of the rheumatic diseases. 2016; 75(1): 3–15.
[17]   Vermeire S, Carbonnel F, Coulie PG, Geenen V, Hazes JM, Masson PL, et al. Management of
        inflammatory bowel disease in pregnancy. J Crohns Colitis. 2012; 6(8): 811–823.
[18]   Schulze H, Esters P, Dignass A. Review article: the management of Crohn's disease and ulcer-
        ative colitis during pregnancy and lactation. Aliment Pharmacol Ther. 2014; 40(9): 991–1008.
[19]   Rahimi R, Nikfar S, Rezaie A, Abdollahi M. Pregnancy outcome in women with inflammatory
        bowel disease following exposure to 5-aminosalicylic acid drugs: a meta-analysis. Reproduc-
        tive toxicology. 2008; 25(2): 271–275.

[20] de Man YA, Hazes JM, van der Heide H, Willemsen SP, de Groot CJ, Steegers EA, et al. Association of higher rheumatoid arthritis disease activity during pregnancy with lower birth weight: results of a national prospective study. Arthritis Rheum. 2009; 60(11): 3196–3206.

[21] Levi S, Liberman M, Levi AJ, Bjarnason I. Reversible congenital neutropenia associated with maternal sulphasalazine therapy. Eur J Pediatr. 1988; 148(2): 174–175.

[22] Diav-Citrin O, Blyakhman S, Shechtman S, Ornoy A. Pregnancy outcome following in utero exposure to hydroxychloroquine: a prospective comparative observational study. Reproductive toxicology. 2013; 39: 58–62.

[23] Kaplan YC, Ozsarfati J, Nickel C, Koren G. Reproductive outcomes following hydroxychloroquine use for autoimmune diseases: a systematic review and meta-analysis. British journal of clinical pharmacology. 2016; 81(5): 835–848.

[24] Osadchy A, Ratnapalan T, Koren G. Ocular toxicity in children exposed in utero to antimalarial drugs: review of the literature. J Rheumatol. 2011; 38(12): 2504–2508.

[25] Borba EF, Turrini-Filho JR, Kuruma KA, Bertola C, Pedalini ME, Lorenzi MC, et al. Chloroquine gestational use in systemic lupus erythematosus: assessing the risk of child ototoxicity by pure tone audiometry. Lupus. 2004; 13(4): 223–227.

[26] Tarfaoui N, Autret-Leca E, Mazjoub S, Cissoko H, Jonville-Bera AP. [Hydroxychloroquine during pregnancy: a review of retinal toxicity in the newborns]. Therapie. 2013; 68(1): 43–47.

[27] Sciascia S, Branch DW, Levy RA, Middeldorp S, Pavord S, Roccatello D, et al. The efficacy of hydroxychloroquine in altering pregnancy outcome in women with antiphospholipid antibodies. Evidence and clinical judgment. Thrombosis and haemostasis. 2016; 115(2): 285–290.

[28] Sciascia S, Hunt BJ, Talavera-Garcia E, Lliso G, Khamashta MA, Cuadrado MJ. The impact of hydroxychloroquine treatment on pregnancy outcome in women with antiphospholipid antibodies. Am J Obstet Gynecol. 2016; 214(2): 273.e1–8.

[29] Mekinian A, Lazzaroni MG, Kuzenko A, Alijotas-Reig J, Ruffatti A, Levy P, et al. The efficacy of hydroxychloroquine for obstetrical outcome in anti-phospholipid syndrome: Data from a European multicenter retrospective study. Autoimmun Rev. 2015; 14(6): 498–502.

[30] Tunks RD, Clowse ME, Miller SG, Brancazio LR, Barker PC. Maternal autoantibody levels in congenital heart block and potential prophylaxis with antiinflammatory agents. Am J Obstet Gynecol. 2013; 208(1): 64.e1–7.

[31] Saxena A, Izmirly PM, Mendez B, Buyon JP, Friedman DM. Prevention and treatment in utero of autoimmune-associated congenital heart block. Cardiology in review. 2014; 22(6): 263–267.

[32] Izmirly PM, Saxena A, Kim MY, Wang D, Sahl SK, Llanos C, et al. Maternal and fetal factors associated with mortality and morbidity in a multi-racial/ethnic registry of anti-SSA/Ro-associated cardiac neonatal lupus. Circulation. 2011; 124(18): 1927–1935.

[33] Park-Wyllie L, Mazzotta P, Pastuszak A, Moretti ME, Beique L, Hunnisett L, et al. Birth defects after maternal exposure to corticosteroids: prospective cohort study and meta-analysis of epidemiological studies. Teratology. 2000; 62(6): 385–392.

[34] Carmichael SL, Shaw GM, Ma C, Werler MM, Rasmussen SA, Lammer EJ. Maternal corticosteroid use and orofacial clefts. Am J Obstet Gynecol. 2007; 197(6): 585.e1–7; discussion 683–684, e1–7.

[35] Skuladottir H, Wilcox AJ, Ma C, Lammer EJ, Rasmussen SA, Werler MM, et al. Corticosteroid use and risk of orofacial clefts. Birth defects research Part A, Clinical and molecular teratology. 2014; 100(6): 499–506.

[36] Bay Bjorn AM, Ehrenstein V, Hundborg HH, Nohr EA, Sorensen HT, Norgaard M. Use of corticosteroids in early pregnancy is not associated with risk of oral clefts and other congenital malformations in offspring. American journal of therapeutics. 2014; 21(2): 73–80.

[37] Sinha A, Bagga A. Pulse steroid therapy. Indian journal of pediatrics. 2008; 75(10): 1057–1066.

[38] Moroni G, Quaglini S, Banfi G, Caloni M, Finazzi S, Ambroso G, et al. Pregnancy in lupus nephritis. Am J Kidney Dis. 2002; 40(4): 713–720.

[39] Pirson Y, Van Lierde M, Ghysen J, Squifflet JP, Alexandre GP, van Ypersele de Strihou C. Retardation of fetal growth in patients receiving immunosuppressive therapy. The New England journal of medicine. 1985; 313(5): 328.

[40] Bharti B, Lee SJ, Lindsay SP, Wingard DL, Jones KL, Lemus H, et al. Disease Severity and Pregnancy Outcomes in Women with Rheumatoid Arthritis: Results from the Organization of Teratology Information Specialists Autoimmune Diseases in Pregnancy Project. J Rheumatol. 2015; 42(8): 1376–1382.

[41] Goldstein LH, Dolinsky G, Greenberg R, Schaefer C, Cohen-Kerem R, Diav-Citrin O, et al. Pregnancy outcome of women exposed to azathioprine during pregnancy. Birth defects research Part A, Clinical and molecular teratology. 2007; 79(10): 696–701.

[42] Akbari M, Shah S, Velayos FS, Mahadevan U, Cheifetz AS. Systematic review and meta-analysis on the effects of thiopurines on birth outcomes from female and male patients with inflammatory bowel disease. Inflamm Bowel Dis. 2013; 19(1): 15–22.

[43] Jain AB, Reyes J, Marcos A, Mazariegos G, Eghtesad B, Fontes PA, et al. Pregnancy after liver transplantation with tacrolimus immunosuppression: a single center's experience update at 13 years. Transplantation. 2003; 76(5): 827–832.

[44] Bar Oz B, Hackman R, Einarson T, Koren G. Pregnancy outcome after cyclosporine therapy during pregnancy: a meta-analysis. Transplantation. 2001; 71(8): 1051–1055.

[45] Perales-Puchalt A, Vila Vives JM, Lopez Montes J, Diago Almela VJ, Perales A. Pregnancy outcomes after kidney transplantation-immunosuppressive therapy comparison. The journal of maternal-fetal & neonatal medicine: the official journal of the European Association of Perinatal Medicine, the Federation of Asia and Oceania Perinatal Societies, the International Society of Perinatal Obstet. 2012; 25(8): 1363–1366.

[46] Webster P, Wardle A, Bramham K, Webster L, Nelson-Piercy C, Lightstone L. Tacrolimus is an effective treatment for lupus nephritis in pregnancy. Lupus. 2014; 23(11): 1192–1196.

[47] Kim H, Jeong JC, Yang J, Yang WS, Ahn C, Han DJ, et al. The optimal therapy of calcineurin inhibitors for pregnancy in kidney transplantation. Clinical transplantation. 2015; 29(2): 142–148.

[48] Kainz A, Harabacz I, Cowlrick IS, Gadgil SD, Hagiwara D. Review of the course and outcome of 100 pregnancies in 84 women treated with tacrolimus. Transplantation. 2000; 70(12): 1718–1721.

[49] Diav-Citrin O, Shechtman S, Schwartz V, Avgil-Tsadok M, Finkel-Pekarsky V, Wajnberg R, et al. Pregnancy outcome after in utero exposure to colchicine. Am J Obstet Gynecol. 2010; 203(2): 144.e1–6.

[50] Rabinovitch O, Zemer D, Kukia E, Sohar E, Mashiach S. Colchicine treatment in conception and pregnancy: two hundred thirty-one pregnancies in patients with familial Mediterranean fever. American journal of reproductive immunology. 1992; 28(3–4): 245–246.

[51] Yasar O, Iskender C, Kaymak O, Taflan Yaman S, Uygur D, Danisman N. Retrospective evaluation of pregnancy outcomes in women with familial Mediterranean fever. The journal of maternal-fetal & neonatal medicine: the official journal of the European Association of Perinatal Medicine, the Federation of Asia and Oceania Perinatal Societies, the International Society of Perinatal Obstet. 2014; 27(7): 733–736.

[52] Ofir D, Levy A, Wiznitzer A, Mazor M, Sheiner E. Familial Mediterranean fever during pregnancy: an independent risk factor for preterm delivery. European journal of obstetrics, gynecology, and reproductive biology. 2008; 141(2): 115–118.

[53] Noel N, Wechsler B, Nizard J, Costedoat-Chalumeau N, Boutin du LT, Dommergues M, et al. Behcet's disease and pregnancy. Arthritis Rheum. 2013; 65(9): 2450–2456.

[54] Ben-Chetrit E, Ben-Chetrit A, Berkun Y, Ben-Chetrit E. Pregnancy outcomes in women with familial Mediterranean fever receiving colchicine: is amniocentesis justified? Arthritis care & research. 2010; 62(2): 143–148.

[55] Empson M, Lassere M, Craig J, Scott J. Prevention of recurrent miscarriage for women with antiphospholipid antibody or lupus anticoagulant. Cochrane Database Syst Rev. 2005(2): Cd002859.

[56] Julsgaard M, Christensen LA, Gibson PR, Gearry RB, Fallingborg J, Hvas CL, et al. Concentrations of Adalimumab and Infliximab in Mothers and Newborns, and Effects on Infection. Gastroenterology. 2016; 151(1): 110–119.

[57] Kane S. Anti-tumor necrosis factor agents and placental transfer: relevant clinical data for rational decision-making. ClinGastroenterol Hepatol. 2013; 11(3): 293–294.

[58] Chambers CD, Johnson DL. Emerging data on the use of anti-tumor necrosis factor-alpha medications in pregnancy. Birth defects research Part A, Clinical and molecular teratology. 2012; 94(8): 607–611.

[59] Diav-Citrin O, Otcheretianski-Volodarsky A, Shechtman S, Ornoy A. Pregnancy outcome following gestational exposure to TNF-alpha-inhibitors: a prospective, comparative, observational study. Reproductive toxicology. 2014; 43: 78–84.

[60] Weber-Schoendorfer C, Oppermann M, Wacker E, Bernard N, network of French pharmacovigilance c, Beghin D, et al. Pregnancy outcome after TNF-alpha inhibitor therapy during the first trimester: a prospective multicentre cohort study. British journal of clinical pharmacology. 2015; 80(4): 727–739.

[61] Bröms G, Granath F, Ekbom A, Hellgren K, Pedersen L, Sørensen HT, et al. Low Risk of Birth Defects for Infants Whose Mothers Are Treated With Anti-Tumor Necrosis Factor Agents During Pregnancy. Clin Gastroenterol Hepatol. 2016; 14(2): 234–241.e1–5.

[62] Pfizer. Fachinformation Enbrel 25 mg Fertigspritze, [28. 6. 2016]: https://www.pfizermed.de/medikamente/medikamente-a-bis-z/enbrelr-2550-mg-fertigspritze.htm.

[63] Singh JA, Wells GA, Christensen R, Tanjong Ghogomu E, Maxwell L, Macdonald JK, et al. Adverse effects of biologics: a network meta-analysis and Cochrane overview. Cochrane Database Syst Rev. 2011(2): Cd008794.

[64] Richter A, Listing J, Schneider M, Klopsch T, Kapelle A, Kaufmann J, et al. Impact of treatment with biologic DMARDs on the risk of sepsis or mortality after serious infection in patients with rheumatoid arthritis. Annals of the rheumatic diseases. 2016; 75(9): 1667–1673.

[65] Hyoun SC, Obican SG, Scialli AR. Teratogen update: methotrexate. Birth defects research Part A, Clinical and molecular teratology. 2012; 94(4): 187–207.

[66] Weber-Schoendorfer C, Chambers C, Wacker E, Beghin D, Bernard N, Shechtman S, et al. Pregnancy outcome after methotrexate treatment for rheumatic disease prior to or during early pregnancy: a prospective multicenter cohort study. Arthritis Rheumatol. 2014; 66(5): 1101–1110.

[67] Martin MC, Barbero P, Groisman B, Aguirre MA, Koren G. Methotrexate embryopathy after exposure to low weekly doses in early pregnancy. Reproductive toxicology. 2014; 43: 26–29.

[68] Svirsky R, Rozovski U, Vaknin Z, Pansky M, Schneider D, Halperin R. The safety of conception occurring shortly after methotrexate treatment of an ectopic pregnancy. Reproductive toxicology. 2009; 27(1): 85–87.

[69] Selig BP, Furr JR, Huey RW, Moran C, Alluri VN, Medders GR, et al. Cancer chemotherapeutic agents as human teratogens. Birth defects research Part A, Clinical and molecular teratology. 2012; 94(8): 626–650.

[70] Amant F, Loibl S, Neven P, Van Calsteren K. Breast cancer in pregnancy. Lancet. 2012; 379(9815): 570–579.

[71] Nelson-Piercy C, Agarwal S, Lams B. Lesson of the month: selective use of cyclophosphamide in pregnancy for severe autoimmune respiratory disease. Thorax. 2016; 71(7): 667–668.

[72] Merlob P, Stahl B, Klinger G. Tetrada of the possible mycophenolate mofetil embryopathy: A review. Reproductive toxicology. 2009; 28(1): 105–108.

[73] Hoeltzenbein M, Elefant E, Vial T, Finkel-Pekarsky V, Stephens S, Clementi M, et al. Teratogenicity of mycophenolate confirmed in a prospective study of the European Network of Teratology Information Services. American journal of medical genetics Part A. 2012; 158A(3): 588–596.

[74] Fischer-Betz R, Specker C, Brinks R, Aringer M, Schneider M. Low risk of renal flares and negative outcomes in women with lupus nephritis conceiving after switching from mycophenolate mofetil to azathioprine. Rheumatology. 2013; 52(6): 1070–1076.

[75] Al Maimouni H, Gladman DD, Ibanez D, Urowitz MB. Switching treatment between mycophenolate mofetil and azathioprine in lupus patients: indications and outcomes. Arthritis care & research. 2014; 66(12): 1905–1909.

[76] Cassina M, Johnson DL, Robinson LK, Braddock SR, Xu R, Jimenez JL, et al. Pregnancy outcome in women exposed to leflunomide before or during pregnancy. Arthritis Rheum. 2012; 64(7): 2085–2094.

[77] Chambers CD, Johnson DL, Robinson LK, Braddock SR, Xu R, Lopez-Jimenez J, et al. Birth outcomes in women who have taken leflunomide during pregnancy. Arthritis Rheum. 2010; 62(5): 1494–1503.

[78] Schaefer C, Hannemann D, Meister R, Elefant E, Paulus W, Vial T, et al. Vitamin K antagonists and pregnancy outcome. A multi-centre prospective study. Thrombosis and haemostasis. 2006; 95(6): 949–957.

[79] Elsaigh E, Thachil J, Nash MJ, Tower C, Hay CR, Bullough S, et al. The use of fondaparinux in pregnancy. Br J Haematol. 2015; 168(5): 762–764.

[80] Hoeltzenbein M, Beck E, Meixner K, Schaefer C, Kreutz R. Pregnancy outcome after exposure to the novel oral anticoagulant rivaroxaban in women at suspected risk for thromboembolic events: a case series from the German Embryotox Pharmacovigilance Centre. Clinical research in cardiology. 2016; 105(2): 117–126.

[81] Sachs HC. The transfer of drugs and therapeutics into human breast milk: an update on selected topics. Pediatrics. 2013; 132(3): e796–809.

[82] Anderson PO, Manoguerra AS, Valdes V. A Review of Adverse Reactions in Infants From Medications in Breastmilk. Clinical pediatrics. 2016; 55(3): 236–244.

[83] Bramham K, Chusney G, Lee J, Lightstone L, Nelson-Piercy C. Breastfeeding and tacrolimus: serial monitoring in breast-fed and bottle-fed infants. Clinical journal of the American Society of Nephrology. 2013; 8(4): 563–567.

[84] Hale TW. Medications in breastfeeding mothers of preterm infants. Pediatric annals. 2003; 32(5): 337–347.

[85] Durodola JI. Administration of cyclophosphamide during late pregnancy and early lactation: a case report. Journal of the National Medical Association. 1979; 71(2): 165–166.

[86] Ostensen M. New insights into sexual functioning and fertility in rheumatic diseases. Best PractResClinRheumatol. 2004; 18(2): 219–232.

[87] Pall M, Friden BE, Brannstrom M. Induction of delayed follicular rupture in the human by the selective COX-2 inhibitor rofecoxib: a randomized double-blind study. Human reproduction. 2001; 16(7): 1323–1328.

[88] Bata MS, Al-Ramahi M, Salhab AS, Gharaibeh MN, Schwartz J. Delay of ovulation by meloxicam in healthy cycling volunteers: A placebo-controlled, double-blind, crossover study. Journal of clinical pharmacology. 2006; 46(8): 925–932.

[89]   Akil M, Amos RS, Stewart P. Infertility may sometimes be associated with NSAID consumption. British journal of rheumatology. 1996; 35(1): 76–78.

[90]   Uhler ML, Hsu JW, Fisher SG, Zinaman MJ. The effect of nonsteroidal anti-inflammatory drugs on ovulation: a prospective, randomized clinical trial. Fertil Steril. 2001; 76(5): 957–961.

[91]   Micu MC, Micu R, Ostensen M. Luteinized unruptured follicle syndrome increased by inactive disease and selective cyclooxygenase 2 inhibitors in women with inflammatory arthropathies. Arthritis care & research. 2011; 63(9): 1334–1338.

[92]   Mok CC, Chan PT, To CH. Anti-müllerian hormone and ovarian reserve in systemic lupus erythematosus. Arthritis & Rheumatol. 2013; 65(1): 203–210.

[93]   Boumpas DT, Austin HA, 3rd, Vaughan EM, Yarboro CH, Klippel JH, Balow JE. Risk for sustained amenorrhea in patients with systemic lupus erythematosus receiving intermittent pulse cyclophosphamide therapy. Annals of internal medicine. 1993; 119(5): 366–369.

[94]   Del Mastro L, Ceppi M, Poggio F, Bighin C, Peccatori F, Demeestere I, et al. Gonadotropin-releasing hormone analogues for the prevention of chemotherapy-induced premature ovarian failure in cancer women: systematic review and meta-analysis of randomized trials. Cancer Treat Rev. 2014; 40(5): 675–683.

[95]   Lawrenz B, Jauckus J, Kupka MS, Strowitzki T, von Wolff M. Fertility preservation in > 1,000 patients: patient's characteristics, spectrum, efficacy and risks of applied preservation techniques. Archives of gynecology and obstetrics. 2011; 283(3): 651–656.

[96]   von Wolff M, Donnez J, Hovatta O, Keros V, Maltaris T, Montag M, et al. Cryopreservation and autotransplantation of human ovarian tissue prior to cytotoxic therapy–a technique in its infancy but already successful in fertility preservation. European journal of cancer. 2009; 45(9): 1547–1553.

[97]   Klemmt L, Scialli AR. The transport of chemicals in semen. Birth defects research Part B, Developmental and reproductive toxicology. 2005; 74(2): 119–131.

[98]   Scialli AR, Bailey G, Beyer BK, Bogh IB, Breslin WJ, Chen CL, et al. Potential seminal transport of pharmaceuticals to the conceptus. Reproductive toxicology. 2015; 58: 213–221.

[99]   Hoeltzenbein M, Beck E, Rajwanshi R, Gostestam Skopen C, Berber E, Schaefer C, et al. Tocilizumab use in pregnancy: analysis of a global safety database including data from clinical trials and post-marketing data. Seminars in arthritis and rheumatism. 2016; 46(2): 238–245.

[100] Sands K, Jansen R, Zaslau S, Greenwald D. Review article: the safety of therapeutic drugs in male inflammatory bowel disease patients wishing to conceive. Aliment Pharmacol Ther. 2015; 41(9): 821–834.

[101] Marmor D. The effects of sulphasalazine on male fertility. Reproductive toxicology. 1995; 9(3): 219–223.

[102] Hoeltzenbein M, Weber-Schoendorfer C, Borisch C, Allignol A, Meister R, Schaefer C. Pregnancy outcome after paternal exposure to azathioprine/6-mercaptopurine. Reproductive toxicology. 2012; 34(3): 364–369.

[103] Viktil KK, Engeland A, Furu K. Outcomes after anti-rheumatic drug use before and during pregnancy: a cohort study among 150,000 pregnant women and expectant fathers. Scandinavian journal of rheumatology. 2012; 41(3): 196–201.

[104] Teruel C, Lopez-San Roman A, Bermejo F, Taxonera C, Perez-Calle JL, Gisbert JP, et al. Outcomes of pregnancies fathered by inflammatory bowel disease patients exposed to thiopurines. Am J Gastroenterol. 2010; 105(9): 2003–2008.

[105] Dejaco C, Mittermaier C, Reinisch W, Gasche C, Waldhoer T, Strohmer H, et al. Azathioprine treatment and male fertility in inflammatory bowel disease. Gastroenterology. 2001; 121(5): 6.

[106] Xu L, Han S, Liu Y, Wang H, Yang Y, Qiu F, et al. The influence of immunosuppressants on the fertility of males who undergo renal transplantation and on the immune function of their offspring. Transplant immunology. 2009; 22(1–2): 28–31.

[107] Ben-Chetrit E, Berkun Y, Ben-Chetrit E, Ben-Chetrit A. The outcome of pregnancy in the wives of men with familial mediterranean fever treated with colchicine. Seminars in arthritis and rheumatism. 2004; 34(2): 549–552.

[108] Ben-Chetrit E, Levy M. Reproductive system in familial Mediterranean fever: an overview. AnnRheumDis. 2003; 62(10): 916–919.

[109] Both T, van Laar JA, Bonte-Mineur F, van Hagen PM, van Daele PL. [Colchicine has no negative effect on fertility and pregnancy]. NedTijdschrGeneeskd. 2012; 156(12): A4196.

[110] Wallenius M, Lie E, Daltveit AK, Salvesen KA, Skomsvoll JF, Kalstad S, et al. No excess risks in offspring with paternal preconception exposure to disease-modifying antirheumatic drugs. Arthritis Rheumatol. 2015; 67(1): 296–301.

[111] Puchner R, Danninger K, Puchner A, Pieringer H. Impact of TNF-blocking agents on male sperm characteristics and pregnancy outcomes in fathers exposed to TNF-blocking agents at time of conception. Clinical and experimental rheumatology. 2012; 30(5): 765–767.

[112] Micu MC, Micu R, Surd S, Girlovanu M, Bolboaca SD, Ostensen M. TNF-alpha inhibitors do not impair sperm quality in males with ankylosing spondylitis after short-term or long-term treatment. Rheumatology. 2014; 53(7): 1250–1255.

[113] Villiger PM, Caliezi G, Cottin V, Forger F, Senn A, Ostensen M. Effects of TNF antagonists on sperm characteristics in patients with spondyloarthritis. Annals of the rheumatic diseases. 2010; 69(10): 1842–1844.

[114] De Santis M, Straface G, Cavaliere A, Carducci B, Caruso A. Paternal and maternal exposure to leflunomide: pregnancy and neonatal outcome. Annals of the rheumatic diseases. 2005; 64(7): 1096–1097.

[115] Brent RL. Teratogen update: reproductive risks of leflunomide (Arava); a pyrimidine synthesis inhibitor: counseling women taking leflunomide before or during pregnancy and men taking leflunomide who are contemplating fathering a child. Teratology. 2001; 63(2): 106–112.

[116] Beghin D, Cournot MP, Vauzelle C, Elefant E. Paternal exposure to methotrexate and pregnancy outcomes. J Rheumatol. 2011; 38(4): 628–632.

[117] Weber-Schoendorfer C, Hoeltzenbein M, Wacker E, Meister R, Schaefer C. No evidence for an increased risk of adverse pregnancy outcome after paternal low-dose methotrexate: an observational cohort study. Rheumatology. 2014; 53(4): 757–763.

[118] Jones A, Clary MJ, McDermott E, Coscia LA, Constantinescu S, Moritz MJ, et al. Outcomes of pregnancies fathered by solid-organ transplant recipients exposed to mycophenolic acid products. Prog Transpl. 2013; 23(2): 153–157.

[119] Morken NH, Diaz-Garcia C, Reisaeter AV, Foss A, Leivestad T, Geiran O, et al. Obstetric and neonatal outcome of pregnancies fathered by males on immunosuppression after solid organ transplantation. Am J Transplant. 2015; 15(6): 1666–1673.

[120] Xu LG, Jin LM, Zhu XF, Song QZ, Ding XF, Han S, et al. A report of 212 male renal transplant recipients who fathered 216 offspring after transplantation. Transplantation. 2008; 86(10): 1480–1481.

[121] Kumar M, Ray L, Vemuri S, Simon TA. Pregnancy outcomes following exposure to abatacept during pregnancy. Seminars in arthritis and rheumatism. 2015; 45(3): 351–356.

Jan-Steffen Krüssel

11 Fertilitätserhalt –
Möglichkeiten der Reproduktionsmedizin

Seit der Geburt von Louise Brown 1978, dem ersten Kind, dessen Schwangerschaft durch den Einsatz einer extrakorporalen Befruchtung ermöglicht wurde, verdanken weltweit mehr als 5 000 000 Menschen ihre Existenz der Anwendung dieser Methode. Allein in Deutschland konnten seit Beginn der elektronischen Datenerfassung im Deutschen IVF-Register – einem freiwilligen Dokumentationsnetzwerk nahezu aller aktiven reproduktionsmedizinischen Zentren in Deutschland – 225 625 geborene Kinder nach *In-vitro*-Fertilisation (IVF) im Zeitraum von 1997 bis 2014 registriert werden [1].

Der Anteil an Kindern, welche nach künstlicher Befruchtung entstehen, steigt kontinuierlich an und lag 2013 in Deutschland bei 2,5 % der geborenen Kinder [2]. Das bedeutet, dass in einer durchschnittlichen deutschen Schulklasse mit 30 Kindern ein Kind sitzt, welches nach künstlicher Befruchtung entstanden ist. Die ursprünglich hochexperimentelle Behandlung hat sich zu einer etablierten Therapie entwickelt, ihr „Erfinder", der britische Physiologe Dr. Robert Edwards, wurde 2012 mit dem Nobelpreis für Medizin ausgezeichnet. Das Indikationsspektrum der ursprünglich zur Behandlung der tubaren Sterilität, also des Verschlusses der Eileiter, entwickelten extrakorporalen Befruchtung umfasst inzwischen viele andere Einsatzbereiche: reduzierte männliche Fertilität, Endometriose, hormonelle Störungen der Eizellreifung, aber auch die Präimplantationsdiagnostik nach § 3a Embryonenschutzgesetz, z. B. zur präkonzeptionellen Identifizierung „einer schwerwiegenden Schädigung des Embryos, die mit hoher Wahrscheinlichkeit zu einer Tot- oder Fehlgeburt führen wird" [3].

Im Rahmen der reproduktionsmedizinischen Behandlung wurden Verfahren zur Kryokonservierung verschiedener Zellen und Gewebe entwickelt, welche heute routinemäßig in den IVF-Laboren eingesetzt werden. So ist die Kryokonservierung von Spermien, befruchteten Eizellen im Pronukleus-(PN-)Stadium, Embryonen, Hoden- und Eierstockgewebe bereits seit längerem technisch problemlos möglich [4], so dass der Fertilitätserhalt im Rahmen einer malignen Grunderkrankung von der American Society of Clinical Oncology (ASCO) als „key survivorship issue" definiert wurde [5]. Insbesondere durch die Entwicklung eines ultraschnellen Einfrierverfahrens, der Vitrifikation, ist es seit einigen Jahren möglich, auch unbefruchtete Eizellen nahezu ohne Qualitätsverlust zu kryokonservieren und für eine spätere Verwendung zu lagern [6, 7]. Diese Methode wurde bis 2013 noch als experimentell eingestuft, inzwischen liegen aber ausreichende Daten vor, so dass die American Society for Reproductive Medicine (ASRM) und die Society for Assisted Reproductive Technology (SART) diese

DOI 10.1515/9783110461664-013

Methode ausdrücklich als eine derjenigen für die Fertilitätsprotektion im Rahmen maligner Grunderkrankungen empfehlen [8].

Somit ist es grundsätzlich möglich, alle genannten Zellen und/oder Gewebe auch im Rahmen der Fertilitätsprotektion zu verwenden.

11.1 Biologische Grundlagen der Gametogenese

Anders als bei Männern, deren testikuläre Keimzellen bis ins hohe Alter spermato-genetische Aktivität aufweisen, sind alle Eizellen der Frau bereits bei der Geburt an-gelegt. Die ca. 1 000 000 Eizellen finden sich als Primordialfollikel in der Rinde der Eierstöcke, dem ovariellen Cortex. Die Anzahl der Eizellen sinkt generell mit zuneh-mendem Alter: Bereits nach der Geburt und vor der Pubertät kommt es zu einer deut-lichen Leerung des ursprünglich angelegten Follikel-Pools. Mit Beginn der Zyklusak-tivität in der reproduktiven Phase der Frau werden pro Zyklus zwischen 40 und 1000 Eizellen rekrutiert, von denen sich im Normalfall eine bis zur reifen Metaphase-II-Eizelle entwickelt und bei der Ovulation freigesetzt wird, der Rest wird atretisch [9]. Mit Verbrauch aller Eizellen kommt es zur Menopause. Die Dynamik des Eizellverbrau-ches unterscheidet sich individuell, ebenso die ursprüngliche Anzahl der angelegten Oozyten, woraus sich die Varianz im Menopausenalter erklären lässt. Eine ungefähre Voraussage des individuellen Fertilitätsstatus lässt sich durch die Bestimmung des hormonellen Status (Anti-Müller-Hormon, basales Follikel-stimulierendes Hormon) und/oder der sonographischen (vaginalsonographischen) Messung der Anzahl antra-ler Follikel treffen.

Unabhängig von der Anzahl der Eizellen kommt es mit zunehmendem Alter der Frau auch zu einer Alterung der Eizellen mit einer deutlichen Abnahme der Quali-tät (Abb. 11.1) [10]. Der Grund hierfür liegt in der biologischen Tatsache begründet, dass die jeweilige Eizelle den kritischen Teil ihrer Entwicklung erst in dem jeweili-gen Zyklus, in dem sie zur Ovulation kommt, durchläuft. Etwa zwei Stunden vor der Ovulation komplettiert die Eizelle die erste meiotische Reifeteilung und ist dann bei der Ovulation im Stadium der Metaphase II arretiert. Dieser Arrest wird erst nach Ein-dringen des Spermiums aufgehoben. Mit zunehmendem Alter kommt es häufiger zu Fehlern in der Meiose der Eizellen, welche zu Chromosomenfehlverteilungen (Aneu-ploidien) führen. Diese Aneuploidien ziehen häufig Störungen der frühen Embryonal-entwicklung, der Implantation oder der Frühschwangerschaft nach sich, woraus sich die altersabhängig abnehmende Schwangerschaftswahrscheinlichkeit und das stei-gende Abortrisiko erklären lassen. Dieser Effekt kann aufgrund der standardisierten Datenerfassung besonders gut bei der künstlichen Befruchtung nachgewiesen werden (Abb. 11.2) [1], ist aber grundsätzlich auch bei spontan eingetretenen Schwangerschaf-ten ohne reproduktionsmedizinische Behandlung erkennbar [11].

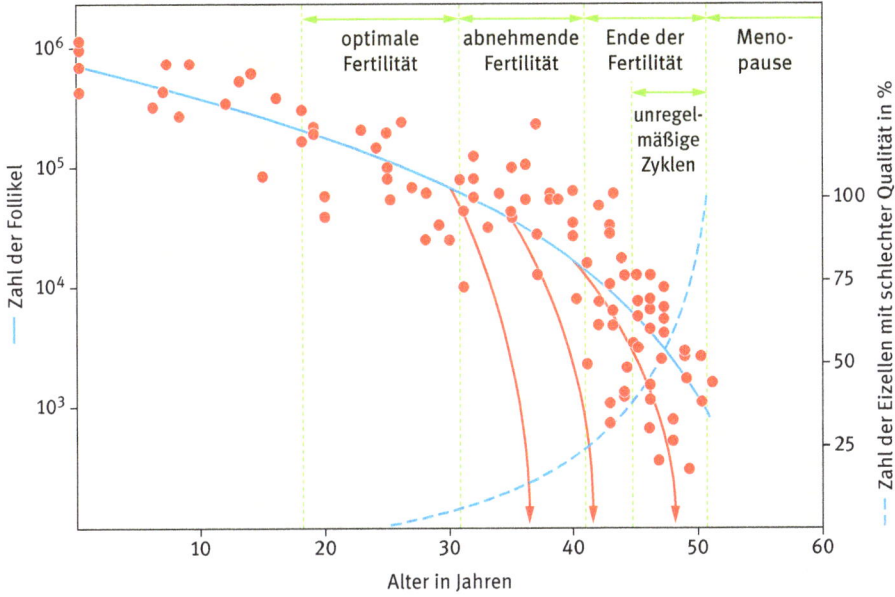

Abb. 11.1: Einfluss des Alters der Frau auf die Anzahl der Follikel (durchgezogene Linie) und Qualität der Eizellen (gestrichelte Linie) [10].

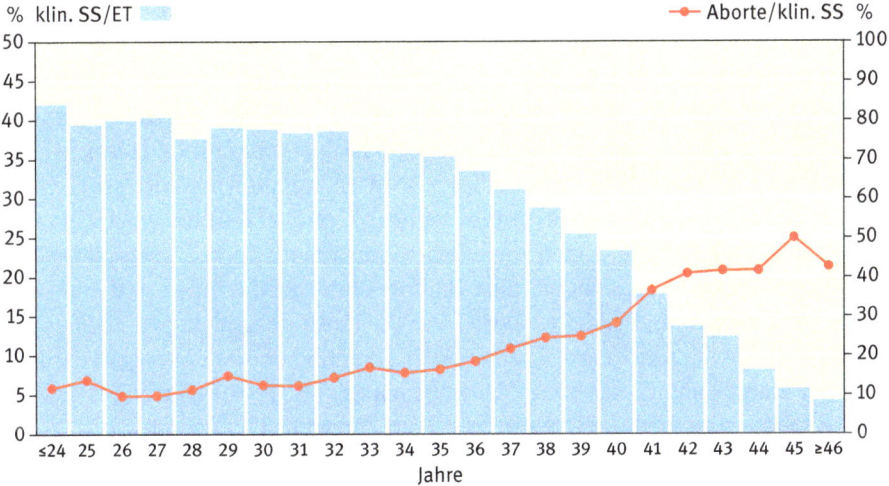

Abb. 11.2: Schwangerschaftsrate (graue Balken) und Abortrate (braune Linie) bei intrazytoplasmatischer Spermiuminjektion (ICSI) in Deutschland 2014 in Abhängigkeit vom Alter der Frau (*n* = 32 737 frische Transferzyklen, durchschnittlich 1,88 Embryonen/Transferzyklus) [1].

Die häufigsten Gründe, eine Fertilitätsprotektion durchzuführen, sind maligne Erkrankungen oder Erkrankungen, welche eine gonadotoxische Therapie erfordern. Da sich dieses Buch hauptsächlich mit der Schwangerschaft befasst, soll auch im Rahmen der fertilitätsprotektiven Maßnahmen auf beide Geschlechter eingegangen werden, wobei sich die Fertilitätsprotektion beim Mann vergleichsweise einfach durchführen lässt.

11.2 Fertilitätsprotektion bei geplanter gonadotoxischer Therapie der Frau

Ungefähr 10 % der jährlich bei Frauen neu diagnostizierten Krebserkrankungen treten bei Frauen im reproduktiven Alter zwischen der Menarche und der Menopause auf, dies betrifft schätzungsweise 87 von 100 000 Frauen jedes Jahr [12]. Die häufigsten Entitäten in dieser Altersgruppe sind Mamma, Schilddrüse, Uterus (inkl. Cervix), Melanome, Lymphome, Colon und Rektum, Leukämie, ZNS, Ovar und Niere. Wenn viele dieser Erkrankungen vor 40 Jahren noch nahezu mit einem Todesurteil gleichzusetzen waren, haben sich durch die Fortschritte der operativen und adjuvanten medikamentösen Therapie heutzutage die 5-Jahres-Überlebensraten deutlich gebessert und liegen erfreulicherweise z. B. für das Mamma-Carzinom bei ca. 85,5 %, für das Endometrium-Carzinom bei ca. 91 %, das Zervix-Carzinom bei ca. 83 % und das Ovarial-Carzinom bei ca. 80 % [13]. In den USA hat diese Verbesserung der therapeutischen Optionen zu einem Anstieg der Langzeit-Überlebenden nach onkologischer Behandlung von drei Millionen auf 40 Millionen Personen innerhalb der letzten 40 Jahre geführt [12]. Auf der anderen Seite ist eine der Nebenwirkungen der aggressiven Therapieoptionen maligner Erkrankungen die Schädigung der Gonaden, so dass es in vielen Fällen zur starken Einschränkung oder zum kompletten Verlust der Ovarialfunktion kommt, wodurch sich ein latenter oder manifester Kinderwunsch eventuell nur noch sehr schwer oder gar nicht mehr realisieren lässt. Dies stellt ein signifikantes Problem dar, da sich fast ein Viertel aller überlebenden Frauen nach einer onkologischen Therapie im fortpflanzungsfähigen Alter befinden. Eine Umfrage unter Patientinnen und Patienten im reproduktiven Alter, bei denen aktuell die Diagnose einer malignen Erkrankung gestellt worden war, und deren behandelnden Ärztinnen und Ärzten zeigte, dass die Sorge vor einem potenziellen Fertilitätsverlust eines der Hauptprobleme bei den betroffenen Frauen ergibt [14]. Der potenzielle Fertilitätsverlust löst emotionalen Stress, Ängste und milde bis schwere Depressionen bei diesen Patientinnen aus [15]. Mehrere Studien haben gezeigt, dass die Angst vor einem drohenden Fertiliätsverlust die Entscheidung für oder gegen eine bestimmte Therapieoption in der Hinsicht beeinflusst, dass eine weniger aggressive, unter Umständen mit einer schlechteren Überlebensprognose einhergehende onkologische Behandlungsoption gewählt wird [12, 16]. Daraus ergibt sich die unbedingte Notwendigkeit, jeder Frau, deren latenter oder manifester Kinderwunsch noch nicht abschließend verwirklicht ist, vor einer potenziell gonadotoxischen Therapie eine Beratung zu fertilitätsprotektiven Maßnahmen anzubieten, damit diese zumindest vor dem Hintergrund einer kompetenten, ergebnisoffenen Darstellung der individuellen Möglichkeiten, die Option erhält, sich informiert für oder gegen eine Fertilitätsprotektion zu entscheiden.

Die Gonadotoxizität der Therapie hängt dabei neben dem Alter und der individuellen ovariellen Reserve hauptsächlich von der Art der verwendeten Chemotherapeutika bzw. von der Dosis und der Lokalisation der im Rahmen onkologischer Therapie häufig benötigten Bestrahlung ab. Da eine Radiatio im Rahmen der Therapie rheumatischer Erkrankungen faktisch keinen Einsatz findet, soll hier im Weiteren nicht näher darauf eingegangen werden. Chemotherapeutika mit hohem gonadotoxischen Potenzial sind z. B. Alkylantien, wie Cyclophosphamid (CYC, das insbesondere auch in der Therapie rheumatischer Erkrankungen mit hoher Frequenz eingesetzt wird), Ifosfamid, Nitrosoharnstoffe, Chlorambucil, Mephalan, Busulfan oder Procarbazin. Ein mittelschweres gonadotoxisches Potenzial besitzen z. B. Cisplatin, Carboplatin oder Doxorubizin. Ein niedriges gonadotoxisches Potenzial weisen z. B. Bleomyzin, Dactinomyzin, Antimetabolite wie Methotrexat, Mercaptopurine oder Fluoruracil oder antimikrotubuläre Substanzen wie Vincristin oder Vinblastin auf [12].

Da – wie oben beschrieben – individuelle Faktoren das Risiko der Gonadotoxizität maßgeblich beeinflussen, sollte vor Einleitung einer fertilitätsprotektiven Maßnahme geprüft werden, ob eine gute Prognose der Grunderkrankung besteht, ob ein Risiko für eine Sterilität durch die (meist) onkologische Therapie vorliegt bzw. als wie hoch dieses Risiko in der jeweiligen individuellen Situation eingeschätzt wird und ob die fertilitätsprotektive Maßnahme risikoarm und effektiv ist [17].

Im deutschsprachigen Raum wurde 2006 in Heidelberg das Netzwerk FertiPROTEKT (seit 2015 FertiPROTEKT Netzwerk e. V.) gegründet, ein Zusammenschluss anfangs universitärer, später auch nichtuniversitärer Kinderwunschzentren, welche sich das Ziel gesetzt haben, die Daten zu Beratung und fertilitätsprotektiver Behandlung zu erfassen und wissenschaftlich auszuwerten, mit dem Ziel, Behandlungsabläufe für bestimmte Erkrankungen zu optimieren. Unter dem Motto: „Gemeinsam zum Wohl der Patientin" werden jährliche Treffen organisiert, bei welchen die aktuellen Daten vorgestellt und Empfehlungen konsentiert werden. Mitglieder des Netzwerkes haben 2016 einen „Leitfaden zu Indikation und Durchführung fertilitätsprotektiver Massnahmen bei onkologischen und nicht-onkologischen Erkrankungen" verfasst, welcher für Mediziner kostenfrei unter http://www.fertiprotekt.com/fachbuch zum Download bereitsteht. Die Empfehlung des Netzwerkes lautet, dass eine Fertilitätsprotektion eher nicht durchgeführt werden sollte, wenn einer oder mehrere der folgenden Punkte zutreffen:

– Das Alter der Frau ist über 40.
– Die 5-Jahres-Überlebensrate der Grunderkrankung liegt unter 50 %.
– Eine spätere Schwangerschaft ist mit der Grunderkrankung und der Therapie nicht vereinbar.
– Das Risiko einer therapieinduzierten Sterilität liegt unter 30–50 %.

– Eine fertilitätsprotektive Therapie ist nur mit relevantem Risiko für die Patientin durchführbar.

Hat man sich gemeinsam zur Durchführung fertilitätsprotektiver Maßnahmen entschlossen, bieten sich folgende therapeutische Verfahren an:

11.3 Optionen zur Fertilitätsprotektion bei Frauen

Das Ziel aller fertilitätsprotektiven Maßnahmen besteht darin, Keimzellen vor den schädigenden Einflüssen einer medikamentösen oder physikalischen Therapie zu schützen. Hierzu bieten sich bei der Frau im Rahmen der Therapie rheumatischer Erkrankungen verschiedene Optionen an:
1. die operative Entnahme von Ovargewebe und Kryokonservierung, um das Gewebe mit den darin enthaltenen Eizellen zu einem späteren Zeitpunkt (nach abgeschlossener gonadotoxischer Therapie und idealerweise nach Heilung der Grunderkrankung) wieder zu transplantieren,
2. die hormonelle Stimulation des Eizellwachstums analog zur Situation bei der *In-vitro*-Fertilisation mit Entnahme der reifen (Metaphase-II-)Eizellen,
3. die Gabe von GnRH-Agonisten.

Ad 1: Ovargewebe kann vor einer gonadotoxischen Behandlung operativ entnommen und kryokonserviert werden, um nach abgeschlossener Behandlung im Falle eines Verlustes der Ovarialfunktion im Sinne einer prämaturen Ovarialinsuffizienz zur Wiederherstellung der Fertilität autolog transplantiert zu werden. Meist ist das transplantierte Gewebe nach einer gewissen Latenzzeit von drei bis sechs Monaten wieder hormonell aktiv und die Follikulogenese kommt in Gang. Allerdings hängt dies hauptsächlich von der ovariellen Reserve, insbesondere der Follikeldichte, bei Entnahme des Gewebes ab, welche, wie oben beschrieben, stark altersabhängig ist. Daher eignet sich dieses Verfahren sehr gut für jüngere Frauen oder auch präpubertäre Kinder. FertiPROTEKT gibt als obere Altersgrenze 35 Jahre vor, wobei sich diese Altersgrenze aufgrund individueller Faktoren (z. B. hoher AMH-Werte als Ausdruck einer überdurchschnittlich guten ovariellen Reserve) auch bis zum Alter von 38 Jahren erhöhen kann. In der weltweit größten Fallserie wurden 74 Frauen nachverfolgt, welche zwischen 2008 und 2015 insgesamt 95 orthotope Transplantationen erhielten. Bei 49 Frauen mit einem Beobachtungszeitraum > 1 Jahr nach Transplantation war in 67 % der Fälle das transplantierte Ovargewebe wieder hormonell aktiv, die Schwangerschaftsrate nach Transplantation lag bei 33 % und die Geburtenrate bei 25 % [18]. Prinzipiell ist anzumerken, dass dieses Verfahren nach FertiPROTEKT aufgrund der zeitlich begrenzten Aktivität des Transplantates hauptsächlich verwendet werden sollte, um die Wiederaufnahme der Follikulogenese zur zielgerichteten Herbeiführung einer Schwangerschaft anzustreben. Eine Transplantation des Ovargewebes als

Ersatz für eine eventuell notwendige Hormonersatztherapie stellt nach FertiPROTEKT keine sinnvolle Indikation dar [19].

Vorteile des Verfahrens sind insbesondere:

- Der geringe Zeitbedarf (2–4 Tage): Prinzipiell lässt sich die laparoskopische Entnahme nach entsprechender präoperativer Vorbereitung in ein bis zwei Tagen organisieren und durchführen. Anschließend kann direkt mit der gonadotoxischen Therapie begonnen werden.
- Entnahme und Kryokonservierung sind etablierte Verfahren.
- Das Verfahren ist auch bei präpubertären Kindern möglich.

Mögliche Nachteile des Verfahrens können sein:

- Die Invasivität des Verfahrens: Entnahme und Transplantation erfolgen in Allgemein-Anästhesie per Laparoskopie oder (selten, falls operativ nötig) per Laparotomie. Hierbei besteht insbesondere bei immunsupprimierten Patientinnen ein erhöhtes Infektionsrisiko.
- Die Erfolgschance ist in hohem Maße abhängig vom Alter, genauer von der Ovarreserve. Die Altersobergrenze, bei welcher dieses Verfahren sinnvoll angewendet werden sollte, liegt regelhaft bei einem Alter von max. 38 Jahren. Allerdings kann bei individuell außergewöhnlich guter ovarieller Reserve im Einzelfall davon abgewichen werden.

Die Entnahme per ambulanter Laparoskopie kostet ca. 1000–1500 €, Einfrieren des Gewebes ca. 400 €, Lagerung des Gewebes in flüssigem Stickstoff ca. 200 €/Jahr, Transplantation des Gewebes ca. 1000 bis mehrere Tausend Euro. Die Kosten für die Entnahme und Transplantation werden in manchen Fällen von den Krankenkassen übernommen. Die Kosten für das Einfrieren und die Lagerung stellen immer eine Selbstzahlerleistung dar, welche nach GOÄ berechnet wird.

Ad 2: Die hormonelle Stimulation mit dem Ziel eines polyfollikulären Wachstums zählt zu den Routineverfahren im Rahmen der assistierten Reproduktion und wird in Deutschland jährlich über 60 000 Mal durchgeführt [1]. Diese Therapie ist insgesamt sehr gut verträglich und dauert – vergleichbar mit dem normalen Zyklusgeschehen – ca. 14 Tage vom Stimulationsbeginn bis zur Eizellentnahme. Hormonell bewirkt das beabsichtigte Wachstum mehrerer Follikel einen supraphysiologischen Anstieg des Östradiolspiegels, welcher gelegentlich zu einer leichten Gewichtszunahme durch vermehrte Flüssigkeitsretention führen kann (ca. 500–1000 g), wobei diese nach Therapieende in kürzester Zeit reversibel ist. Durch den bis zu zehnfach gegenüber dem physiologischen Hormonprofil erhöhten Östradiolspiegel kann beim Vorliegen individueller Risikofaktoren – insbesondere bei entsprechender gerinnungsphysiologisch nachgewiesener Disposition oder anamnestisch bereits stattgehabter Thrombose – eine begleitende Thromboseprophylaxe bis zur Entnahme der Eizellen durchgeführt werden.

Grundsätzlich wird bei der kontrollierten Superovulation durch tägliche Injektionen von Gonadotropinen (Follikel-stimulierendes Hormon [FSH], humanem Menopausen-Gonadotropin [HMG] oder luteinisierendem Hormon [LH]) die Follikelreifung stark angeregt und parallel dazu durch Gabe eines Gonadotropin-releasing-Hormon-Agonisten (GnRH-A) oder -Antagonisten (GnRH-Ant) die vorzeitige Ovulation durch Unterdrückung des endogenen LH-Anstiegs verhindert. Nach einer durchschnittlichen Stimulationsdauer von ca. zehn bis zwölf Tagen kann die finale Eizellreifung mittels humanen Chorion-Gonadotropins (HCG) oder – nach Anwendung von GnRH-Ant im Rahmen der Stimulationsphase – mit GnRH-A ausgelöst werden. Ein grundsätzliches Risiko der hormonellen Stimulation besteht in der Induktion eines ovariellen Überstimulationssyndroms (OHSS), welches neben einer deutlichen Vergrößerung der Ovarien zu Aszites, Pleuraergüssen, Hämokonzentration und erhöhtem Thromboserisiko führen kann. Insbesondere kann es, wenn nach Einsetzen von Embryonen im frischen Zyklus eine Schwangerschaft eintritt, zu schweren Verläufen eines spätmanifestierendem (*late onset*) OHSS kommen. Da bei der Gewinnung von Eizellen zur Fertilitätsprotektion aber naturgemäß kein Transfer erfolgt, sondern die Eizellen zur späteren Verwendung kryokonserviert werden, ist ein *Late-onset*-OHSS nahezu ausgeschlossen. Weiterhin sollte die Stimulation im GnRH-Ant-Protokoll durchgeführt und die finale Eizellreifung mit GnRH-A getriggert werden, womit ein OHSS nahezu komplett vermieden werden kann [20]. Der Stimulationsbeginn ist unabhängig von der Zyklusphase jederzeit möglich [21]. Die hormonelle Stimulation mit Eizellentnahme kann grundsätzlich auch einer zuvor durchgeführten operativen Entnahme von Ovargewebe direkt nachgeschaltet werden [22].

Die operative Entnahme der Eizellen erfolgt in den überwiegenden Fällen durch eine sonographisch gesteuerte transvaginale Follikelpunktion, diese kann ohne Anästhesie, unter Analgosedierung oder Vollnarkose stattfinden. Falls in seltenen Fällen erforderlich, kann die Follikelpunktion auch laparoskopisch unter Vollnarkose durchgeführt werden. Die im Rahmen der Follikelpunktion gewonnenen Eizellen können dann entweder unbefruchtet oder befruchtet eingefroren und in flüssigem Stickstoff jahrelang ohne Qualitätsverlust gelagert werden. Nach abgeschlossener gonadotoxischer Therapie können diese Eizellen aufgetaut und ggf. befruchtet und nach zwei bis fünf Tagen der extrakorporalen Kultur zur Herbeiführung einer Schwangerschaft verwendet werden. Die Rückgabe der Embryonen kann dabei entweder im Spontanzyklus oder nach hormoneller Vorbereitung der Gebärmutterschleimhaut erfolgen und ist unter sonographischer Kontrolle schmerzfrei ohne Anästhesie möglich.

Da in den meisten Fällen aufgrund des Zeitdrucks vor der notwendigen gonadotoxischen Behandlung nur ein einziger Stimulationszyklus durchgeführt werden kann, ist die Anzahl der gewonnenen Eizellen ein wichtiger Parameter. Eine Untersuchung des Netzwerkes FertiPROTEKT bei 809 untersuchten Frauen konnte zeigen, dass die durchschnittliche Anzahl der entnommenen Eizellen bei Frauen unter 30 Jahren 11,7, bei 31–35 Jahren 12,8, bei 36–40 Jahren 8,4 und über 40 Jahren 4,6 beträgt [23]. Da die Entwicklungsfähigkeit der befruchteten Eizellen und Embryonen mit zunehmendem Alter der Eizellen bei Entnahme abnimmt, sinkt auch die Schwangerschaftswahrscheinlichkeit mit steigendem Entnahmealter. Das Netzwerk FertiPROTEKT hat anhand von 125 Follikelpunktionszyklen berechnet, dass bei durchschnittlicher Oozytenzahl im Punktionszyklus die abzuschätzende Wahrscheinlichkeit einer daraus entstehenden Geburt bei Frauen im Entnahmealter von < 26 Jahren etwa 40 %, von 26–30 Jahren etwa 35 %, von 31–35 Jahren etwa 30 % und von 36–40 Jahren etwa 25 % beträgt [24].

Die Vorteile dieses Verfahrens sind damit:
- Entnahme und Kryokonservierung stellen etablierte Verfahren dar.
- Das Risiko eines Überstimulationssyndroms ist vernachlässigbar.
- Die Schwangerschaftswahrscheinlichkeit ist abhängig vom Alter der Frau bei Entnahme der Eizellen und bei bekannter Eizellanzahl relativ gut kalkulierbar.

Die Nachteile dieses Verfahrens sind:
- Das Verfahren ist erst nach der Menarche einsetzbar.
- Der Zeitbedarf beträgt ca. zwei Wochen.
- Die Schwangerschaftswahrscheinlichkeit ist in hohem Maße abhängig von der Zahl der zu gewinnenden Eizellen und damit der ovariellen Reserve.
- es entstehen relativ hohe Kosten.

Die Kosten belaufen sich auf ca. 1500–2000 € für die im Rahmen der Stimulation verwendeten Hormonpräparate, ca. 1000–1500 € für die im Zuge der Stimulationsüberwachung und Eizellentnahme erbrachten Leistungen und ca. 400–800 € für Kryokonservierung und Lagerung der Eizellen (für 1 Jahr). Unter bestimmten Bedingungen (vgl. § 27a Sozialgesetzbuch V: Eine Indikation zur künstlichen Befruchtung liegt vor, die Frau ist verheiratet, über 25 und unter 40 Jahre alt und ihr Ehemann ist über 25 und unter 50 Jahre alt) kann ein Antrag auf anteilige Kostenübernahme bei der gesetzlichen Krankenkasse gestellt werden, in diesem Fall würde sich die GKV zu 50 % an den Kosten der Medikamente und der Stimulation sowie Eizellentnahme beteiligen. Eine rheumatische Erkrankung per se ist keine Indikation im Sinne des § 27a SGB V, wenn allerdings zusätzlich eine Sterilitätsproblematik vorliegt, kann ein entsprechender Antrag gestellt werden. Die Behandlung alleinstehender oder nichtverheirateter Frauen ist grundsätzlich nach § 27a SGB V immer von einer Erstattung durch gesetzliche Krankenkassen ausgeschlossen und in diesen Fällen stets eine Selbstzahlerleistung. Bei der Kryokonservierung und Lagerung handelt es sich immer um Selbstzahlerleistungen.

Ad 3: Die theoretische Rationale für den Einsatz von GnRH-Agonisten zur Ovarprotektion im Rahmen gonadotoxischer Therapien beruht auf der Hypothese, dass durch die hormonelle Down-Regulation der Hypothalamus-Hypophysen-Ovarien-Achse die Empfindlichkeit des Keimzellgewebes gegenüber möglichen zytotoxischen Einflüssen herabgesetzt wird. Auch, wenn bis heute nicht endgültig geklärt ist, ob diese Theorie tatsächlich der Realität entspricht, werden die GnRH-Analoga nach den Daten von FertiPROTEKT bei 40 % der fertilitätsprotektiven Behandlungen eingesetzt [23]. Nach Nawroth [25] konnte in sechs Metaanalysen von 2011 bis 2014 zwar ein signifikanter Einfluss einer begleitenden Gabe von GnRH-A zur Chemotherapie in Bezug auf die (teilweise) Prävention einer prämaturen Ovarialinsuffizienz nach der Chemotherapie gezeigt werden, doch fand sich kein positiver Effekt auf die Wahrscheinlichkeit einer späteren Schwangerschaft. Aktuell haben aber zwei Arbeiten einen positiven Effekt auch auf die spätere Schwangerschaftswahrscheinlichkeit bei begleitender GnRH-A-Gabe im Rahmen der Therapie von Mamma-Karzinomen zeigen können [26, 27], so dass zumindest für diese Tumorentität eine Effektivität im Hinblick auf die Erfüllung eines späteren Kinderwunsches zu existieren scheint. Vorteile dieser Behandlung sind damit der niedrige Zeitbedarf (maximal eine Woche bis zum Beginn einer Chemotherapie) sowie die moderaten Kosten von 180 € pro Monat. Nachteilig ist neben der (noch) nicht definitiv bewiesenen Wirksamkeit das durch die GnRH-A induzierte Auftreten klimakterischer Beschwerden.

11.4 Fertilitätsprotektion bei Männern

Mögliche fertilitätsprotektive Maßnahmen bei Männern sind abhängig vom Alter und Spermiogrammbefund. Grundsätzlich sind die Kryokonservierung und Lagerung von Spermien aus dem meist durch Masturbation gewonnenen Ejakulat nach entsprechender Aufbereitung problemlos möglich. Wenn die Samenabgabe durch Ejakulation nicht erfolgen kann oder wenn im Ejakulat keine Spermien nachweisbar sind (z. B. bei einem Verschluss der Samenleiter), kommt die operative Entnahme von Hodenbiopsien mit den darin enthaltenen testikulären Spermien in Betracht. Bei präpubertären Jungen kann – allerdings derzeit noch mit experimentellem Charakter – Hodengewebe entnommen und kryokonserviert werden. Eine sehr gute Übersichtsdarstellung der Verfahren findet sich bei [28].

Die Kryokonservierung von ejakulierten Spermien und Hodengewebe stellt ein Routineverfahren dar, die Kosten für das Einfrieren belaufen sich auf ca. 400 €, die der Lagerung auf ca. 200 €/Jahr. Damit ist es in den meisten Fällen sehr viel einfacher, im Falle einer geplanten gonadotoxischen Therapie bei Männern fertilitätsprotektive Maßnahmen zu ergreifen als bei Frauen. Dennoch werden lediglich 39 % der Männer mit potenziell noch bestehendem Kinderwunsch vor einer geplanten onkologischen Behandlung über die Möglichkeiten der Fertilitätsprotektion aufgeklärt [29], was dringend die Notwendigkeit weiterer Informations- und Aufklärungsmaßnahmen bei dem gonadotoxische Therapien anwendenden medizinischen Personal bekräftigt.

11.5 Fertilitätsprotektion speziell bei rheumatischen Erkrankungen oder schweren Autoimmunerkrankungen

Autoimmunerkrankungen von Frauen im gebärfähigen Alter sind laut FertiPROTEKT in 7 % der dokumentierten Fälle die Ursache für fertilitätsprotektive Maßnahmen. Von diesen 7 % leiden ca. ein Viertel an einem systemischen Lupus Erythematodes (SLE) und ca. 8 % an einer Vasculitis [23]. Trotz der Entwicklung anderer Immunsuppressiva, wie Mycophenolat oder Calcineurin-Inhibitoren, wird in der überwiegenden Zahl der Behandlungen eine relativ ungerichtete, aber stark immunsupressive zytostatische Therapie, in erster Linie mit Cyclophosphamid (CYC), entweder in Form einer oralen Dauertherapie oder als intravenöse Stoßtherapie durchgeführt. CYC ist seit langem bekannt für seine irreversible Ovarialtoxizität. Die histologische Aufarbeitung von Ovarialgewebe nach Einsatz einer CYC-haltigen Therapie zeigt Stromafibrose, reduzierte Oozytenanzahl und Verzögerung der Follikulogenese, welche häufig zum prämaturen Verlust der Ovarialfunktion führt [30]. Das Ausmaß der Schädigung und die Wahrscheinlichkeit eines kompletten Fertilitätsverlustes sind dabei abhängig von der ovariellen Reserve zum Zeitpunkt des Therapiebeginns und von der kumulativen Gesamtdosis des CYC und liegen nach Literaturangaben zwischen 12 % und 54 % [31]. Eine Untersuchung von 216 Patientinnen im Alter von 18–52 Jahren, welche aufgrund eines SLE unter anderem mit CYC therapiert wurden, konnte diesen Zusammenhang klar darstellen (Abb. 11.3 [32]). Im Rahmen dieser Untersuchung konnte interessanterweise für andere verwendete Substanzen, wie Mycophenolat, Azathioprin, Prednisolon, Cyclosporin A, Tacrolimus und Hydroxychloroquin, kein

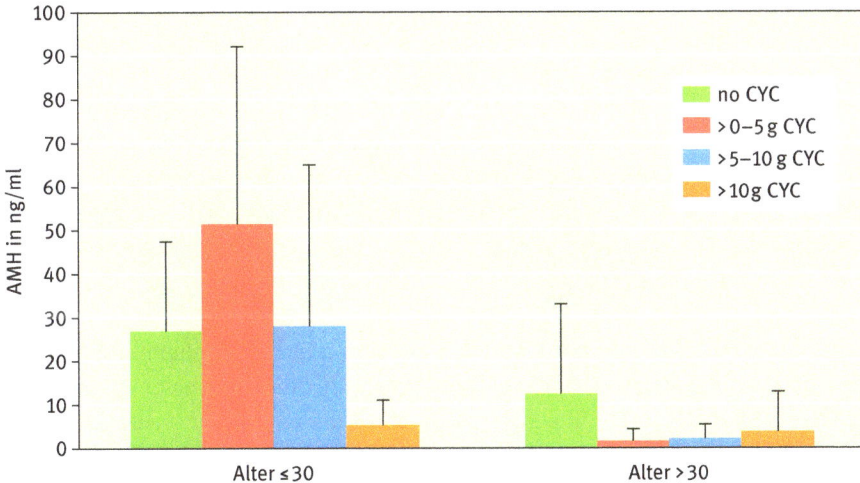

Abb. 11.3: AMH-Spiegel bei Frauen mit SLE stratifiziert nach Alter und kumulativer Cyclophosphamid-(CYC-)Dosis. Mittelwerte ± SD [32].

signifikanter Einfluss auf die ovarielle Reserve im Sinne einer Erniedrigung des AMH-Wertes der Patientinnen nachgewiesen werden.

Bei geplanter Fertilitätsprotektion im Rahmen von Autoimmunerkrankungen sind zwei Besonderheiten dieser Krankheitsbilder wichtig:

- Es gibt Hinweise darauf, dass es unter einer hormonellen Stimulationsbehandlung mit den begleitenden supraphysiologischen Östradiolspiegeln – gerade bei SLE – zu einer leichten Exazerbation der Grunderkrankung kommen kann. Bei einem Antiphospholipid-Antikörper-Syndrom (APS) scheint die hormonelle Therapie keinen negativen Einfluss auf die Grunderkrankung zu haben. Allerdings ist die Datenlage sehr begrenzt und bezieht sich auf die hormonelle Stimulation von 17 Frauen (10 mit APS und 7 mit SLE), von denen 3/7 Frauen in 4/16 Stimulationszyklen eine gesteigerte SLE-Aktivität zeigten, wohingegen bei keiner der zehn Frauen mit APS in insgesamt 48 Stimulationszyklen ein negativer Einfluss auf den Verlauf der Grunderkrankung beobachtet wurde [33].

- Bei Autoimmunerkrankungen ist das Risiko einer arteriellen und einer venösen Thrombose generell erhöht. Eine Metaanalyse von 30 Studien mit 16 441 Patientinnen und Patienten zeigte beispielsweise bei dem Nachweis von Lupus-Antikoagulans eine deutliche Risikoerhöhung für venöse Thrombosen (Odds Ratio (OR) 6,14, 95 % CI 2,74–13,8), ebenso für Anticardiolipin-AK (OR 1,46, 95 % CI 1,06–2,03). Für arterielle Thrombosen fand sich ebenfalls eine deutliche Risikoerhöhung beim Vorliegen von Lupus-Antikoagulans (OR 3,58, 95 % CI 1,29–9,92) und Anticardiolipin-AK (OR 2,65, 95 % CI 1,75–4,00) [34]. Daher sollte im Falle einer hormonellen Stimulation der Eizellreifung zur Vermeidung einer Thrombose bereits unter Stimulation eine begleitende Antikoagulation, z. B mit niedermolekularem Heparin, durchgeführt werden [35]. Diese Prophylaxe sollte beim Start der Gonadotropingabe begonnen werden. Da durch die Follikelpunktion ein prinzipielles Blutungsrisiko besteht, sollte 36 Stunden vor dem Entnahmezeitpunkt keine Heparingabe erfolgt sein. Nach der Punktion kommt es, insbesondere wenn die finale Eizellreifung mittels eines GnRH-Agonisten durchgeführt wurde, sehr schnell wieder zu einem Abfall des Östradiolspiegels auf physiologische Werte, allerdings gibt es keine belastbaren Daten zum Thromboserisiko in dieser Phase, so dass die Thromboseprophylaxe nach der Eizellentnahme noch einige Tage fortgeführt werden kann.

Die Abb. 11.4 stellt den laut den FertiPROTEKT-Empfehlungen geltenden Entscheidungsalgorhythmus dar, welcher grob orientierend für die Entscheidung zum Vorgehen bei gewünschter Fertilitätsprotektion im Rahmen schwerer Autoimmunerkrankungen herangezogen werden kann. Allerdings scheint bei der Beratung von Patientinnen mit rheumatischen Erkrankungen die Möglichkeit der Fertilitätsprotektion noch keinen Einzug in die tägliche klinische Praxis gefunden zu haben: Eine Analyse der Behandlungsunterlagen von 40 weiblichen und 13 männlichen Patienten, die zwischen 2000 und 2016 wegen rheumatischer Erkrankungen eine Chemotherapie erhielten (mittleres Alter zum Zeitpunkt der Ersttherapie: 15 Jahre), zeigte, dass nur bei 51 % eine Beratung bezüglich des möglichen Einflusses der Therapie auf die Fertilität erfolgte (69 % der männlichen, 45 % der weiblichen Patienten). Lediglich in einem einzigen Fall wurde die behandelte Person einem Reproduktionsmedizinischen Zentrum zur fertilitätsprotektiven Behandlung zugewiesen [36].

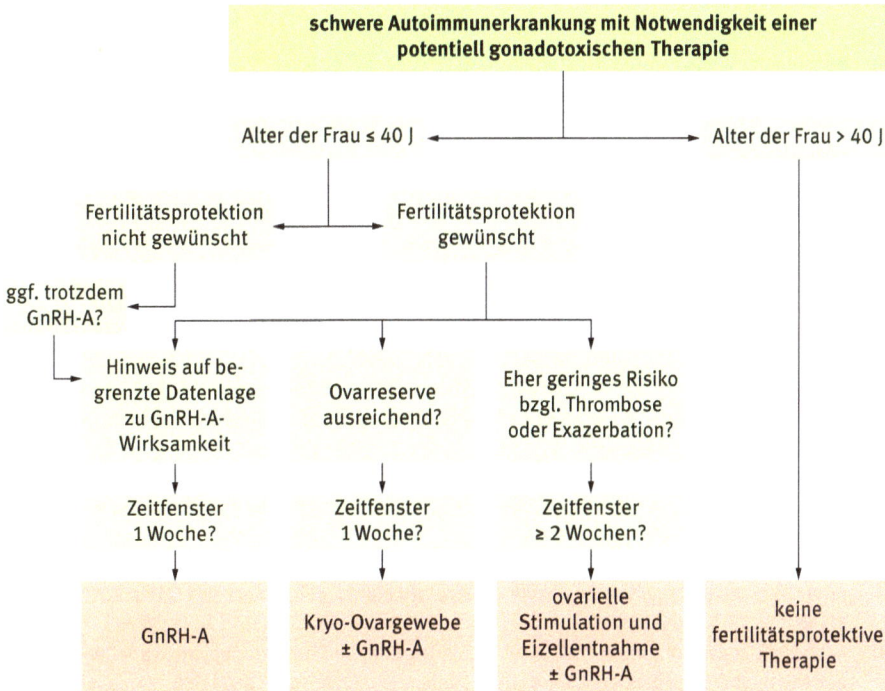

schwere Autoimmunerkrankung mit Notwendigkeit einer potentiell gonadotoxischen Therapie

Alter der Frau ≤ 40 J ← → Alter der Frau > 40 J

Fertilitätsprotektion nicht gewünscht ← → Fertilitätsprotektion gewünscht

ggf. trotzdem GnRH-A?

Hinweis auf begrenzte Datenlage zu GnRH-A-Wirksamkeit

Ovarreserve ausreichend?

Eher geringes Risiko bzgl. Thrombose oder Exazerbation?

Zeitfenster 1 Woche?

Zeitfenster 1 Woche?

Zeitfenster ≥ 2 Wochen?

GnRH-A

Kryo-Ovargewebe ± GnRH-A

ovarielle Stimulation und Eizellentnahme ± GnRH-A

keine fertilitätsprotektive Therapie

Abb. 11.4: Grob orientierendes Schema zum Vorgehen der Fertilitätsprotektion bei schwerer Autoimmunerkrankung der Frau (modifiziert nach [31]).

Eine fertilitätsprotektive Behandlung vor einer geplanten gonadotoxischen Therapie ist in vielen Fällen möglich und sinnvoll, wird aber in der Realität nur relativ selten durchgeführt. Dabei ist die ureigene Aufgabe der behandelnden Ärztinnen und Ärzte, ihre Patientinnen und Patienten nicht nur auf die Prognose der Erkrankung und die Vor- und Nachteile der zur Verfügung stehenden Behandlungsoptionen, sondern auch in Bezug auf die möglichen Nebenwirkungen einer geplanten Therapie aufzuklären. Hierzu zählt bei vielen Behandlungsoptionen auch die Gonadotoxizität.

Ob und welche Methode der Fertilitätsprotektion im Rahmen einer gonadotoxischen Behandlung sinnvoll ist, lässt sich nur nach Abwägung der individuellen Faktoren entscheiden. Damit diese Entscheidung vom Patienten informiert getroffen werden kann, ist die Vorstellung in einem reproduktionsmedizinischen Zentrum idealerweise vor Beginn der gonadotoxischen Behandlung wünschenswert. Eine Liste der im Netzwerk FertiPROTEKT organisierten Zentren findet sich auf www.fertiprotekt.com, dort lässt sich problemlos innerhalb kürzester Zeit (meist 1–2 Tage) ein Beratungstermin vereinbaren.

11.6 Literatur

[1] Blumenauer V, Czeromin U, Fiedler K, Gnoth C, Happel L, Krüssel JS, et al. D.I.R. Annual 2014 – The German IVF-Registry. J Reproduktionsmed Endokrinol_Online. 2015; 12(6): 508–545.

[2] Fiedler C. Reproduktionsmedizin realisiert immer mehr Kinderwünsche. Bundesinstitut für Bevölkerungsforschung (BiB), Pressemitteilung Nr. 07/2016.

[3] Embryonenschutzgesetz vom 13. Dezember 1990 (BGBl. I S. 2746), das zuletzt durch Artikel 1 des Gesetzes vom 21. November 2011 (BGBl. I S. 2228) geändert worden ist.

[4] Shufaro Y, Schenker JG. Cryopreservation of human genetic material. Ann NY Acad Sci. 2010; 1205: 220–224.

[5] Loren AW, Mangu PR, Beck LN, Brennan L, Magdalinski AJ, Partridge AH, et al. Fertility preservation for patients with cancer: American Society of Clinical Oncology clinical practice guideline update. J Clin Oncol. 2013; 31(19): 2500–2510.

[6] Cobo A, Rubio C, Gerli S, Ruiz A, Pellicer A, Remohi J. Use of fluorescence in situ hybridization to access the chromosomal status of embryos obtained from cryopreserved oocytes. Fertil Steril. 2001; 75(2): 354–360.

[7] Cobo A, Kuwayama M, Perez S, Ruiz A, Pellicer A, Remohi J. Comparison of concomitant outcome achieved with fresh and cryopreserved donor oocytes vitrified by the cryotop method. Fertil Steril. 2008; 89(6): 1657–1664.

[8] Practice Committees of American Society for Reproductive Medicine, Society for Assisted Reproductive Technology. Mature oocyte cryopreservation: a guideline. Fertil Steril. 2013; 99(1): 37–43.

[9] Nawroth F, Ludwig M, Gnoth C, Krüssel JS, Albring C, Rabe T. Bewertung von ovarieller Reserve und Fertilität mit steigendem Lebensalter. Frauenarzt. 2013; 54(7): 682–688.

[10] Ludwig M, Hahn T. Mit wenigen Parametern die ovarielle Reserve sicher erheben. Frauenarzt. 2008; 49(5): 400–405.

[11] Gnoth C. Natürliche Fertilität eines Paares und epidemiologische Aspekte der Subfertilität. Bundesgesundheitsbl. 2013; 56: 1633–1641.

[12] Angarita AM, Johnson CA, Fader AN, Christianson MS. Fertility Preservation: A Key Survivorship Issue for Young Women with Cancer. Front Oncol. 2016; 6: 102, doi: 10.3389/fonc.2016.00102.

[13] Keegan TH, Ries LA, Barr RD, Geiger AM, Dahlke DV, Pollock BH, et al. Comparison of cancer survival trends in the United States of adolescents and young adults with those in children and older adults. Cancer. 2016; 122(7): 1009–1016.

[14] Peddie VL, Porter MA, Barbour R, Culligan D, MacDonald G, King D, et al. Factors affecting decision making about fertility preservation after cancer diagnosis: a qualitative study. BJOG. 2012; 119(9): 1049–1057.

[15] Benedict C, Thom B, Friedman DN, Diotallevi D, Pottenger EM, Raghunathan NJ, Kelvin JF. Young adult female cancer survivors' unmet information needs and reproductive concerns contribute to decisional conflict regarding posttreatment fertility preservation. Cancer. 2016; 122(13); 2101–2109.

[16] Ruddy KJ, Gelber SI, Tamimi RM, Ginsburg ES, Schapira L, Come SE, et al. Prospective study of fertility concerns and preservation strategies in young women with breast cancer. J Clin Oncol. 2014; 32(11): 1151–1156.

[17] Von Wolff M, Nawroth F. Allgemeines. In: von Wolff M (Hrsg.) Indikation und Durchführung fertilitätsprotektiver Massnahmen bei onkologischen und nicht-onkologischen Erkrankungen. Schmidt & Klaunig, Kiel. 2016: 8–13.

[18] Van der Ven H, Liebenthron J, Beckmann M, Toth B, Korell M, Krüssel J, et al. Ninety-five orthotopic transplantations in 74 women of ovarian tissue after cytotoxic treatment in a fertility preservation network: tissue activity, pregnancy and delivery rates. Hum Reprod. 2016; 31(9): 2031–2041.

[19] Von Wolff M. Entnahme und Transplantation von Ovargewebe. In: von Wolff M (Hrsg.) Indikation und Durchführung fertilitätsprotektiver Massnahmen bei onkologischen und nicht-onkologischen Erkrankungen. Schmidt & Klaunig, Kiel. 2016: 130–141.

[20] Banker M, Garcia-Velasco JA. Revisiting ovarian hyper stimulation syndrome: Towards OHSS free clinic. J Hum Reprod Sci. 2015; 8(1): 13–17.

[21] Cakmak H, Katz A, Cedars MI, Rosen MP. Effective method for emergency fertility preservation: random-start controlled ovarian stimulation. Fertil Steril. 2013; 100(6): 1673–1680.

[22] Dolmans MM, Marotta ML, Pirard C, Donnez J, Donnez O. Ovarian tissue cryopreservation followed by controlled ovarian stimulation and pick-up of mature oocytes does not impair the number or quality of retrieved oocytes. J Ovarian Res. 2014; 7: 80.

[23] Von Wolff M, Dittrich R, Liebenthron J, Nawroth F, Schüring AN, Bruckner T, et al. Fertility preservation counselling and treatment for medical reasons: data from a multinational network of over 5.000 women. Reprod Biomed Online. 2015; 31(5): 605–612.

[24] Von Wolff M, Dian D. Fertility preservation in women with malignant tumors and gonadotoxic treatments. Dtsch Arztebl Int. 2012; 109: 220–226.

[25] Nawroth F. GnRH-Agonisten und kombinierte hormonelle Kontrazeptiva. In: von Wolff M (Hrsg.) Indikation und Durchführung fertilitätsprotektiver Massnahmen bei onkologischen und nicht-onkologischen Erkrankungen. Schmidt & Klaunig, Kiel. 2016: 150–157.

[26] Moore HC, Unger JM, Phillips KA, Boyle F, Hitre E, Porter D, et al. Goserelin for ovarian protection during breast-cancer adjuvant chemotherapy. N Engl J Med. 2015; 372(10): 923–932.

[27] Munhoz RR, Pereira AA, Sasse AD, Hoff PM, Traina TA, Hudis CA, et al. Gonadotropin-Releasing Hormone Agonists for Ovarian Function Preservation in Premenopausal Women Undergoing Chemotherapy for Early-Stage Breast Cancer: A Systematic Review and Meta-analysis. JAMA Oncol. 2016; 2(1): 65–73.

[28] Kliesch S. Kryokonservierung von Spermien und Hodengewebe. In: von Wolff M (Hrsg.) Indikation und Durchführung fertilitätsprotektiver Massnahmen bei onkologischen und nicht-onkologischen Erkrankungen. Schmidt & Klaunig, Kiel. 2016: 166–178.

[29] Nangia AK, Krieg SA, Kim SS. Clinical guidelines for sperm cryopreservation in cancer patients. Fertil Steril. 2013; 100(5): 1203–1209.

[30] Warne GL, Fairley KF, Hobbs JB, Martin Fl. Cyclophosphamide-induced ovarian failure. N Engl J Med. 1973; 289(22): 1159–1162.

[31] Henes M, von Wolff M, Henes J. Rheumatische Erkrankungen – schwere Autoimmunerkrankungen. In: von Wolff M (Hrsg.) Indikation und Durchführung fertilitätsprotektiver Massnahmen bei onkologischen und nicht-onkologischen Erkrankungen. Schmidt & Klaunig, Kiel. 2016: 79–87.

[32] Mok CC, Chan PT, To CH. Anti-müllerian hormone and ovarian reserve in systemic lupus erythematosus. Arthritis Rheum. 2013; 65(1): 206–210.

[33] Guballa N, Sammaritano L, Schwartzman S, Buyon J, Lockshin MD. Ovulation induction and in vitro fertilization in systemic lupus erythematosus and antiphospholipid syndrome. Arthritis Rheum. 2000; 43(3): 550–556.

[34] Reynaud Q, Lega JC, Mismetti P, Chapelle C, Wahl D, Cathebras P, et al. Risk of venous and arterial thrombosis according to type of antiphospholipid antibodies in adults without systemic lupus erythematosus: a systematic review and meta-analysis. Autoimmun Rev. 2014; 13(6): 595–608.

[35] Østensen M, Andreoli L, Brucato A, Cetin I, Chambers C, Clowse ME, et al. State of the art: Reproduction and pregnancy in rheumatic diseases. Autoimmun Rev. 2015; 14(5): 376–386.

[36] Nahata L, Sivaraman V, Quinn GP. Fertility counseling and preservation practices in youth with lupus and vasculitis undergoing gonadotoxic therapy. Fertil Steril. 2016; in press, doi: 10.1016/j.fertnstert.2016.07.1102.

Anja Strangfeld

12 Der Beitrag von Registern zu einer größeren Therapiesicherheit

12.1 Biologikaregister

Wird in der Rheumatologie von Registern gesprochen, meint man meist Biologika-register. Anders als beispielsweise epidemiologische Krebsregister, die die Häufigkeit von Krebserkrankungen erfassen und es ermöglichen, die regionalen, zeitlichen und geschlechtsspezifischen Erkrankungsraten zu untersuchen, beobachten Biologikare-gister den Verlauf von Erkrankungen unter verschiedenen Therapien und im Hinblick auf die unterschiedlichsten „Outcomes".

Die ersten Biologikaregister wurden aufgrund der Zulassung von TNF-Inhibitoren für die Behandlung der rheumatoiden Arthritis (RA) im Mai 2001 initiiert. Zwar lag aus den klinischen Studien eine gute Evidenz über die kurzfristige Sicherheit und Wirksamkeit dieser Therapien vor, es gab jedoch keinerlei Erfahrung in der Langzeit-anwendung der Substanzen. Begründet durch den spezifischen Wirkmechanismus bestanden vor allem Bedenken hinsichtlich eines erhöhten Risikos für schwerwie-gende Infektionen und die Auslösung von Malignomen.

In verschiedenen europäischen Ländern (unter anderem in Großbritannien, Schweden, Dänemark, Frankreich, Spanien, Norwegen, Holland, der Schweiz und in Deutschland) wurden deshalb Biologikaregister etabliert, um die Sicherheit und Wirksamkeit dieser Substanzen im Vergleich zu der konventionell synthetischen (cs) DMARD-(*disease-modifying-anti-rheumatic-drug-*)Therapie zu untersuchen. Bei fast allen Registern handelt es sich um prospektive Langzeitkohortenstudien, die Patienten bei Beginn einer Biologikatherapie einschließen und dann über einen de-finierten Zeitraum systematisch beobachten. Einige der Register, z. B. das deutsche RABBIT (Rheumatoide Arthritis: Beobachtung der Biologika-Therapie) und das bri-tische BSRBR-Register (*British Society for Rheumatology Biologics Register*), haben eine interne Kontrollgruppe (Biologika-naive Patienten bzw. solche unter csDMARD-Therapie), andere wiederum die Möglichkeit, ihre Daten mit anderen nationalen Registern zu verlinken, so z. B. in Skandinavien. Die meisten Register wurden durch die jeweiligen rheumatologischen Fachgesellschaften mit initiiert [1].

Die Erkenntnisse, die bislang mit Hilfe dieser Register gewonnen wurden, haben eine große Relevanz für die Entscheidungsfindung bei der Behandlung rheumatisch erkrankter Patienten im klinischen Alltag. Daten der Register erlauben es, vielfältige Aspekte der Arzneimittelsicherheit zu untersuchen, vor allem für Patientengruppen, die in klinischen Studien kaum oder überhaupt nicht repräsentiert sind, wie Patienten mit schweren Komorbiditäten, sehr alte Patienten oder aber auch Schwangere. In vie-len Fällen bilden diese Beobachtungsstudien die einzigen Quellen, durch die Daten für diese Patientengruppen generiert werden.

DOI 10.1515/9783110461664-014

Bereits kurz nach dem Start der ersten Biologikaregister konnte das erhöhte Risiko für das Auftreten einer Tuberkulose (Tbc) unter einer TNF-Inhibitor-Therapie durch Ergebnisse aus dem spanischen Register BIOBADASER verifiziert werden. Dies war in den klinischen Studien zuvor nicht aufgefallen, wahrscheinlich aufgrund der sehr geringen Inzidenz in westlichen Ländern von 1/1000 Patientenjahre. Direkt nach der Zulassung gab es zwar ein erstes Signal aus den USA durch eine größere Anzahl von Spontanmeldungen, denen jedoch der Bezug zur insgesamt behandelten Patientenpopulation (also einen durch Expositionszahlen eindeutig festgelegten Nenner) sowie der Vergleich zu einer Kontrollgruppe fehlten. Die Ergebnisse des spanischen Registers zeigten für mit Infliximab behandelte Patienten ein deutlich erhöhtes Risiko für eine Tbc, das über dem für RA-Patienten ohnehin erhöhten Risiko lag [2]. Außerdem wurde festgestellt, dass es sich bei den meisten Ereignissen um Reaktivierungen latenter Tbc handelte und nicht um neue Infektionen. Diese Erkenntnis führte dazu, dass begonnen wurde, Patienten systematisch auf eine latente Tbc hin zu untersuchen und sie bei positiven Testergebnissen entsprechend präventiv zu behandeln, bevor eine Therapie mit TNF-Inhibitoren zum Einsatz kam. Die Empfehlungen wurden entsprechend angepasst und es konnte, wiederum durch BIOBADASER, gezeigt werden, wie drastisch die durchgeführten Maßnahmen die Häufigkeit der Tbc-Erkrankungen unter Infliximab senkten [3]. Das Screening auf latente Tbc ist seitdem weltweiter Standard vor Beginn einer Therapie mit TNF-Inhibitoren.

Aber nicht nur die Entdeckung von Risiken, sondern auch die Bilanzierung des Therapierisikos im Vergleich zum Nutzen einer effektiven Therapie durch die Senkung der Krankheitsaktivität kann durch Register erfolgen. Ein Beispiel hierfür stellt die Behandlung von Patienten mit rheumatoider Arthritis (RA) und einer Herzinsuffizienz als Begleiterkrankung dar. In der Fachinformation ist eine schwere Herzinsuffizienz vom NYHA-Grad III/IV eine Kontraindikation für die Anwendung von TNF-Inhibitoren. Dies geht zurück auf klinische Studien, in denen die TNF-Inhibition als Therapieoption bei einer Herzinsuffizienz untersucht wurde [4, 5]. Da in den mit TNF-Inhibitoren behandelten Gruppen mehr Menschen verstarben als in der Placebogruppe, wurden die Studien vorzeitig abgebrochen und führten trotz geringer Datenlage zur Ergänzung der Fachinformation. Viele RA-Patienten mit Herzinsuffizienz konnten daraufhin oftmals nicht ausreichend behandelt werden, besonders in Zeiten, in denen es noch keine Therapiealternativen zu den TNF-Inhibitoren gab. Die Krankheitsaktivität, die dadurch ungehindert aufflammen kann, verursacht aber neben Einbußen der Funktion und der Lebensqualität auch das Entstehen weiterer Begleiterkrankungen. Mögliche Gegenmaßnahmen, wie beispielsweise hochdosierte Glukokortikoide, bergen ihrerseits ein hohes Risiko für Nebenwirkungen. Im deutschen RABBIT-Register wurde untersucht, wie häufig Herzinsuffizienzen unter TNF-Inhibitoren oder csDMARD-Therapie neu diagnostiziert werden bzw. ob und wie häufig Patienten mit bereits bestehender Herzinsuffizienz eine Verschlechterung ihres Zustandes erfahren. Trotz einer geringen Anzahl von Ereignissen zeigten die Ergebnisse, dass eine kontinuierliche Therapie mit TNF-Inhibitoren durch Senkung der Krankheitsaktivität das Risiko kardiovaskulärer Ereignisse eher verringert [6]. Dieses Ergebnis wurde später in einer systematischen Überblicksarbeit bestätigt [7].

Neuere Ergebnisse des RABBIT-Registers zeigen darüber hinaus, dass RA-Patienten mit einer begleitenden Herzinsuffizienz unter einer Therapie mit TNF-Inhibitoren eine signifikant höhere Chance haben, eine schwerwiegende Infektion zu überleben als Patienten ohne diese Therapien [8, 9].

12.2 Schwangerschaften, die aus Biologikaregistern berichtet wurden

Ähnlich der Herzinsuffizienz ist auch die Schwangerschaft unter der Therapie mit Biologika „kontraindiziert". Rheumatologen sind gemäß den Fachinformationen und gängigen Empfehlungen dazu angehalten, Frauen im gebärfähigen Alter während einer Biologikatherapie zu effektiver Empfängnisverhütung zu raten, die erst nach Absetzen der Biologika-Therapie zuzüglich eines substanzspezifischen ‚Auswaschintervalls' beendet werden kann. Trotzdem wurden Schwangerschaften in verschiedenen Biologikaregistern beobachtet und dokumentiert. Erste Ergebnisse aus dem britischen BSRBR-Register [10] berichteten von 32 Schwangerschaften mit bekanntem Ausgang. 23 der Patientinnen waren zum Zeitpunkt der Konzeption gegenüber TNF-Inhibitoren exponiert, weitere neun hatten die Therapie im Mittel fünf Monate zuvor abgesetzt. Drei Viertel der Schwangerschaften (76 %) endeten mit der Geburt gesunder Babys, in einem Viertel (24 %) der Schwangerschaften war ein Abort im ersten Trimester aufgetreten. Auffällig war, dass von den 23 Patientinnen, die zum Zeitpunkt der Konzeption mit TNF-Inhibitoren therapiert worden waren, neun zusätzlich Methotrexat und zwei Leflunomid erhielten. Fehlbildungen waren nicht beobachtet worden.

In einer neueren Analyse des BSRBR [11] wurde von 130 Schwangerschaften berichtet, bei denen die Patientinnen jemals mit TNF-Inhibitoren behandelt worden waren, und zusätzlich zehn Schwangerschaften bei Patientinnen, die diese Substanzen noch nie erhalten hatten. Anhand der Exposition wurden die Schwangerschaften in vier Gruppen stratifiziert: (I) Zum Zeitpunkt der Konzeption unter Therapie mit TNF-Inhibitoren und zusätzlich eine Begleittherapie mit MTX und/oder Leflunomid, (II) zum Zeitpunkt der Konzeption unter Monotherapie mit TNF-Inhibitoren, (III) zum Zeitpunkt der Konzeption frühere TNF-Inhibitor-Therapie abgesetzt, (IV) Biologikanaiv.

Die höchsten Abortraten fanden sich in Gruppe I (23 %) und Gruppe II (24 %) im Vergleich zu Gruppe III (17 %) und IV (10 %). Auffällig war, dass Biologika-naive Patientinnen eine signifikant geringere Krankheitsaktivität aufwiesen, gemessen anhand des DAS28, als Patientinnen in den mit TNF-Inhibitoren behandelten Gruppen (5,1 vs. 6,2), von denen wiederum in der Gruppe I die höchsten Werte für den DAS28 berichtet worden waren (6,5). 41 % der Patientinnen, die die TNF-Inhibitoren vor der Konzeption abgesetzt hatten, waren bei Konzeption mit Steroiden behandelt worden. Im Vergleich hierzu war dies nur bei 29 % der Patientinnen der Gruppe I der Fall. Die Autoren schlussfolgerten aus ihren Ergebnissen, dass diese nicht ausreichen, um die gängigen Empfehlungen zum jetzigen Zeitpunkt zu ändern. Allerdings wurde eingeräumt, dass es nicht möglich war festzustellen, ob die erhöhte Rate an Spontanaborten bei den mit TNF-Inhibitoren behandelten Patientinnen durch die Therapie oder die höhere Krankheitsaktivität verursacht worden war. Aufgrund der geringen Rate an Fehlbildungen könnten Patientinnen, die unter TNF-Inhibitoren unbeabsichtigt schwanger wurden, aber beruhigt werden.

Weitere Schwangerschaftsdaten aus Biologikaregistern existieren nur in Abstraktform, beispielsweise aus dem deutschen RABBIT-Register. Aus diesem wurde beim Kongress des American College of Rheumatology (ACR) 2015 über 106 Schwangerschaften berichtet, von denen (a) 57 Patientinnen zum Zeitpunkt der Konzeption gegenüber Biologika exponiert waren (46× TNF-Inhibitoren, 5× Tocilizumab, 3× Rituximab, 3× Abatacept), (b) 38 Patientinnen das Biologikum mindestens vier Wochen vor Konzeption das letzte Mal erhalten hatten und (c) elf Patientinnen, die noch kein Biologikum bekommen hatten. In dieser Analyse bestätigte sich die weitverbreitete Annahme einer Besserung der Krankheitsaktivität bei RA-Patientinnen während der Schwangerschaft nicht. Im Gegenteil, nur 43 % der Frauen, die vor der Konzeption in Remission waren, konnten diese auch während der Schwangerschaft aufrechterhalten. Von denjenigen, die bei der Konzeption nicht in Remission waren, erreichten nur 7 % einen solchen Zustand. Bei allen Patientinnen, die zum Zeitpunkt der Konzeption gegenüber Biologika exponiert waren, wurden diese bei Bekanntwerden der Schwangerschaft abgesetzt. Ein Viertel der Patientinnen nahm diese im zweiten oder dritten Trimenon jedoch erneut aufgrund der hohen Krankheitsaktivität ein. Die Rate der Spontanaborte lag in Gruppe (a) bei 19 % und (b) bei 13 %. In der Biologikanaiven Gruppe waren keine Spontanaborte berichtet worden. An größeren Fehlbildungen wurde eine Analatresie berichtet, bei einem Baby, dessen Mutter bis vier Wochen vor der Konzeption Adalimumab erhalten hatte [12].

12.3 Spezifische Schwangerschaftsregister

Aus den Berichten der Biologikaregister und weiterer Langzeitkohortenstudien ergaben sich bislang keine neuen Sicherheitssignale durch eine Biologika-Therapie vor bzw. bis zur Schwangerschaft. Einzig die erhöhte Rate von Frühaborten bei Patientinnen, die zum Zeitpunkt der Konzeption eine Biologikatherapie erhielten, muss weiter untersucht werden. Vor allem die Assoziation zur Krankheitsaktivität ist aber weiterhin unklar, ebenso wie der Verlauf der Schwangerschaft besonders bei den Patientinnen, die eine schwere Form der rheumatischen Erkrankung aufweisen und aus diesem Grund eine Biologikatherapie erhalten bzw. erhalten haben.

Eine Abbildung der Krankheitsaktivität während der Schwangerschaft ist mit dem Design der meisten Biologikaregister nicht möglich, da durch die halbjährlichen Messzeitpunkte in der Regel nur ein Wert während der Schwangerschaft erhoben wird. Unklar ist zudem, ob diese Visite beim Rheumatologen durch eine höhere Krankheitsaktivität ausgelöst wird, aber bei geringerer Krankheitsaktivität womöglich gar nicht wahrgenommen worden wäre.

Leider gibt es aus den Biologikaregistern fast ausschließlich Daten zu Patientinnen mit rheumatoider Arthritis. Ob diese Ergebnisse auch für Patientinnen mit Spondyloarthritiden oder anderen entzündlich-rheumatischen Erkrankungen zutreffen, bei denen die Substanzen mittlerweile in gleich hohem Maße angewandt werden, ist nicht sicher. Auch schwangerschaftsspezifische Begleiterscheinungen sowie die kindliche Entwicklung können im Rahmen der Biologikaregister nicht ausreichend erfasst werden.

Diesen Punkten versuchen spezifische Schwangerschaftsregister gerecht zu werden. Auch hierbei handelt es sich um systematische prospektive Kohortenstudien, deren Daten multizentrisch gesammelt, aber zentral ausgewertet werden. Im Unterschied zu den Biologikaregistern ist eine kürzere Beobachtungzeit mit mehr Visiten während der Schwangerschaft vorgesehen sowie die gründliche Dokumentation der Entwicklung des Kindes nach der Geburt. Einige der Schwangerschaftsregister berücksichtigen bereits einen Einschluss der Patienten bei konkretem Kinderwunsch, denn nur so ist sichergestellt, dass alle Frühaborte erfasst werden können. Dies ist in einem Design, das die Patientinnen erst bei bereits eingetretener Schwangerschaft einschließt, nicht möglich.

Das älteste Schwangerschaftsregister für RA-Patientinnen ist das PARA-(Pregnancy-induced-Amelioration-of-Rheumatoid-Arthritis-)Register [13], in das von 2002 bis 2008 RA-Patientinnen aus ganz Holland bei Kinderwunsch oder in der Frühschwangerschaft eingeschlossen wurden. Unter anderem wurden in diesem Register die Häufigkeit von Frühaborten analysiert und deren Assoziation zu Krankheitsaktivität, Therapie und anti-citrullinierten Antikörpern (ACPAs) [14]. Von den 239 präkonzeptionell eingeschlossenen Patientinnen wurden 162 Patientinnen schwanger. Die Abortrate war mit 17,3 % ($n = 28$ Aborte) vergleichbar mit derjenigen der Normalbevölkerung (95 % Konfidenzintervall 12,2–24,0 %). Verglichen mit Patientinnen, bei denen die Schwangerschaft intakt blieb, waren diejenigen mit Aborten älter, hatten häufiger ACPAs, eine höhere Krankheitsaktivität und häufiger eine MTX-Therapie vor Konzeption. Durch die geringe Anzahl an Aborten war die Assoziation mit diesen Faktoren jedoch statistisch nicht signifikant.

Ein weiteres, bereits sehr lange bestehendes Schwangerschaftsregister ist das norwegische REVNATUS-Register mit insgesamt bereits 1100 eingeschlossenen Patientinnen, davon 400 mit einer rheumatischen Vaskulitis oder Kollagenose (persönliche Mitteilung von Frau Wallenius).

Jüngere Schwangerschaftsregister sind das deutsche Rhekiss-Register (startete 2015) und das französische Register (mit Start 2014) sowie das Schweizer Schwangerschaftsmodul des SCQM-Registers (startete 2016). Von diesen Registern gibt es aktuell noch keine publizierten Ergebnisse zu vollendeten Schwangerschaften.

Allen gemeinsam ist, dass Patientinnen mit den verschiedensten rheumatischen Erkrankungen eingeschlossen werden können, dass die Dokumentation bereits bei Kinderwunsch beginnen kann, während der Schwangerschaft ein Erhebungszeitpunkt je Trimenon geplant und die Beobachtung der Entwicklung des Kindes nach der Geburt vorgesehen ist.

Da eine Schwangerschaft immer noch ein eher seltenes Ereignis darstellt, ist zu wünschen, dass sich die Daten möglichst vieler Schwangerschaftsregister durch eine sehr gute Datenqualität auszeichnen und gemeinsam ausgewertet werden können. So könnten wir auf der Grundlage zahlreicher Daten aussagekräftige Ergebnisse sowohl zur Sicherheit der Anwendung verschiedenster Therapien in der Schwangerschaft als auch zur Assoziation verschiedener Risikofaktoren mit Komplikationen im Schwangerschaftsverlauf oder in der Kindesentwicklung erhalten.

Mit diesen Ergebnissen können Register dazu beitragen, die Sicherheit für Betroffene und Ärzte zu erhöhen, um zukünftig die Aufklärung und Betreuung der betroffenen Patienten zu erleichtern, sowohl in Bezug auf die Planung von Schwangerschaften als auch zu Risiken bei ungeplant eingetretenen Schwangerschaften.

12.4 Literatur

[1] Zink A, Askling J, Dixon WG, et al. European biologicals registers: methodology, selected results and perspectives. Ann Rheum Dis. 2009; 68: 1240–1246.
[2] Gomez-Reino JJ, Carmona L, Valverde VR, et al. Treatment of rheumatoid arthritis with tumor necrosis factor inhibitors may predispose to significant increase in tuberculosis risk: a multicenter active-surveillance report. Arthritis Rheum. 2003; 48: 2122–2127.
[3] Gomez-Reino JJ, Carmona L, Angel Descalzo M. Risk of tuberculosis in patients treated with tumor necrosis factor antagonists due to incomplete prevention of reactivation of latent infection. Arthritis care & research. 2007; 57: 756–761.
[4] Mann DL, McMurray JJ, Packer M, et al. Targeted anticytokine therapy in patients with chronic heart failure: results of the Randomized Etanercept Worldwide Evaluation (RENEWAL). Circulation. 2004; 109: 1594–1602.
[5] Chung ES, Packer M, Lo KH, et al. Randomized, double-blind, placebo-controlled, pilot trial of infliximab, a chimeric monoclonal antibody to tumor necrosis factor-alpha, in patients with moderate-to-severe heart failure: results of the anti-TNF Therapy Against Congestive Heart Failure (ATTACH) trial. Circulation. 2003; 107: 3133–3140.
[6] Listing J, Strangfeld A, Kekow J, et al. Does tumor necrosis factor alpha inhibition promote or prevent heart failure in patients with rheumatoid arthritis? Arthritis Rheum. 2008; 58: 667–677.
[7] Westlake SL, Colebatch AN, Baird J, et al. Tumour necrosis factor antagonists and the risk of cardiovascular disease in patients with rheumatoid arthritis: a systematic literature review. Rheumatology. 2011; 50: 518–531.
[8] Strangfeld A, Richter A, Meißner Y, et al. High Risk of Developing Fatal Infections in RA Patients with Congestive Heart Failure. Annals of the Rheumatic Diseases, suppl 2. 2014; 73: 124–125.

[9] Richter A, Listing J, Schneider M, et al. Impact of treatment with biologic DMARDs on the risk of sepsis or mortality after serious infection in patients with rheumatoid arthritis. Ann Rheum Dis. 2016; 75: 1667–1673.

[10] Hyrich KL, Symmons DP, Watson KD, et al. Pregnancy outcome in women who were exposed to anti-tumor necrosis factor agents: results from a national population register. Arthritis Rheum. 2006; 54: 2701–2702.

[11] Verstappen SM, King Y, Watson KD, et al. Anti-TNF therapies and pregnancy: outcome of 130 pregnancies in the British Society for Rheumatology Biologics Register. Ann Rheum Dis. 2011; 70: 823–826.

[12] Strangfeld A, Pattloch D, Spilka M, et al. Pregnancies in Patients with Long-Standing Rheumatoid Arthritis and Biologic DMARD Treatment: Course of Disease during Pregnancy and Pregnancy Outcomes [abstract]. Arthritis Rheumatol. 2015; 67 (suppl 10).

[13] de Man YA, Dolhain RJ, van de Geijn FE, et al. Disease activity of rheumatoid arthritis during pregnancy: results from a nationwide prospective study. Arthritis Rheum. 2008; 59: 1241–1248.

[14] Brouwer J, Laven JS, Hazes JM, et al. Brief Report: Miscarriages in Female Rheumatoid Arthritis Patients: Associations With Serologic Findings, Disease Activity, and Antirheumatic Drug Treatment. Arthritis Rheumatol. 2015; 67: 1738–1743.

Kerstin Behr

13 Sicht der Patientin

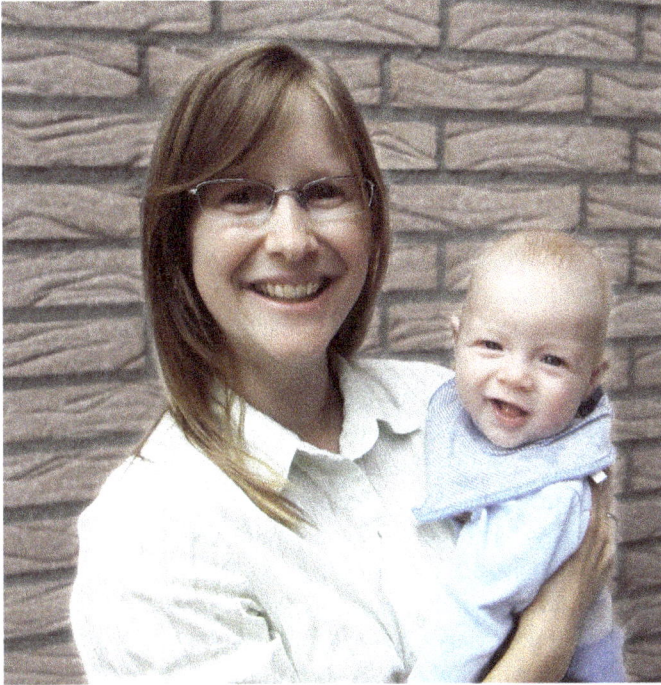

Abb. 13.1: Kerstin Behr mit ihrem Sohn, © Kerstin Behr.

Ich (geb. 1988) leide seit früher Kindheit an juveniler idiopathischer Arthritis mit einer so genannten „oligoarthritischen Verlaufsform". Vom 4. bis 22. Lebensjahr wurde ich in der Kinderrheumatologie behandelt. Betroffen waren im Wechsel schwerpunktmäßig meine Kniegelenke, Ellbogen und Finger, anfangs meist nur ein Gelenk zur gleichen Zeit, im späteren Verlauf auch bis zu drei Gelenke. An Medikamenten bekam ich zunächst NSAR, dann Azathioprin. Darunter kam die Erkrankung zwischen meinem 13. und 15. Lebensjahr tatsächlich zum Stillstand. Die Hoffnung, sie würde sich in der Pubertät auswachsen, wurde aber leider enttäuscht. Der nächste Schub kam und wurde nun mit Methotrexat behandelt. Als 2008 auch dieses nicht mehr half, wurde ich auf einen TNF-alpha-Blocker eingestellt. Damit war Rheuma für mich Geschichte! Es gab keinerlei dicke Gelenke mehr, es sei denn, ich musste wegen eines Infekts einmal mit der Einnahme aussetzen. Dann war in der Tat stets das rechte Knie betroffen. Im Grunde kam und komme ich gut mit meiner Erkrankung zurecht und habe im Alltag keine großen Probleme. So habe ich mir auch keine großen Sorgen gemacht, als mein Mann und ich uns für Nachwuchs entschieden. Dass wir einmal Kinder haben wollten,

DOI 10.1515/9783110461664-015

war für uns selbstverständlich, meine Erkrankung stellte dabei nie ein großes Thema dar. Natürlich wusste mein Mann von dieser – zumindest in der Theorie. In der Praxis bestand „Rheuma" für ihn in meiner wöchentlichen Spritze. Seit 2008 medikamentös perfekt eingestellt, hat mein Mann nie eine aktive rheumatische Phase erlebt. Und ich bin Optimistin. Für mich war klar, dass ich zu dem Prozentsatz gehören würde, auf dessen Krankheitsverlauf eine Schwangerschaft einen positiven Einfluss nimmt. Ein Problem war aber die Therapie. Methotrexat hatte ich glücklicherweise schon bald nach Beginn der TNF-alpha-Blocker-Therapie abgesetzt. Zu den TNF-alpha-Blockern habe ich verschiedene Informationen erhalten – in der Packungsbeilage stand, dass ich die Therapie bei Kinderwunsch absetzen muss. Im Internet gab es Beispiele von Frauen, die Schübe erlebten und die Therapie dann ohne schädliche Auswirkungen fortgesetzt hatten. Da ich davon ausging, dass sich mein Knie bei Absetzen wieder entzünden würde, besprach ich mit meinem Rheumatologen die Möglichkeiten. Er riet mir zu einer frühzeitigen Beendigung der Therapie und machte den Vorschlag, dass man vor und auch in der Schwangerschaft mit Kortison lokal behandeln könne. So war eigentlich der Plan. In der Praxis war ich aber zu ängstlich, diesen auch in die Tat umzusetzen und bewusst einen Rheumaschub auszulösen. Ich setzte die Spritze erst ab, als die Schwangerschaft festgestellt wurde. Im August wurde mein Knie tatsächlich wieder sehr dick und schmerzhaft, so dass ich kaum laufen konnte. Mein Rheumatologe gab mir in der 12. Schwangerschaftswoche folgende Wahl: eine Kortison-Spritze in das Kniegelenk (das war mein Favorit), die orale Kortison-Einnahme (der Favorit meines Rheumatologen) oder abwarten und Zähne zusammenbeißen.

Leider riet mir mein Rheumatologe wegen einer möglichen Infektion durch Keime von der lokalen Kortison-Injektion in das Kniegelenk ab. Die orale Kortison-Einnahme kam für mich spontan nicht in Frage, denn ich habe während meiner Aufenthalte in der Kinderrheumatologie die Wachstumsstörungen gesehen, die im Kindesalter auftreten können. Ich konnte mir entgegen allen Behauptungen nicht vorstellen, dass die Einnahme keine Auswirkungen auf das Wachstum des Kindes in meinem Bauch haben sollte. Das ist keine rationale Entscheidung gewesen, sondern eher ein Bauchgefühl. Keine werdende Mutter möchte ihr Ungeborenes auch nur ansatzweise gefährden, so entschied ich mich zunächst für letztere Option: Zähne zusammenbeißen, die sechs Monate würde ich auch noch aushalten ... Doch die Schmerzen und Bewegungseinschränkungen wurden immer schlimmer. Ich nutzte bereits seit Mitte September Unterarmgehhilfen und machte mir so langsam auch Gedanken über die unweigerlich anstehende Gewichtszunahme. Ich muss zugeben, dass ich zu dem Zeitpunkt doch etwas überfordert war mit dem ungebrochenen Willen, mein Kind keinesfalls zu gefährden, auf der einen Seite und den Schmerzen, Einschränkungen und auch Sorgen wegen der anhaltenden (und schädigenden?) Entzündung im Gelenk auf der anderen Seite. Ich recherchierte im Internet, telefonierte mit Embryotox, aber nichts nahm mir die Unsicherheit bzgl. Kortison oder auch des TNF-alpha-Blockers, den ich ja am liebsten wieder genommen hätte.

Glücklicherweise empfahl mir mein Rheumatologe, mich an eine Spezialambulanz zu wenden. Nach einem Termin dort war ich besser in der Lage, die einzelnen Optionen abzuwägen. Wir haben uns zunächst für eine Kortison-Injektion entschieden. Bedauerlicherweise brachte diese nicht den erhofften Erfolg – ich musste sogar feststellen, dass sich eine Woche nach der Spritze sowohl der rechte Ellenbogen als auch noch zusätzlich das linke Knie entzündeten – ein „richtiger" Schub. Vielleicht war die Injektion zu spät erfolgt? Das kam für mich total unerwartet. Wie gesagt, ich war davon ausgegangen, natürlich zu denjenigen zu gehören, die während der Schwangerschaft rheumatisch gesehen super drauf sind. Und nun nach fast vier Monaten ohne Medikamente – und nachdem ich endlich etwas gegen den Schub unternommen hatte – gleich zwei weitere Gelenke betroffen zu sehen, fand ich einfach nur ungerecht. Wochenlang plagten mich die Sorgen um meine Gelenke, machte ich mir Gedanken darüber, was das geringste Übel für mein Kind sei: meine psychische Labilität während der Schwangerschaft? Eine Kortison-Therapie? TNF-alpha-Blocker? Und wie wahrscheinlich ist eine Schädigung des Gelenks, wenn es monatelang entzündet ist?

Eigentlich favorisierte ich auf Grund meiner eigenen Recherchen weiterhin eine erneute TNF-alpha-Blocker-Einnahme, die wegen der allgemein als zu gering eingestuften Erfahrungen mit diesem Medikament während einer Schwangerschaft von Seiten meines Rheumatologen bis dato gar nicht zur Debatte gestanden hatte. Bei meinem erneuten Termin in der Spezialambulanz besprachen wir nochmals die möglichen Therapien. Dabei erzählte mir die Ärztin, dass die jetzt wahrscheinlich über einige Wochen notwendige höhere Kortison-Dosis möglicherweise mit Nebenwirkungen für die Schwangerschaft einhergehen kann und dass laut heutigem Kenntnisstand die Risiken einer TNF-alpha-Blocker-Therapie für Ungeborene nicht eklatant erhöht seien. Wie simpel es sein kann: Ich begann wieder mit der TNF-alpha-Blocker-Therapie, was innerhalb weniger Tage gegen die Morgensteife half. Die Gehhilfen ließ ich bereits nach einer halben Woche weg. Die Schwellungen gingen deutlich zurück, in Ellenbogen und linkem Knie rasend schnell. Die Schwellung im rechten Knie besserte sich langsamer, aber stetig, sodass es noch etwa zwei Monate dauerte, bis sie komplett zurückgegangen war und auch die Bewegungseinschränkungen nachließen.

Psychisch gesehen war die Therapie das einzig Richtige, was ich tun konnte, was sich am besten in folgendem Satz widerspiegelt, den ich an meine Rheumatologin schrieb: „Ich bin wieder fasziniert von der schnellen Wirkung und wirklich, wirklich glücklich." Endlich kreisten meine Gedanken nicht bei jeder Bewegung um Schmerzen, Einschränkungen, Therapiemöglichkeiten und Risiken. Endlich war mein Kopf frei genug, um sich auf das ungeborene Kind in meinem Bauch einzulassen. Erst im Nachhinein habe ich wahrgenommen, wie wenig ich mich die ersten Monate mit meiner Schwangerschaft beschäftigt hatte, wie wenig ich gedanklich bei meinem Kind gewesen war. Sobald es mir besserging, konnte ich auch mit dem kleinen Wesen in Kontakt treten, das bald zu unserer Familie gehören würde. Die letzten zweieinhalb

Monate meiner Schwangerschaft waren somit die schönsten und intensivsten. Unser Sohn kam dann fast vier Wochen zu früh nach einem völlig unerwarteten frühzeitigen Blasensprung. Als Frühchen hatte er leichte Anpassungsschwierigkeiten, aufgrund derer er kurze Zeit auf der Intensivstation lag. Das „Bonding" fand bei uns also erst recht spät statt und weil er nicht kräftig genug war, konnten wir zu Beginn nicht stillen. Während ich versuchte, meine Milchproduktion durch Abpumpen anzukurbeln, bekam unser Baby Frühgeborenen-Nahrung per Fläschchen. Leider hatte ich nicht genug Milch, sodass wir zufüttern müssen. Ich gebe die Hoffnung aber nicht auf und stille fleißig weiter. Inzwischen hat unser Sohn die 3000-Gramm-Marke geknackt und saugt deutlich kräftiger. Für die nächste Schwangerschaft ziehe ich aus dieser Erfahrung, dass ich keinesfalls noch einmal so lange warten werde, bevor ich einen Schub behandeln lasse. Im Alltag ist meine Arthritis wieder komplett in den Hintergrund getreten. Nur meine Hebamme fragt mich bei jedem Besuch, wie es bei mir „rheumamäßig" aussieht.

Stichwortverzeichnis

www.ingramcontent.com/pod-product-compliance
Lightning Source LLC
Chambersburg PA
CBHW081513190326
41458CB00015B/5359